Kuhnert

Delphintherapie – Beweis eines Wunders

Kirsten Kuhnert

Delphintherapie – Beweis eines Wunders

Über die Heilkraft der Delphine

ARISTON

Bibliografische Information der Deutschen Bibliothek:

Die Deutsche Bibliothek verzeichnet diese Publikation in der Deutschen Nationalbibliografie; detaillierte bibliografische Daten sind im Internet über http://dnb.ddb.de abrufbar.

Umschlaggestaltung: Die Werkstatt München / Weiss · Zembsch unter Verwendung eines Motivs von mauritius GmbH, München
Redaktion: Textpraxis Hamburg, Marion Schweizer
Produktion: Ortrud Müller
Satz: EDV-Fotosatz Huber/Verlagsservice G. Pfeifer, Germering
Druck und Bindung: Druckerei Himmer, Augsburg
Printed in Germany 2004

ISBN 3-7205-2509-0

Dieses Buch widme ich meiner Mutter Elke Coburger,
der ich es zu verdanken habe, dass mich weder
Menschen noch das Schicksal zerstören konnten,
und Tim, meinem Lehrer,
und Kira, meinem Spiegel.

Inhalt

Prolog

Damit das Mögliche entsteht, muss immer wieder das Unmögliche versucht werden.
Hermann Hesse

Emotion und Wissenschaft im Zusammenhang mit der Delphintherapie zu verknüpfen ist Ziel dieses Buches. Dabei ist meine Rolle schon jetzt klar definiert, denn ich bin Mutter. Mutter von Tim, der während seiner ersten Delphintherapie nach 15 Monaten aus dem Koma erwachte.

Mütter sind emotional. Mütter folgen ihrem Gefühl. Auch dann, wenn man sie für verrückt hält. Als ich nach diesem unglaublichen Glücksmoment, in dem mein Sohn erwachte, öffentlich über die Delphintherapie zu sprechen begann und eine kleine Hilfsorganisation namens *dolphin aid* gründete, beschuldigte man mich, mein Kind mit Voodoo zu behandeln und andere Eltern zu überreden, es mir gleichzutun. Auf Kongressen von Kinderneurologen wurde mein Name bestenfalls mitleidig, meistens aber mit Arglist gehandelt. Diese Anfeindungen habe ich zwar zur Kenntnis genommen, aber so wenig verinnerlicht wie die Ausführungen eines netten Mediziners zur angeblich unabänderlichen »Idiotie« meines Kindes.

Nur wenige Jahre später, als es durch viel Kleinarbeit und viele günstige Umstände gelang, die notwendigen Schritte zur wissenschaftlich fundierten Erforschung der vermeintlichen Voodoo-Methode Delphintherapie zu initiieren, fragte ich mich, was ich tun würde, wenn die Ergebnisse der ersten methodischen Forschung im Rahmen des Symposiums an der Münchner Ludwig-Maximilians-Universität so ausfielen, wie ich es mir wünschte: Sekt trinken, feiern oder vielleicht eine Träne vergießen?

Nichts von dem habe ich getan, denn als die Münchner Diplompsychologin Nicole Kohn die Ergebnisse der Forschungsreihe in einem brillanten Vortrag präsentierte, habe ich geweint, als gäbe es kein Morgen mehr in diesem nüchternen Hörsaal voller gelehrter Menschen, Experten aus allen Bereichen der Rehabilitation und aus aller Welt. Für sie alle war es ein Symposium wie jedes andere, eine Fachkonferenz, alles ganz normal. Fakten, Zahlen, Statistiken. Alter, Diagnose, Geschlecht. Doch für mich war es mehr!

Während ich versuchte, mein Schluchzen zu unterdrücken, legte mir von hinten die stellvertretende Vorsitzende des *dolphin-aid*-Elternbeirats die Hand auf die Schulter. Hinter ihr saß Heinz Geiger mit roten Augen. Wir hatten nicht nur an diesem Tag eines gemeinsam: Wir sind Eltern. Eltern, die es immer gewusst haben. Eltern, die gekämpft haben. Für ihre Kinder.

Darüber hinaus bedeuteten diese beiden Konferenztage in München für mich noch etwas ganz anderes. Das ganze Szenario dort an der LMU war so viel mehr als die Präsentation bloßer Fakten. Es war der Beweis, dass es richtig war, den Kopf hinzuhalten und sich zum Gespött der Ärzte zu machen. Den Schleier des Voodoo-Zaubers von der Delphintherapie zu ziehen, hat Kraft gekostet, Kummer gebracht und das Verarbeiten von Intrigen notwendig gemacht. Manchmal war der Wunsch aufzugeben fast übermächtig. Und nun lagen sie auf dem Tisch, die Beweise, oder sie tanzten an der Wand. Die Stimmen hallten nach: Ja, wir haben es! Es ist erwiesen!

Eine Berliner Professorin nahm mich zur Seite und sagte, es sei unglaublich, was wir in dieser kurzen Zeit seit Gründung von *dolphin aid* geschafft haben. Sie, die Musiktherapeuten, haben 30 (!) Jahre gebraucht, bis die Fachwelt nicht mehr behauptet hat, »sie würden da ein bisschen rumklimpern – für Menschen, die sowieso nichts hören«.

Nun ist es aber so, dass die Blumensträuße gar nicht mir zustehen denn ich habe nicht geforscht. Es ist nur ein großes persönliches Glück, dass es mir gelungen ist, die richtigen Menschen zum richtigen Zeitpunkt zu treffen und zusammenzuführen.

In erster Linie möchte ich an dieser Stelle dem ersten Schulmediziner, der Ja gesagt hat zu *dolphin aid*, meine Hochachtung aussprechen: Dr. med. Jürgen Lindemann. Er hatte den Mut zu sagen: »Ich stehe dahinter!« Ihm sage ich von Herzen Danke, denn ohne ihn hätte es bei *dolphin aid* niemals einen medizinischen Beirat gegeben. Und ohne diesen Beirat hätte es keine weiterführenden Gespräche gegeben, geschweige denn Schritte, die für Tausende von Kindern ein menschenwürdiges Leben bedeuten können.

Welch ein Geschenk, dass es gelungen ist, Herrn Prof. Rolf Oerter, den Entwicklungspsychologen, von der Notwendigkeit einer groß angelegten Studie über die Delphintherapie zu überzeugen. Dort, wo andere ahnend abgewartet haben, hatte Professor Oerter den Weitblick zu sagen. Es ist Zeit.

Nun haben wir es schwarz auf weiß und in der Sprache, die die Schulmedizin versteht: Delphintherapie hilft, und zwar unabhängig von Alter und Diagnose!

Der Weg dorthin war nie gerade. Er war von seinem Erlebnisreichtum her mit wenigem vergleichbar, manchmal tragisch-komisch, manchmal entmutigend, manchmal wie ein Fernsehfilm, manchmal beglückend. Eins jedoch war dieser Weg ganz sicher: unglaublich spannend.

Und ich freue mich, diese spannende Geschichte mit Ihnen teilen zu dürfen.

»It's only just begun«, sagt Dr. Ibach gern. Er hat Recht: Es hat gerade erst begonnen und wir haben noch viel zu tun.

Kirsten Kuhnert

Geleitwort von Waltraut von Tucher zu Simmelsdorf

Trägerin des großen Bundesverdienstkreuzes für ihre Arbeit mit schwerstbehinderten Waisenkindern, Kinderheim »Das Babynest«

Als sie am 16.09.1960 nach mühevoller Qual ihrer Mama auf den Bauch gelegt wurde, ahnte keiner, was da für ein Prachtexemplar herumstrampelt. Schreien konnte sie schon mal gut – ihre Stimme hielt, was sie versprach, nur änderte sich die Richtung.

Kiki war vom ersten Tag an ihr Name, er erfüllte, was ihr als Wunsch auf den Lebensweg gegeben wurde: Sei stark in dem, woran du glaubst, suche den Fortschritt – ganz gleich, wo und wie – aber suche. Und Kiki fand!

Durch das schreckliche Geschehen an ihrem Sohn war der Wunsch, stark, beständig und helfend zu sein, größer denn je.

Ihr Suchen nahm Form an und ihr Wille, ihrem Buben zu helfen, führte zu offenen Armen für all die anderen Buben und Mädchen, die auf Hilfe warteten, auf ihre Hilfe, denn stark war und ist sie, klug ist sie und eine zärtliche Seele konnte sie als ihr Eigen bezeichnen.

Wasser war ihr Empfinden, Wasser löste all die verspannten Glieder, Wasser tat all den Kindern gut, es war die Zeit des Wohlfühlens für sie. Also Wasser!

Aber wer konnte schon vom eigenen Pool reden, wer wohnte schon am warmen Meer? Sie sann und sann. Dass Tiere all den Behinderten gut tun, dass Tiere Hilfe geben, von der wir klugen Menschen nichts wissen, das war Kiki klar, und so kam sie von Wasser, Wärme, Tiere auf Delphine, wie in ihrem Traum.

Delphine sind samtweich, kein bisschen glitschig, sie sind ungemein empfindsam – ihr Spürsinn ist einmalig!

Irgendwann nahm ihr Traum Gestalt an und dank Kikis Durchhaltevermögen – allen Widrigkeiten zum Trotz – blieb es nicht bei einem Traum. Sie brachte es fertig, Verbindungen zu schaffen zwischen Deutschland, Israel und Amerika. Sie sammelte und bettelte und ließ nicht locker. Sie suchte penetrant nach Geldquellen für »ihre Kinder«.

Es waren *ihre* Kinder geworden, ihre Lebensaufgabe, ihre Erfüllung und ihr Erfolg. Die für sie einzige Anerkennung von Bedeutung, voll Staunen zu sehen, wie so ein kleiner Wicht, der aufgegeben wurde – als ›nicht therapierbar‹ –, nach der Flosse des Delphins greift. Wie sein Händchen festhält, was es in der Hand hat, wie der kleine Körper sich streckt, um dem Delphin nahe sein zu können, und endlich, wie dieses ›untherapierbare‹ Wesen anfängt, Freude am Leben zu haben. Sich auf einmal für irgendetwas interessiert und dann erst ein winziges Lächeln und später ein größeres, ein Lachen zeigt. Kein so fix mal versuchtes Lachen. Eines, das ihm auf die Welt mitgegeben wurde und das aus Angst vor Schmerz, aus der Leere, die um es war, verloren ging. Dieses Lachen war es, das sie trieb.

Aus ihrem Beispiel und ihrer Kraft schöpfend, wagen Eltern sich mit Mut und neuer Kraft auf einmal ganz anders an die Aufgabe heran. Unser Kind wird werden, unser Kind hat es uns gezeigt. Wir sind nicht untätig, wir wissen, dass es wird. Der Delphin hat es uns gezeigt. Und Kiki.

Waltraut von Tucher
zu Simmelsdorf

Vorwort von Bernhard Ibach

Chefarzt der Kinderklinik im Sana Klinikum Remscheid

»Tiere helfen besser als Medikamente« – für den Fachmann eine provozierende Überschrift, die so neulich im Fachorgan des Berufsverbands der deutschen Kinder- und Jugendärzte e. V. zu lesen war.

Glaubt der Arzt nicht eher an die Macht der evidenz-basierten Medizin? Ja sicher, solange sich der Erfolg einstellt. Was geschieht jedoch, wenn die Medizin versagt? Der Experte ist gekränkt und fühlt sich schuldig, obwohl er tatsächlich nicht verantwortlich ist. Um diesem Druck, der auf seiner Seele lastet, zu entkommen, gibt er den Patienten auf und ab.

Kinder werden dann den Eltern überlassen. Diese handeln fürsorglich und verantwortlich. Sie verlassen sich auf ihre Intuition und nicht auf theoretische Überbauten. Insbesondere die Mütter nicht.

Eine Mutter par excellence ist Kirsten Kuhnert. Mit unermüdlichem Einsatz kämpft sie seit Jahren für ihren Tim und viele andere kranke Kinder, die vom Schicksal hart betroffen sind. So ist sie zur Protagonistin der Delphintherapie geworden. In ihrem Buch über diese besondere Behandlungsform kommt die geballte Emotionalität, von übermäßiger Freude bis hin zur tiefen Verzweiflung, die Mütter von extrem hilfsbedürftigen Kindern aushalten müssen, wieder an die Oberfläche. Dem voreingenommenen professionellen Leser werden die Augen geöffnet, ihm wird gezeigt, welche Möglichkeiten er verpasst, schlimmer noch, womöglich missachtet hat – die Ohrfeige sitzt, eigene Verletzungen gibt man nicht doppelt zurück.

Das Buch berichtet darüber hinaus vom erfolgreichen Kampf, eine Außenseitermethode ins rechte Licht zu rücken, sie hoffähig zu machen, um ihr den geeigneten Platz im Mosaik der Möglichkeiten zuzuweisen.

Die bewegende Schilderung kann vielen Eltern mit ebenso kranken Kindern Mut machen. Mut zum Kämpfen und Durchhalten. Nur wer aufgibt, so die Botschaft von Kirsten Kuhnert, hat verloren.

Ist das Buch zugeklappt, stellt sich die Frage, wo vermeintliche Rationalität ins Gegenteil umkippt und so genannte Irrationalität gefordert ist.

Bernhard Ibach

Grußwort von David E. Nathanson

Dr. David E. Nathanson gilt als Begründer der delphingestützten Therapie in ihrer heutigen Form.

Es freut mich besonders, dass ich die einleitenden Worte zu Kirsten Kuhnerts neuem Buch schreiben kann, weil es die Bedeutung der Entwicklung von delphingestützter Therapie hervorhebt.

Jede neue Idee, besonders aber solche Gedanken, die menschliches Verhalten betreffen, müssen erst durch eine Zeit von Versuch und Irrtum gehen, begleitet von Skepsis und manchmal sogar von völliger Ablehnung. Letztendlich bekommt der Wert einer neuen Idee seine Durchsetzungskraft durch den kumulativen Effekt des Entwicklungsprozesses. In Bezug auf delphingestützte Therapie beinhaltet der Entwicklungsprozess sowohl fundierte wissenschaftliche Forschung als auch eine große Menge an anekdotischen Aussagen, die Kirsten Kuhnert beide in ihrem Buch darstellt.

Ich bin fest davon überzeugt, dass der Erfolg unseres Programms hauptsächlich vom Zusammenspiel der folgenden drei Faktoren abhängt.

Erstens: Die Fähigkeiten und Erfahrungen unseres professionellen Rehabilitationsteams, einschließlich der Praktikanten, sind essenziell für die Einschätzung, Planung und Durchführung der Therapie von Kindern mit besonderen Bedürfnissen.

Zweitens: Die Motivation der Eltern, zu unserer Therapie zu kommen, ihre Bereitschaft, unsere Workshops zur Weiterbildung zu besuchen und in diesem Sinne zu Hause weiterzuarbeiten, ist immens wichtig für die Weiterentwicklung der Fortschritte, die die Kinder während ihrer Therapie in Key Largo gemacht haben.

Drittens: Die Interaktion im Wasser mit den Delphinen ist eine sehr starke Motivation und Belohnung dafür, dass die Kinder sich noch mehr anstrengen und immer wieder versuchen, versuchen, versuchen!

Wenn diese drei Faktoren richtig ineinander greifen, kann sich eine sehr spezielle und sichtbare Verbesserung auf solchen Gebieten wie Sprache, Augenkontakt, Fein- und Grobmotorik einstellen. Meist zeigen die Kinder auch ein größeres Selbstvertrauen und die Bereitschaft, Dinge zu tun, die sie sich vor ihrem Besuch hier bei *Dolphin Human Therapy* in Key Largo, Florida, nicht getraut haben.

Meine Mitarbeiter und ich glauben, dass unser Erfolg aus einer Mischung von Wissenschaft, intensiver Arbeit und viel Liebe erwächst. Als Wissenschaftler benutze ich das Wort ›Wunder‹ nicht gern. Aber mein Team und ich sind dafür, alles einzusetzen, was den Kindern hilft. Wenn es funktioniert, dann wende es an, auch wenn du zu diesem Zeitpunkt noch nicht vollständig verstehst, warum es hilft!

Was ich hiermit sagen will: Ich hoffe, dass alle Leser dieses Buches ein besseres Verständnis von der Entwicklung delphingestützter Therapie bekommen werden. Es ist ein Prozess, der wächst, sich verändert, bei einigen Zielgruppen hilft, bei anderen vielleicht nicht. Das Wichtigste aber ist, dass diese interessante Idee intensiv untersucht und geprüft, aber nie abgelehnt werden sollte, bevor man sich darüber informiert hat, wie, warum, wann und wo es stattfindet, und darüber, wem es helfen könnte.

Das eigentliche Wunder ist das Durchhaltevermögen von Kiki Kuhnert, mit dem sie ihr Anliegen allen Unkenrufen und Neinsagern zum Trotz weiterverfolgt hat. Ich glaube, dass ihr Festhalten an der Idee der delphingestützten Therapie damit zusammenhängt, dass sie selbst Mutter ist. Ihr Sohn Timmy brauchte Hilfe und wir von *Dolphin Human Therapy* waren in der Lage, Timmys Entwicklungsprozess zu initiieren.

Wir heilen weder eine Behinderung, noch kurieren wir eine Krankheit, und genauso wenig tun dies die Delphine. Es gelingt uns nur ziemlich gut, den Kindern zu rascher Entwicklung zu verhelfen. Das macht den Eltern realistische, aber keine falschen Hoffnungen, auch wenn es sich darum handelt, das Kind dazu zu bringen, zum ersten Mal seine Hände zu öffnen oder ein paar Worte zu sagen. Nur Eltern eines Kindes mit besonders großen Bedürfnissen können sowohl auf emotionaler als auch auf intellektueller Ebene vollständig nachvollziehen, was es bedeutet, Fortschritte zu erleben, wo vorher kaum etwas war. Nur eine Mutter wie Kiki würde ähnlich wie Don Quichotte gegen die festgefahrene Zwangsvorstellung der Aussichtslosigkeit Sturm laufen, vor allem wenn diese Aussichtslosigkeit von Experten verkündet wird.

Man braucht viel Mut und Engagement, um das zu schaffen, was Kirsten Kuhnert erreicht hat. Dies sind genau die Eigenschaften, die eine Mutter braucht, wenn ihr Kind nicht die Unterstützung bekommt, die es verdient …

David E. Nathanson, PhD,
Präsident von *Dolphin Human Therapy*
(Übersetzt von Elke Dudda)

Was ist eigentlich Delphintherapie?

Kirsten Kuhnert

Delphintherapie zu beschreiben, ist gar nicht so einfach, wenn man so tief in der Materie drinsteckt wie ich. Ein wenig erinnert mich jeder Versuch, eine kurze Erklärung zu liefern, an meine Lehrer in der Schule, von denen ich auch heute noch meine, dass sie wahrscheinlich gute Mathematiker, Chemiker oder Physiker, aber nicht in der Lage waren, ihr Fachwissen auch den Schülern klar zu machen.

Delphintherapie kann man nicht in knappen Worten erklären. Jede Kurzbeschreibung lässt den Zuhörer mit Fragezeichen in den Augen zurück. Wie im Mathematikunterricht. Die beste und einfachste Erklärung wäre natürlich für jeden, Delphintherapie hautnah zu erleben. Hautnah zu spüren, was das Besondere an dieser Therapie ist.

Delphintherapie macht süchtig, Patienten und Familienangehörige gleichermaßen. Im Englischen wird Delphintherapie mit *Dolphin Assisted Therapy* beschrieben, was die Form der Therapie ziemlich gut beschreibt. Patienten mit den verschiedensten Beeinträchtigungen und Erkrankungen werden mithilfe von Delphinen behandelt.

Weltweit sind mehr als hundert Delphinzentren bekannt, an denen irgendeine Form von »Therapie« angeboten wird. Aus wissenschaftlicher Sicht reduziert sich das Angebot schnell. Oft wird das auch bei Touristen auf der ganzen Welt beliebte Schwimmen mit Delphinen mit therapeutischer Intervention verwechselt. Das kann zu fatalen Situationen führen, gerade dann, wenn Familien mit unbändiger Hoffnung im Gepäck um den halben Erdball reisen, um für ihre oft hoffnungslos erkrankten oder als nicht mehr therapierbar eingestuften Angehörigen, Kinder oder Erwachsene, Hilfe zu finden.

Delphintherapie ist kein Spiel, kein Plantschen mit diesen wunderbaren Tieren, sondern für Patienten, Therapeuten, Trainer und Assistenten konzentrierte Arbeit.

Gerne erinnere ich mich an eine Szene, als die amerikanische Physio- und Delphintherapeutin Lou Ellen von einem Journalisten interviewt wurde, der meinte, das, was er gesehen hatte, wirke wie ein großer Spaß.

Lou Ellens Augen wirkten kampfeslustig. »Mir gefällt nicht, wie Sie das Wort ›Spaß‹ benutzen. Das, was Sie hier sehen können, ist harte Arbeit für alle Beteiligten. Und Spaß ist das Größte, das Beste und Schönste, was man einem kranken Menschen schenken kann. Er ist die Grundlage für Lebensfreude und absolut notwendig, um die Kraft zum Durchhalten zu behalten.«

Um Schwerstkranke, die teilweise künstlich beatmet oder ernährt werden, professionell behandeln zu können, braucht es Erfahrung – viel Erfahrung. Und ein interdisziplinär arbeitendes Team, zu dem erfahrene Profis aus allen Fachbereichen der Rehabilitation gehören müssen.

Mir sind weltweit nur vier Zentren bekannt, in denen nach wissenschaftlichen Grundsätzen zum Wohle der Patienten gearbeitet wird. Also ein recht verschwindender Prozentsatz des Angebots, das heute durch die verschiedenen Medien und besonders im Internet verbreitet wird. Bei einer Rehabilitationsmethode, die erwiesenermaßen bei den vielfältigsten Krankheitsbildern zu positiven Veränderungen führt, reicht es nicht aus, nur ein Feld abzudecken. Deshalb arbeiten günstigstenfalls Krankengymnasten zusammen mit Psychologen, mit Ergo- und Sprachtherapeuten, mit Sonder- und Heilpädagogen.

Von den Anfängen der Delphintherapie Anfang der siebziger Jahre bis heute ist viel passiert, gerade wenn man bedenkt, dass die Grundlagen der Delphin-Mensch-Interaktion eigentlich auf begeisternde Beobachtungen in der Antike zurückgehen.

Schon damals wurde deutlich, dass der Mensch ein besonderes Verhältnis zum Delphin hat. So hat bereits Aristoteles Delphine im Mittelmeer beobachtet. Er gilt als Begründer jeder wissenschaftlichen Untersuchung der Delphine. In seiner *Historia naturalis* ordnet er die Delphine bereits als Säugetiere ein und konstatiert damit erstmals eine klare Trennung von den Fischen.

Auch ihr teilweise menschenähnliches Verhalten blieb ihm nicht verborgen. Es wurden Aufzeichnungen aus der Antike gefunden, aus denen hervorgeht, dass Delphine Menschen gerettet haben oder dass eine besondere Beziehung zwischen einem Delphin und einem Menschen bestand. Haben Sie gewusst, dass der größte Seefahrer der Antike, Odysseus, eng mit Delphinen verbunden war? Er trug den Beinamen Delphinosämos, den er sich zum Ausdruck seiner Dankbarkeit für die Rettung seines Sohnes zulegte. Der kleine Telemachos soll nach einem Sturz ins Meer von Delphinen unversehrt an Land gebracht worden sein.

Es ist offensichtlich, dass durch alle Epochen naturwissenschaftlicher Darstellungen über Delphine das Bild des Retters und Freundes des Menschen, besonders der Kinder, herausragt.

Im 1. Jahrhundert n. Chr. berichtete bereits der römische Schriftsteller Plinius der Jüngere von einer außergewöhnlichen Verbindung zwischen Mensch und Delphin. So werden schon in Berichten aus wirklich alter Zeit die positive Ausstrahlung der Delphine und ihr guter Einfluss auf den Menschen beschrieben.

Jahrhunderte später erst wurden Delphinarien geschaffen, die wie zoologische Gärten zunächst den Zweck hatten, den Menschen die Tiere, ihre Eigenheiten und ihr Verhalten näher zu bringen. Da Delphine sehr einfach zu dressieren sind, war die Entwicklung von Showdarbietungen mit den Tieren wohl eine zunächst logische Konsequenz.

Die Anfänge der Delphintherapie in ihrer heutigen Form

Dr. David E. Nathanson gilt als Begründer der Delphintherapie in ihrer heutigen Form. Er und Betsy Smith waren die Pioniere, deren Mut und visionäre Weitsicht dazu geführt hat, dass heute Menschen auf der ganzen Welt die Hoffnung auf gesundheitliche Besserung offen steht.

Dabei kam Betsy Smith, Professorin für Anthropologie an der Florida University in Miami, eher zufällig in Kontakt mit den klugen Meeressäugern. 1971 unternahm sie mit ihrem geistig behinderten Bruder einen Strandspaziergang, als der als eher wasserscheu beschriebene Junge auf einmal zu zwei ausgewachsenen Delphinen ins Wasser watete. Es waren große, kräftige Delphine, die jedoch mit dem geistig behinderten Jungen behutsam umgingen und ihn anstupsten, um mit ihm zu spielen. Später beschreibt Prof. Smith, dass sie das Gefühl hatte, die Delphine hätten klar erkannt, dass ihr Bruder eben anders war. Dieses Erlebnis hat die Professorin am *Department of Social Work* der International University of Florida dazu veranlasst, Nathansons Organisation *Dolphin Human Therapy* mit zu begründen.

Dr. Nathanson hingegen kam als Universitätsprofessor für Klinische und Neuropsychologie zu dem Schluss, dass die drei wichtigsten Komponenten, die die Aufmerksamkeit auch gesunder Kinder bekanntlich am besten fesseln, nämlich warmes Wasser, Tiere und Musik, auch in der Therapie mit behinderten Menschen zu Erfolgen führen müssen.

Seinen Beobachtungen zufolge war das Hauptdefizit bei allen Formen der Behinderung darin zu sehen, dass den Patienten eine ausreichende Konzentrationsspanne fehlte, die aber unbedingt notwendig ist, um gerade Erfahrenes auch reproduzierbar zu lernen und vor allem langfristig zu behalten, also im körpereigenen ›Computer‹ zu speichern.

Wenn wir uns daran erinnern, wie oft wir beim Versuch, den aufrechten Gang zu erlernen, auf unseren Allerwertesten geplumpst sind, wird das System klar: genügend Wiederholungen, Fehleranalyse, und wenn es endlich klappt, auch wissen, warum, das Ganze dann speichern, fertig.

Gerade bei Kindern, die ja zurzeit noch den Hauptteil des Patientenaufkommens bei der Delphintherapie ausmachen, ist das viel beschriebene *learning by doing* wichtiger Bestandteil der natürlichen Entwicklung. Denken wir nur an die Geschichte mit der heißen Herdplatte.

Kleine Patienten, denen durch körperliche Einschränkungen die Möglichkeit zum Ausleben ihrer kindlichen Neugierde – also zur Selbsterfahrung – genommen ist, brauchen zum Erlernen selbst der winzigsten Entwicklungsbausteine Hilfe. Und bei den meisten ist es so, dass sie sich einfach nicht lange genug auf eine Sache konzentrieren können, um sie in ihren kleinen Köpfen abzuspeichern. Genau da setzten in den siebziger Jahren Nathansons Überlegungen an.

Wenn man die wichtigsten Faktoren, um die Aufmerksamkeit eines Kindes zu fesseln, zusammenführen könnte, wären die verstärkenden Kräfte intensiv genug, um bei Patienten mit verzögerter Aufnahmefähigkeit Fortschritte zu erzielen. Das war seine Theorie. Also: Man nehme Tiere, warmes Wasser und Musik. Na prima, aber woher?

Welch glückliche Fügung, dass er die richtige Idee hatte, denn bei der Arbeit mit Delphinen, gerade in wärmeren Gefilden, sind diese Faktoren alle abgedeckt.

So begann »Dr. Dave«, wie er von allen genannt wird, bereits 1978 mit seiner ersten Studie in Ocean World, Fort Lauderdale. Durch die nachweislichen Erfolge motiviert, arbeitete Nathanson an der Konzeption für ein einheitliches und dennoch individuell auf das Patientenbedürfnis abgestelltes Therapieprogramm und fand zunächst im *Dolphin Research Center* auf Grassey Key, ganz unten im Süden Floridas, seine erste richtige Basis.

Zunächst konnte er dort jedoch lediglich an zwei Tagen in der Woche und ohne Unterstützung durch andere Therapeuten seine Therapie durchführen und so gab es bald Wartezeiten bis zu sieben Jahren. Im Lauf der

Jahre hat er sein Programm *Dolphin Human Therapy* an den verschiedensten Orten ausgerichtet und permanent weiterentwickelt. Seit 1999 ist es im Delphinzentrum Dolphin Cove in Key Largo, Florida, zu Hause.

Die ersichtliche Art der Therapieanwendung ist in all den Jahren gleich geblieben und unterscheidet sich erheblich von allen anderen bekannten Konzepten. Bei Nathansons Programm handelt es sich um eine Vollzeittherapie für geistig und körperlich behinderte Kinder und Erwachsene. Die positiven Erfolge resultieren nach Nathansons Ansicht aus dem einfachen Prinzip, dass der Patient die Interaktion mit dem Delphin erst als Belohnung nach korrekt durchgeführter Arbeit erhält. Dies wird in der Fachsprache als *positive reinforcement* (positive Verstärkung) bezeichnet. Ziel ist es, durch die Belohnung die Aufmerksamkeit und die Befindlichkeit zu verbessern, sodass der Patient intensive Fortschritte bei anderen konventionellen Therapien machen kann.

Über 95 Prozent der Patienten, die mit diesem Programm arbeiten, sind Kinder im Alter von drei bis zwölf Jahren. Die Delphine nehmen die Menschen so an, wie sie sind, was den Kindern ein Glücksgefühl vermittelt, das sie in dieser Form bis dahin nicht gekannt haben und das in ihnen offensichtlich den Wunsch nach erneutem Kontakt hervorruft. Es kann niemandem verborgen bleiben, wie stolz die kleinen Patienten sind, wenn sie während der Therapie ein gestecktes Ziel erreicht haben. Fast selbstverständlich versuchen sie dann selbstbewusst weitere Schritte.

Der Ablauf einer Therapie

Den praktischen Ablauf einer Delphintherapie möchte ich am Beispiel von *Dolphin Human Therapy* schildern.

Die Patienten bekommen von Montag bis Freitag Therapieeinheiten, die auf sie abgestimmt sind, und dies über einen Zeitraum von mindestens zwei Wochen. Das Programm wird an fünf Tagen in der Woche durchgeführt. Das Grundgerüst wird individuell auf das Kind zugeschnitten und kann je nach Fortschritt auch während der Therapie angepasst werden. Die Arbeit des gesamten Teams ist sehr strukturiert.

Aus dem eigenen Arbeitsalltag wissen wir, dass nur gute Strukturen zu optimalen Ergebnissen führen und vor allem Freiraum schaffen für flexibles Handeln. Wie flexibel die Therapeuten sein müssen, kann man sich leicht vorstellen, wenn man bedenkt, dass bisher Kinder aus 55 Ländern behandelt wurden und der Katalog der behandelten Erkrankungen von A bis Z reicht.

Meist kommen die Kinder mit ihren Eltern am Freitag vor Therapiebeginn an. Ein Flug über den Atlantik ist für die meisten Familien die erste unüberwindbar scheinende Hürde.

Sooft es meine Zeit erlaubt, fahre ich selbst zum Flughafen, um die neuen Patienten zu begrüßen und den Eltern ein Gefühl der Geborgenheit zu geben. Der Moloch Flughafen, der Weg zur Autovermietung, die fremde Sprache und all diese Eindrücke, nachdem man viele, viele Stunden auf den Beinen ist, all dies führt schon bei Urlaubsgästen zur Erschöpfung. Um vieles schwerer ist es, wenn man noch ein paar Kinder dabei hat, die müde und quengelig sind und von denen eines im Rollstuhl thront. Und wenn man statt des üblichen Handgepäcks mit Absaugpumpe und Medikamententasche, mit Kühltasche für die Sondernahrung, mit Inhalationsgerät, Windeln und Spucktüchern reist, dann ist es nur wohltuend, wenn jemand da ist, der signalisiert, dass man sich keine Sorgen zu machen braucht. Für die meisten Familien ist es die erste Flugreise mit ihrem besonderen Kind, dem ihre ganze Sorge und all ihr Einsatz gilt.

Zwei Tage Eingewöhnung zur Überwindung des Jetlag sind empfehlenswert, damit es dann am Montag, dem ersten Therapietag, frisch ans Werk gehen kann. Früh am Morgen gibt es eine Einführung für die Eltern über die Grundlagen der Therapie und die Patienten werden ihren menschlichen und tierischen Therapeuten zugeteilt.

In Einzelgesprächen mit der ganzen Familie werden die Therapieziele formuliert. An dieser Stelle werden meist auch Dichtung und Wahrheit über die Delphintherapie separiert. Key Largo ist nicht Lourdes. Kein Wallfahrtsort, an dem der Mensch zu Delphinen ins Wasser taucht, danach den Rollstuhl versenkt und wieder gehen kann. Dies klar zu machen, ist Nathanson wichtig. Von wegen Voodoo. Zu oft hat er den Kopf hingehalten und musste sich beschuldigen lassen, esoterische »Heckmeck-Behandlungen« zu machen – ähnlich wie Semmelweis, den man verlacht hat, als er den Grund für die hohe Säuglingssterblichkeit mit der Tatsache erklärte, dass Ärzte sich nach dem Obduzieren nicht die Hände wuschen, bevor sie Kleinstkinder untersuchten. Fast scheint es mir, als müssten die Pioniere im Bereich der Medizin ein verdammt dickes Fell haben, um nicht aus bloßem Harmoniebedürfnis von ihrem eingeschlagenen Weg und ihrer Überzeugung abzuweichen. Nathanson ist wohl mit Fug und Recht zu diesen Pionieren zu zählen.

Aufklärung also. Hier geschehen keine Wunder, sagt man. Aber so ganz stimmt das nun auch wieder nicht, denn Wunder passieren eigentlich jeden Tag – große und kleine.

Wie groß so ein Wunder ist, das liegt auch im Auge des Betrachters.

Das erste gesprochene Wort, der erste Schritt, die erste geöffnete Hand, der erste Augenkontakt. Sind das keine Wunder?

Wunderbar ist auch die Atmosphäre. Für das Postkartenidyll liegt in der Bucht von Key Largo, wo sich das Therapiezentrum befindet, meist ein einzelnes Segelboot vor Anker. Das Wasser kräuselt sich sanft, die Sonne strahlt. Die Geräuschkulisse könnte ungeschnitten als Vorlage jeder Entspannungskassette dienen. Da kann man die Seele baumeln lassen, kann loslassen und Kummer vergessen. Für mich war der erste Therapieaufenthalt von Tim in Florida wie das Licht am Ende eines langen, verdammt dunklen Tunnels. Und genau das höre ich heute von vielen Familien. Das Wichtigste, was man als Nicht-Patient dort zu spüren bekommt, ist eine unglaublich positive Einstellung zur Beeinträchtigung der Patienten.

Heute, wo die Sportart des American Football auch in unseren Gefilden Einzug gehalten hat, versteht sicher jeder, was ich mit ›Cheerleader-Mentalität‹ meine. Das ist es, was die Therapeuten und alle anderen Menschen, die sich der Delphintherapie verschrieben haben, auszeichnet. Nur lachende Gesichter strahlen dem Gegenüber entgegen. Alles ist positiv. Irgendwie leicht. Nichts ist trist oder grau. Die Sonne scheint – und das nicht nur vom Himmel. Diese Menschen strahlen vor allem von innen. Vielleicht, weil ihnen bewusst ist, wie sehr sie durch ihre Arbeit dazu beitragen, das Leben behinderter Menschen zu verändern. Dass es ihnen gelingt, Lebensfreude zu implantieren, wo vorher nackte Verzweiflung war.

Diese Verwandlung beginnt schon am ersten Therapietag. Die Einweisung liegt hinter uns. Die Patienten kennen nun die Menschen und das Tier, mit denen sie die nächsten etwa vierzehn Tage zusammenarbeiten und Spaß haben werden.

Erwartungsvoll geht es zur Therapievorbereitung. Schon hier sind die meisten Eltern begeistert. Den kleinen wie den größeren Patienten merkt man förmlich an, wie sehr sie es genießen, als Persönlichkeit erkannt und mit Namen begrüßt zu werden. Dabei ist es völlig egal, ob sie sich in ihrer Spastik winden, sabbern oder unkoordiniert herumrudern, ob sie klein sind oder groß, ob sie epileptische Anfälle haben oder nicht, ob sie schlucken und alleine atmen können oder ob sie blind sind. Hier werden sie nicht über ihre Beeinträchtigung, über ihre Krankheit definiert. Hier haben sie Namen und die Menschen, die sich ihrer annehmen, haben nur eins im Sinn, nämlich, sie in den nächsten zwei Wochen ein großes Stück voranzubringen.

Irgendwann einmal habe ich im Laufe der Rehabilitationsgeschichte meines Sohnes – etwas ketzerisch, wie ich zugeben muss – die These aufgestellt, dass viele derjenigen, zu denen ich mit Tim Hilfe suchend gerannt bin, wahrscheinlich nicht gemerkt hätten, wenn ich den eigentlichen Patienten zur Untersuchung gar nicht erst mitgebracht hätte. Noch immer kursiert offensichtlich in unseren Breitengraden die Auffassung, es sei absurd, Behinderte den normalen Umgangsformen entsprechend zu begrüßen und in Gespräche einzubinden.

Diese Haltung macht mich immer rasend, denn wer will sich anmaßen zu beurteilen, ob ein Mensch, der gerade sprachlos ist, gleichzeitig verständnislos ist? Eine normale Ansprache würde zumindest die Bereitschaft zu menschenwürdigem Umgang signalisieren. Und was ist vergeben, wenn das Gegenüber wirklich nicht versteht? Nichts. Man würde nur weniger verletzende Fehler machen.

Zurück nach Key Largo. Dorthin, wo Eltern das Gefühl haben, die Himmelstür habe sich aufgetan, nur weil dort Max eben Max ist und nicht einfach ein Syndrom. Und Lisa ist Lisa und kein Zustand nach Ertrinkungsunfall.

Sehr intensiv schauen sich die Therapeuten vor der ersten Begegnung mit den Delphinen ihre Schützlinge an, lernen sie kennen. Sie sprechen, singen, turnen und spielen mindestens eine halbe Stunde lang mit ihnen. Dann muss noch schnell die passende Schwimmweste anprobiert werden und schon zieht eine kleine Prozession mit Delphintrainer, Therapeut, Patient und Assistent zu den in der Lagune schwimmenden Docks, zur lang ersehnten ersten Begegnung mit Dr. Flipper. Wobei ich sicher bin, dass die ganze Familie diesen Moment mehr herbeigesehnt hat als der zu Behandelnde selbst. Der weiß ja in den meisten Fällen noch nicht so recht, was da auf ihn zukommt.

Sechs Delphine gibt es in *Dolphin Cove*. Sechseinhalb, um genau zu sein. Denn Leo, Nickis Baby, ist noch eine halbe Portion. Die sechs großen, klugen und erfahrenen Ärzte aus dem Meer heißen Jeannie, Spunky, Alfons, Nicki, Duke und Kimbeth – und ich glaube, das ist auch die Rangfolge in der Hackordnung. Ohne Jeannie geht nichts, und wenn sie schlecht drauf ist, dann sind es die anderen auch.

Auf dem Dock, das in etwa so aussieht wie ein schwimmendes Holzfloß, haben die Assistenten – Volontäre aus der ganzen Welt und aus allen Sparten der medizinischen Berufe – bereits alle möglichen therapeutischen Hilfsmittel bereitgelegt. So ein bisschen sieht es hier immer aus wie in einer Mischung aus Schule, Kindergarten und ergo- oder physiotherapeutischer Praxis.

Ein besonders wichtiges Element in der Delphintherapie ist die harmonische Zusammenarbeit zwischen Delphintrainer und Therapeut. Da muss ein Blick genügen, um den reibungslosen Ablauf sowohl im Wasser als auch an Land zu gewährleisten. Nicht selten muss ein ungeduldiger Delphin abgelenkt werden, der die Aufmerksamkeit des Patienten nur zu gern für sich in Anspruch nehmen möchte, während der noch eine Aufgabe zu erfüllen hat. Viel Fingerspitzengefühl ist hier gefragt.

Nun winkt der Delphin: ›Hallo, schön dass du da bist!‹ Eine Geste, von der ich denke, dass die Delphine sie machen, da sie festgestellt haben, dass wir Menschen uns darüber freuen. Wenn ich sie beobachte, während sie unter sich zu sein glauben, konnte ich noch nie ›Flossenzeichen‹ erkennen und nie habe ich bemerkt, dass Alfons Duke mit der Flosse ein »Komm-mal-eben-rüber« gewinkt hat. Auch bei Spunky habe ich nie eine mütterliche Drohgebärde mit der Flosse in Richtung ihres pubertierenden Sohnes Duke gesehen. Eine Delphintrainerin hat einmal zu mir gesagt, dass wir Menschen im Kontakt mit den Delphinen das Unterhaltungsprogramm für unsere silbernen Freunde darstellen. Nicht umgekehrt.

Zu gern würde ich einmal hören, was die Delphine sich zu erzählen haben, ob sie sich austauschen: »Du, ich hatte da heute einen Fall, der war ganz schön schwierig.« Ob sie uns analysieren: »Kiki war heute ziemlich schlecht drauf.« Oder ob sie manchmal auch ein bisschen lästern. Leider ist es bis heute niemandem gelungen, die Sprache der Delphine zu entschlüsseln. Über den Stand der Forschung in diesem Bereich werden wir an anderer Stelle hören. Es bleibt aber, dass wir auf die Übersetzungen noch ein wenig warten müssen.

Der Delphin winkt also zur Begrüßung, die Arbeit am Dock beginnt.

Je nach Therapieziel gilt es, die Konzentration der Patienten auf die Lösung der Problemstellungen zu lenken und langsam das Anforderungsprofil zu steigern. Das kann bei dem einen, dessen Ziel die Sprachanbahnung ist, die klare Aussprache eines Buchstabens sein, beim Nächsten das Greifen nach einem Gegenstand, bei anderen der Blickkontakt oder die Aufgabe bestimmter, die Aufmerksamkeit störender Verhaltensmuster.

Wieder ein anderer lernt, sich auf die Kraft seiner zu schlaffen Muskeln zu verlassen, und bei denen, die noch ganz weit weg sind, mag die Aufgabe zunächst sein, die Kontrolle über ihren wackelnden kleinen Kopf zu erlernen. Ganz dunkel scheint es zunächst, wenn man die Therapeuten zu so einem kleinen Menschen sagen hört: »Wenn du mich verstehst, dann öffne bitte deine Augen.« Nie werden sie müde, dies zu wiederholen, so lange, bis sie ihn, den Patienten, endlich ›haben‹, bis er bei ihnen ist.

Jede Anstrengung wird gefeiert, dass einem das Herz aufgeht, mit wie viel Hingabe jeder kleine Erfolg, jede Bemühung erkannt und entsprechend bewertet wird. Und dann ist es so weit, denn dann geht es ins Wasser, wo meist schon ungeduldig die eigentlichen Therapeuten warten: die Delphine.

Zunächst muss man sich kennen lernen. Spüren, wo es denn fehlt. Ja, das können sie, diese wunderbaren Lebewesen, von denen die Legende erzählt, dass sie sich irgendwann im Laufe der Entwicklungsgeschichte unserer Erde als Menschen entschieden haben, zurückzugehen ins Meer: spüren wo es denn fehlt. Und wenn die kleinen und großen malträtierten Körper und Seelen realisieren, was mit ihnen geschieht, dann huscht das erste gewagte scheue Lächeln über so manches Gesicht, das gerade noch zur Maske erstarrt war. Für mich ist gerade dieses Lächeln der Beweis für das Wunder der Delphintherapie.

Patient, gehalten vom Therapeuten, und Delphin sind nun gemeinsam im Wasser. Der Delphintrainer überschaut möglichst unbemerkt das Szenario.

Nathansons Therapie sieht den Delphin im ersten Stadium als positive Verstärkung. Das Belohnungsprinzip wird so lange praktiziert, bis die Interaktion zwischen Therapeut und Patient optimal hergestellt ist. Und dann ist es nicht selten so, dass der Delphin bei den intensiven Kontakten im Wasser zum eigentlichen Therapeuten wird.

Die hohe Kunst der Therapie ist es aus meiner Sicht, eine Session einerseits effizient und andererseits natürlich angepasst zu gestalten. Wenn der Delphin etwas tut, was das Konzept der menschlichen Behandler für einen Moment über den Haufen wirft, dann ist dies nicht selten dazu angetan, den Menschen die Augen zu öffnen hinsichtlich der Behandlung eines bestimmten Defizits. Das hört sich ein bisschen theoretisch an, daher möchte ich es anhand eines Beispiels anschaulich machen. Die linke Hand meines Sohnes war auch im entspanntesten Zustand eigentlich immer geschlossen, das kleine Ärmchen angewinkelt. Delphindame Nicki fand diese Haltung offensichtlich wenig elegant und bohrte ihre niedliche »Delphinnase«, das so genannte Rostrum, in seine kleine Hand, streckte seinen Arm und schob ihn so durchs Wasser. Wir waren alle sprachlos. Sie machte das nicht nur einmal, sondern wieder und wieder, obwohl gerade etwas ganz anderes auf dem Plan gestanden hatte. Der »Hand Push« als neue Anwendung war geboren. Timmys Hand war fortan geöffnet und die Bewegungsmöglichkeit seines linken Arms verbessert. Hätte der Trainer diese Aktion mit einem Wink unterbrochen, oder gar der Therapeut interveniert, so hätte es diese neue Verhaltensform bei Nicki nicht gegeben. Aus krankengymnastischer Sicht kamen bei dieser Übung viele Elemente gleichzeitig zum Einsatz: Fingerextension, Extension des Handgelenks, Streckung des Ellbogengelenks, Abduktion, also Abspreizung und Außenrotation des Schultergelenks, dazu die tiefensensible Schulung der Gelenkrezeptoren, das Ganze in Verbindung mit einem warmen Bewegungsbad, also der Positionierung des Patienten im Wasser und das alles mit einer schnittigen Geschwindigkeit ... So viele Hände hat nicht einmal der talentierteste Therapeut.

Während einer Sitzung, von denen es am Tag nur vier gibt, um die Delphine nicht zu überlasten, arbeitet man an sechs Docks. Jeder Delphin hat seine eigene Station, sein ›Sprechzimmer‹ quasi, und seinen eigenen Patienten. Auf jedem Dock wird anders gearbeitet, gibt es eigene Ziele, ein eigenes Konzept.

Die Liste der bereits mithilfe der Delphine behandelten Erkrankungen ist lang. Wenn ich gefragt werde, bei welcher Behinderung die Delphintherapie am besten hilft, dann ist meine Antwort immer ganz einfach: Für alle Kinder, die sich nicht natürlich wie ihre Altersgenossen entwickeln, wünschte ich mir eine Delphintherapie. Gleiches gilt für Erwachsene nach Unfällen und Schlaganfällen, für Alzheimer- und Parkinson-Patienten, für Menschen mit Depressionen und für die große Zahl Traumatisierter, die missbraucht und misshandelt wurden.

Wenn ich von meiner ganz eigenen Erfahrung ausgehe, dann ist das Schwimmen mit einem Delphin eines der bewegendsten Erlebnisse meines Lebens. Man kann diesen Zustand kaum beschreiben, doch färbt die Leichtigkeit, mit der diese wunderbaren Tiere das Wasser beherrschen, auf mich ab. Man möchte diesen glückseligen Moment festhalten, möchte sie streicheln, diese silbernen Freunde, man möchte bei ihnen bleiben und vergisst ganz sicher für ein paar Augenblicke die Realität.

Nach einer intensiven Begegnung mit Spunky, Duke und den anderen fühle ich mich energiegeladen wie nach einem ausgedehnten Urlaub. Und dabei bin ich gesund.

Für die Patienten ist so eine Therapieeinheit anstrengend. Konzentration ist in jeder Sekunde gefordert, nach jeder erfüllten Pflicht geht es ins Wasser. Und auch da wird der ganze Mensch gefordert, denn was für uns Gesunde selbstverständliche und unwillkürliche Handlungen sind, wie zum Beispiel die Kontrolle über Kopf und Gliedmaßen, ist für so ein krankes Würmchen eine immense Anstrengung, die Höchstleistung erfordert.

Dabei denke ich an den Ausspruch eines Krankengymnasten, der vor seiner Tätigkeit im Bereich der Rehabilitation Hochleistungssportler trainiert hat. Es gebe zwischen Behinderten und Sportlern keinen Unterschied, meinte der. Man müsse, wenn man es ernst meint und es gut machen will, beide täglich an ihre Belastungsgrenze heranführen und ihnen das Zutrauen vermitteln, dass sie noch mehr können. Das gefällt mir. Jedenfalls besser als das steinerne Credo derer, die auch heute noch Schwerstkranke im zwanzigminütigen Rhythmus »durchbewegen«, damit es nicht schlimmer wird. Muss man sich da wundern, wenn bei konventionell angewandten Therapien kleine Wunder ausbleiben?

Delphintherapie ist anstrengend und so sind denn auch Max und Lisa, Anne und Hannes rechtschaffen müde nach getaner Arbeit. Nach jeder Behandlung nehmen sich die Therapeuten Zeit, um mit den Eltern ein Tagesresümee zu ziehen. Meist liegen die Kinder dabei glücklich, angenehm ›kaputt‹ und entspannt in Mamis Arm und hören sich an, was zu erzählen ist.

Auf die Zusammenarbeit mit der Familie wird bei Nathansons *Dolphin-Human-Therapy*-Programm großen Wert gelegt. An jedem Tag gibt es Workshops und Vorträge, Einzelgespräche, Tipps und Tricks, Hinweise und Anleitungen, wie man das therapeutische Geschehen für den Sohn oder die Tochter besser, effizienter, interessanter und konsequenter gestalten kann. Denn Erziehung – das ist auch so ein Thema für uns Mütter und Väter besonderer Kinder.

Ich habe einmal auf die Frage, wie ich Timmy denn erzogen hätte, mit »gar nicht« geantwortet und war damit nur eines, nämlich grundehrlich. Es ist schwer, bei einem Kind, das nicht spricht, zu erkennen, ob es nun gerade bockig ist oder ob es Schmerzen hat, besonders wenn die Bandbreite der Ausdrucksmöglichkeiten sehr eingeschränkt ist. Oft habe ich mich auf meine mütterliche Intuition verlassen, mit einer Trefferquote von vielleicht siebzig Prozent. Das führt natürlich zu Streuverlusten und zu der Tendenz, dass die Kinder einen an der Nase herumführen. Dem muss man, genau wie bei gesunden Kindern, schon mal Einhalt gebieten. Und so ein bisschen was über den Eiertanz des erzieherischen Umgangs mit Kindern wie Tim zu lernen, trägt auch dazu bei, dass nicht nur die Patienten selbst nach der Delphintherapie mit einem gestärkten Selbstbewusstsein nach Hause fahren, sondern die ganze Familie.

Delphintherapie, die letzte Chance ?

Kirsten Kuhnert

Welcher Name fällt Ihnen ein, wenn Sie an das größte Genie unserer Zeit denken? Genau! Stephen Hawking, besser gesagt, Prof. Dr. Stephen Hawking, der weltberühmte Astrophysiker, Lehrstuhlinhaber an der Universität Cambridge, Bestsellerautor, Inhaber unzähliger Ehrendoktortitel und Auszeichnungen.

Haben Sie Stephen Hawking je gesehen? Oder gehört?

Das Beispiel Stephen Hawking

Vor zehn Jahren noch, also vor dem tragischen Ertrinkungsunfall meines Sohnes Tim hätte ich dieses Genie beim ersten Anblick als »armen Krüppel« bezeichnet, wahrscheinlich sogar ganz beherzt und ohne lange nachzudenken.

Wer hätte dieses Superhirn erkannt, wenn er nicht in seiner Jugend das Glück gehabt hätte, über eine Stimme zu verfügen? Wer wäre darauf gekommen, dass in seinem Kopf ein brillanter Geist wohnt, wenn er von Geburt an bewegungsunfähig und sprachlos gewesen wäre? Was, wenn er heute nicht in der Lage wäre, sich durch ausgefeilte, eigens für ihn entwickelte Technik verständlich zu machen und die Menschheit an seinem Wissen teilhaben zu lassen?

Spinne ich diesen Gedanken weiter, wird mir ganz schlecht. Denn dann stelle ich mir unweigerlich vor, dass in Heimen für Behinderte vielleicht viele Menschen, kleine und große, irgendwie in den Tag hineinleben müssen, darauf angewiesen, von ihren Pflegepersonen versorgt zu werden. Und was, wenn unter ihnen viele Genies sind? Genies, denen es nur nicht vergönnt ist, der Welt ihre geistige Brillanz mitzuteilen.

Was hat dieser Stephen Hawking, dessen Buch *Eine kurze Geschichte der Zeit* die erfolgreichste populärwissenschaftliche Veröffentlichung aller Zeiten ist, das ihn für Unwissende als »Krüppel« erscheinen lässt? Er leidet an ALS, Amyotropischer Lateralsklerose, die bei ihm im Alter von etwa zwanzig Jahren diagnostiziert wurde. ALS ist eine Muskelnervenerkrankung, die langsam den Muskelabbau und damit die Lähmung des Körpers bewirkt. Die Patienten verlieren zuerst die Fähigkeit zu laufen, später auch zu essen, zu schmecken und so weiter. Augen und Gehör bleiben am längsten intakt.

Was die Ärzte ihm also bei Ausbruch dieser Krankheit zu sagen hatten, war niederschmetternd. Krankheit: unheilbar. Therapiemöglichkeiten: keine. Lebenserwartung: noch etwa zwei bis drei Jahre. Ein Todesurteil. Ähnliches müssen auch heute täglich Tausende von Familienangehörigen hören, über Mutter, Vater, Mann, Frau oder Kind. Nach Unfällen, bei Krankheit oder gleich nach der Geburt.

Hawking wurde 1942 geboren – er ist also 62 Jahre alt und hat damit seinen vorausgesagten Todeszeitpunkt um vierzig Jahre überlebt.

Vielleicht fragen Sie sich, warum ich im Zusammenhang mit der Delphintherapie von Stephen Hawking spreche? Zugegeben, es gibt keine wirkliche Verbindung zwischen diesem begnadeten Physiker und der Delphintherapie. Doch ist er für mich das beste lebende Beispiel, dass es möglich ist, dem Schicksal die Stirn zu bieten, wenn man es versucht.

Hawking hat die Liebe zu seiner späteren Ehefrau aus der tiefen Depression gerettet, die er zweifelsohne im Nachgang zu der tödlichen Prognose der Ärzte hatte. Durch diese Liebe motiviert, brachte er sein Studium zu Ende und wurde zu einem der berühmtesten Wissenschaftler der Welt. Die Krankheit ist für ihn zur Nebensache geworden. Er definiert sich selbst nicht über ein Syndrom, sondern über seine Wissenschaft.

Aus ganz pragmatischen Gründen, nämlich um seinen drei Kindern die bestmögliche Ausbildung finanzieren zu können, entschied er sich 1982, ein Buch zu schreiben. Während er daran arbeitete, erkrankte er an einer lebensgefährlichen Lungenentzündung. Die notwendige Operation hatte zur Folge, dass er nicht mehr sprechen konnte. Auch das trübte seine Schaffenskraft wenig und schon bald konnte der Professor mithilfe eines speziellen Computers über einen Synthesizer schneller sprechen als zuvor.

Hawking gilt nicht nur als humorvoll, sondern als ausgesprochen witzig. Legendär sind seine Rollstuhlkapriolen auf der Tanzfläche bei Universitätsbällen. Und nie hat ihn jemand klagen hören über seine Krankheit. Was für ein Mensch!

Seine Geschichte passt zu einem meiner Hauptanliegen, wenn es um Menschen mit besonderen Bedürfnissen geht, denn es gibt ein bestimmtes Wort, mit dem ich seit jeher ein Problem habe, und das ist das Wort ›behindert‹.

Dieses Wort hat einen negativen Beigeschmack. Wenn ich im Straßenverkehr jemanden behindere, ist der Sachverhalt klar. Dann habe ich mich nicht korrekt oder nicht regelkonform oder nicht rücksichtsvoll verhalten. Heißt es dann also, dass Menschen, die körperlich eingeschränkt sind, also als behindert bezeichnet werden, sich nicht regelkonform, korrekt oder rücksichtsvoll verhalten, oder was? Zumindest sollte man sich fragen: Wer behindert hier wen und wobei? Landläufig unterscheiden wir dann noch geistige und körperliche Behinderung. Aber nach welchen Kriterien? Geistige Behinderung ohne körperliche ist klar. Manchmal jedenfalls. Körperliche Behinderung ist auch klar. Das sind Menschen, die durch körperliche Defizite an der Vollführung bestimmter Handlungen gehindert sind. Prominentes Beispiel ist der Spitzenpolitiker Wolfgang Schäuble, der nach einem Attentat am aufrechten Gang gehindert blieb und seitdem sein Leben mit einem Rollstuhl meistert. Aber wer behindert Menschen wie Wolfgang Schäuble obendrein bei dem, was sie ohnehin nicht können?

Sie sind verwirrt? Das kann ich verstehen.

Die Amerikaner haben den Begriff *special needs people* geprägt. Der gefällt mir viel besser: Menschen mit besonderen Bedürfnissen. Menschen, denen es nicht vergönnt ist, ihren Alltag mit der gleichen Leichtigkeit zu leben wie die anderen, die körperlich nicht beeinträchtigt sind. Für viele dieser Menschen kann die Delphintherapie eine Chance bedeuten. Denken wir an Prof. Hawking, müssen wir uns fragen, was eigentlich geistige Behinderung ist. Stellen wir uns einfach den Supergau vor: Da sitzt Hawking in einer wenig bequem anmutenden Position, so ein bisschen verdreht, mit komisch angewinkelten Armen in seinem Rollstuhl, durch eine Sonde ernährt und sprachlos. Vielleicht sabbert er manchmal ein wenig, aber das ist ja nicht weiter schlimm. Das machen einige Leute, besonders wenn sie sich konzentrieren. Da sitzt er nun, wird vielleicht von einem wenig fröhlichen Pfleger oder einer missmutig dreinschauenden Schwester durch die Gegend geschoben und mal hier, mal dort abgestellt, ob er will oder nicht. Ob es heiß ist oder nicht. Ob es zieht oder nicht. Ob er Sonne oder Wind mag oder nicht. Wahrscheinlich wird er, wenn überhaupt, in der ›Wir-Form‹ angesprochen: »Wie geht's uns denn heute, Stephen?« Und bekommt regelmäßig eine frische Windel.

Sie halten mich für provokant? Mag sein. Aber bis heute habe ich zwar unwahrscheinlich viele Methoden zur Berechnung der menschlichen Intelligenz kennen lernen dürfen, aber es war kein Test dabei, der mich überzeugt hätte. Kein Test, der überzeugend den Grad geistiger Umnachtung oder Genialität bei einem Bewegungs- und Sprachunfähigen hätte unter

Beweis stellen können, der vielleicht auch noch blind ist. Was ist dieser Mensch dann? Doof? Nur weil wir ihn nicht testen können? Weil er aus dem Normenkatalog der standardisierten Testverfahren rausfällt?

Was wäre vergeben, wenn diejenigen, die für die Behandlung, Betreuung, Rehabilitation und Pflege solcher Menschen zuständig sind, ab morgen zunächst mal annähmen, dass sie es mit normal intelligenten Menschen zu tun haben und als fröhliche Gesprächspartner für ebendiese da sind – so wie es bei der Delphintherapie an der Tagesordnung ist? Viele von ihnen unterscheiden sich nämlich nur dadurch, dass ihre Alltagsbewältigung mit ein wenig mehr Mühsal verbunden ist. Sie sind Menschen mit besonderen Bedürfnissen. Keine Irren. Sie brauchen Ansprache. So wie Sie und ich. Und solange man nicht tausendprozentig sicher ist, ob einer nun blöde ist oder nicht, sollte man doch im Interesse des andern erst einmal vom Positivum ausgehen. -in dubio pro reo -, und solange man nicht weiß, wie eine Krankheitsgeschichte weitergeht, und solange man kein Rezept zur Verbesserung eines Zustands hat, sollte man die Verbreitung statistischer Horrorparameter vielleicht für sich behalten. Was wäre uns vorenthalten worden, wenn Stephen Hawking angesichts der tödlichen Diagnose einfach Selbstmord begangen hätte? Haben wir nicht die Pflicht zu sagen: Es kann alles gut werden, wir müssen nur alles versuchen? Wer sagt, dass vernichtende Urteile zu realitätsbezogener Situationseinschätzung bei Angehörigen und Patienten führen und nicht vielleicht eher in den Suizid? Wer verbietet es, Patienten und Angehörigen Mut zu machen? Was spricht dagegen einzugestehen, dass es Patentrezepte nicht gibt? Sie merken schon, bei diesem Thema kann ich streitsüchtig werden. Dabei hatte ich selbst ja Glück, jedenfalls in der wichtigsten Phase nach Tims Unfall. Denn da wurde ich von einem bewundernswerten Mediziner namens Bernhard Ibach darin bestärkt, alles Menschenmögliche zu versuchen.

Jahre später, nachdem Tim durch die Delphintherapie zu den erstaunlichsten Fortschritten gelangt war, hat Bernhard Ibach zu meinem Erstaunen selbst einmal den Zustand meines Sohnes nach dem Unglück als wenig aussichtsreich bezeichnet. Diese Einschätzung hat er mich zu keiner Zeit spüren lassen, sondern mir im Gegenteil den Mut mit auf den Weg gegeben, für mein Kind zu kämpfen. Das ist es, was ich meine.

Stellen Sie sich vor, er hätte mir, wie die Ärzte von Stephen Hawking, etwas über die nicht mehr vorhandene Lebenserwartung meines Kindes erzählt. Niemals hätte ich die Kraft gehabt, an einen guten Ausgang zu glauben. Vielmehr hätte ich mich fallen lassen in dieses Leid, das ohnehin fast unerträglich war.

Hoffnung als Lebenseinstellung

Hoffnung ist nicht nur ein Wort, sondern eine ganze Lebenseinstellung. Hoffnung zu haben und sie zu behalten, ist die größte Gnade, die uns zuteil werden kann. Hoffnung ist die Kraft, die uns Schicksalsschläge meistern lässt. Und Hoffnung ist das, was den meisten Menschen, ob Patienten, Angehörigen, Ehepartnern oder Eltern, oft erst einmal nachhaltig genommen wird. Dafür fehlt mir das Verständnis.

Man hat doch immer die Wahl. Ich stelle mir vor, ich gehe morgen zum Arzt und der teilt mir mit, ich habe Krebs. Natürlich sagt da keiner, prima, das mach ich doch mit links. Aber ich kann wählen, ob ich sage: »In Ordnung, du blöder Krebs, ich wollte dich zwar nicht haben, aber wenn du schon mal da bist, dann kämpfe ich gegen dich an«, oder ob ich sage: »Statistisch gesehen rafft die Krankheit die meisten Menschen dahin, also mache ich nichts, denn ich sterbe ja sowieso.« Die Krankheit bleibt bei beiden Varianten die gleiche, nicht wahr? Der mögliche Ausgang auch. Aber die Ansätze sind anders. Und wenn auf der anderen Seite des Schreibtischs ein guter Partner sitzt, der helfen will, weil er sich das zum Beruf auserkoren hat, dann hilft einem das, sich positiv denkend diesem Kampf zu stellen. Nur wer Hoffnung hat, hat auch die Chance, einen solchen Kampf zu gewinnen.

Nun ist es ja bei einer Erkrankung wie Krebs erfreulicherweise heute so, dass viele Mediziner positives Denken verbreiten. Warum dann nicht nach Unfällen oder Sauerstoffmangelgeburten, bei Syndromerkrankungen, Impfschädigungen oder Gendefekten? Wenn ich bedenke, dass viele der Kinder, deren Geschichten ich im Laufe der Jahre seit Gründung der Organisation *dolphin aid* kennen gelernt habe, für ihre Defizite nicht einmal eine Diagnose bekommen, finde ich das zynisch. Da ist etwas nicht in Ordnung, das sieht man. Wie das heißt, weiß man nicht. Aber es wird bestimmt nie wieder heil. Na klasse.

In manchen Fällen ist die Krankheit bekannt, sie heißt XY und es gibt sie auf der ganzen Welt nur hundertmal. Also gibt es kaum Literatur, keine Therapieempfehlung, aber gesund werden kann man nicht, wenn man das hat. Von den anderen neunundneunzig sind auch schon ein paar tot. Alles klar? Mir nicht!

Die Reihe ließe sich beliebig fortsetzen. Ernsthaft, zynisch, verzweifelt.

Delphintherapie ist Hoffnung.

Niemand – kein Patient, keine Familie, kein Elternpaar – kommt mal eben en passant und lässig in so einem Therapiezentrum vorbei und fragt:

»Der oder die hier ist nicht ganz gesund, können Sie mal schauen, was man da machen kann?« Nein so läuft das nicht. Bevor eine Familie sich entscheidet, für den kleinen oder großen Sorgenfall die Möglichkeit einer Delphintherapie zu erforschen, wird fast immer ein langer Erfahrungs- und oft auch Leidensweg zurückgelegt. Kaum jemand kann sich vorstellen, wie es ist, wenn man in tiefer Verzweiflung von Pontius zu Pilatus läuft, immer in der Hoffnung, dass wenigstens ein Mensch beim Anblick eines Kindes, das nach einem Unfall im Koma liegt, nach einer Impfung langsam verdumpft, durch einen Gendefekt dahinvegetiert oder spastisch gelähmt ist, sagt: »Machen Sie sich keine Sorgen, da kriegen wir noch was hin.«

Was einem gesagt wird, ist meistens in erster Linie das, was mit Sicherheit nicht mehr hinzukriegen ist: »Laufen lernen wird er nicht, schlucken kann sie in diesem Leben bestimmt nicht mehr, wahrscheinlich ist sie blind, ob er hört, bleibt abzuwarten.« Er oder sie ist ein kleines Bündel Mensch, dazu verdammt, auch noch zuhören zu müssen, bei dem, was ihm, prognostisch jedenfalls, in diesem Leben nicht mehr vergönnt sein wird. Dabei wird als selbstverständlich vorausgesetzt, dass der kleine Dummkopf eh nichts mitkriegt, deshalb sprechen wir mal ganz befreit und oft auch, ohne danach überhaupt befragt worden zu sein, in Gegenwart des Delinquenten Patient, über finale Urteile im Bereich der Entwicklungspotenziale. Sie meinen, ich hätte schlechte Filme gesehen oder die falsche Zeitung gelesen? Leider nicht.

Mag sich angesprochen fühlen, wer will. Die Zahl derjenigen, an die sich mein Groll bei diesem Thema richtet, ist jedenfalls höher als die Anzahl derer, die das Prinzip Hoffnung verinnerlicht haben. Manchmal frage ich mich, ob man auf deutschen Universitäten lehrt, gerade Mütter an den Rand der Verzweiflung zu bringen, in dem man teilweise unhaltbare Zukunftsaussichten in den Orbit blubbert. Ist es denn so schwer, ein bisschen umzudenken und statt vernichtender Urteile ein wenig Hoffnung zu verbreiten und zu sagen: »Ich bin mir nicht sicher, ob er laufen lernen kann, aber wir sollten gemeinsam alles versuchen, ihm das zu ermöglichen«?

Das Deprimierende ist aus meiner Sicht, dass die Anleitungen zum positiven Umgang mit einem Unglück und zur Verbesserung des Gesundheitszustands des Patienten keinem proportionalen Vergleich mit der Verbreitung von Horrorszenarien standhalten.

Hoffnung ist das Wichtigste, was man behalten muss, wenn das Schicksal zuschlägt. Gerade dann, wenn es nicht einen selbst, sondern das eigene Kind getroffen hat. Dann muss man lernen, jeden Tag. Über Therapien,

Medikamente und Pflege. Denn wenn man nicht gerade von Berufs wegen mit diesen Dingen vertraut ist, hat man zu Beginn einer solchen Geschichte erst einmal von nichts eine Ahnung. Und alles ändert sich permanent, denn auch im Therapiebereich und bei Medikamenten gibt es Modeerscheinungen. Was heute als ›top‹ empfohlen wird, mag morgen wieder nicht mehr so ganz aktuell sein. Da soll sich einer auskennen.

Alles ist mit einem erhöhten Schwierigkeitsgrad verbunden, selbst ganz alltägliche Dinge. Von dem Kummer ganz zu schweigen. Engagierte Familien sind bereit, alles zu tun, damit es dem schwächsten Mitglied der Gemeinschaft irgendwann, irgendwie ein bisschen besser geht. Und das bedeutet: ausprobieren, verwerfen, Neues testen, Rückschläge in Kauf nehmen. Trial and Error, sagen die Fachleute, Versuch und Irrtum.

Viele Familien zerbrechen an der Belastung. Allein erziehende Mütter sind in der Mehrzahl. Sie sind oft bis über die Belastungsgrenze angespannt. Ihren Beruf können sie in den meisten Fällen nicht mehr ausüben. Geschwister müssen unter der depressiven Allgemeinstimmung leiden. Intakte Familien gibt es nur wenige. Diese jedoch wissen ihre Gemeinschaft zu schätzen und halten dieses Glück ganz fest. Soziale Kontakte bröckeln oder brechen ganz ab. Schul- und Ortswechsel sind an der Tagesordnung. Man muss flexibel sein und sich täglich auf Neues einstellen. Das Leben mit einem intensiv pflegebedürftigen Familienmitglied beinhaltet die Erkenntnis, dass kein Tag wie der andere ist. Obendrein gibt es die Auseinandersetzung mit Institutionen und Verbänden, der Gemeinde, der Krankenkasse, der Pflegeversicherung und dem medizinischen Dienst. Das Versorgungsamt fordert Formulare genauso wie die Landesblindenstelle. Das Sozialamt prüft, ob der Leistungsanspruch noch besteht.

Und bei all dem muss man den natürlichen Instinkt behalten für den Menschen, um den man sich kümmert. Verdammt schwer ist das manchmal. Man darf nie nachlassen in dem Bemühen, sein Bestes zu geben. Alles, was geht. Auch über die Erschöpfungsgrenze hinaus. Wenn man vor Müdigkeit schon kurz davor ist, sich zu übergeben, muss man sich die Zeit nehmen, um nach neuen, nach anderen Therapiewegen zu suchen. Und manchmal sehnt man sich schlicht aus Verzweiflung nach einem neuen Strohhalm, an dem man sich eine Zeit lang festhalten kann. Nach einem Ziel, auf das man hinarbeiten kann. Nach einem Ansatz, der mit positiven Gedanken einhergeht. Nach einem Ziel, das man erreichen möchte, und nach der Kraft, den Weg zu einem solchen Ziel mit noch mehr Elan zu gehen und so den Schmerz für eine Zeit nicht so intensiv zu spüren.

So kommen die meisten in Kontakt mit der Delphintherapie. Wenn sie auf dem Weg dorthin nicht aufgegeben haben, nicht selbst Opfer geworden sind. Kein Vorwurf gebührt denen, die irgendwann schlappmachen und sich für die Überstellung von Sohn oder Tochter, Mutter oder Vater, Ehemann oder Ehefrau in ein Pflegeheim entschieden haben. Nur mir als Mutter sei ein Rest von Unverständnis gestattet. Am Ende bin ich sicher, dass auch sie alle, deren Kraft nicht mehr ausreichte, 24 Stunden täglich an sieben Tagen in der Woche und 52 Wochen im Jahr fast ohne Pause zu pflegen, zu hegen, zu versorgen, zu unterhalten, zu organisieren und was man sonst noch alles erwähnen könnte, es geschafft hätten, auf eine Heimunterbringung zu verzichten. Sie hätten es geschafft, wenn die mangelnde Unterstützung durch unsere Gesellschaft nicht ihre Bereitschaft zur Selbstaufgabe zermürbt hätte. Vielleicht spricht man auch deshalb von der Delphintherapie oft als letzte Hoffnung, als letzte Chance. Denn das ist sie. In vielen Fällen für ganze Familien.

Erlebnisse mit der Delphintherapie

Unzählige Briefe habe ich gelesen von Müttern, die verzweifelt waren, die in dieser Mühle der Hoffnungslosigkeit zu zerbrechen drohten und die schrieben: »Wir haben alles versucht. Die Delphintherapie ist für unser Kind die letzte Chance.«

Immer wenn ich solche Briefe lese, werden mir die einzelnen Stationen meines eigenen Lebens nach Tims Unfall bewusst. Diese ohnmächtige Suche nach einem Hoffnungsschimmer. Familien, die beginnen, sich Gedanken über eine Delphintherapie zu machen, haben meist alles hinter sich: Physiotherapie, Ergotherapie, Sprachtherapie und was es sonst noch alles gibt. Und dann muss man erst mal Aufklärung betreiben. Delphintherapie ist kein Wundermittel, keine Ultima Ratio, auch wenn ihre Anwendung meist am Ende einer langen Reihe von Therapieversuchen steht. Delphintherapie ist zunächst einmal eins: Sie ist ausschließlich positiv. Dafür sorgt schon das Umfeld – eine natürliche Umgebung für Mensch und Tier, warmes Wasser –, eine schöne Atmosphäre, in der man die Seele baumeln und loslassen kann. Gerade wenn es dem schwächsten Glied in der Kette auf einmal gut geht und Hoffnungsschimmer aufblitzen. Da können Mütter auf einmal wieder lachen, genau wie ihre Kinder, die gesunden wie das kranke. Da schauen sich Partner zum ersten Mal wieder in die Augen.

Familien werden wieder Familien. Da gibt es auch Tränen – aber Tränen der Rührung und des Glücks. Wer möchte da aufstehen und sagen, das ist doch alles Blödsinn mit dieser Delphintherapie?

Die Tiere, sie sprechen für sich, denn Delphine stehen für Grazie. Ihre Intelligenz ist berühmt. Ihre Sensibilität, ihre spielerische Sanftmut im Umgang mit den kleinen und großen Patienten lässt niemanden kalt. Und wer sie im Spiel mit ihresgleichen beobachtet, kann wieder lernen, was Vitalität und Lebensfreude heißt.

Die Euphorie über ihre Gegenwart entsteht jedoch nicht selten zunächst bei den Begleitern und erst ein wenig später bei den Patienten. So ein großes, unbekanntes, grau-silbern schimmerndes Tier, das auf einmal aus dem Wasser auftaucht, versetzt nicht alle Patienten sogleich in höchstes Entzücken. Etwas anderes zu behaupten, wäre schlicht gelogen. Meist gesellt sich zum Anblick des ungewohnten Meeresbewohners durch den Umgang mit fremden Menschen und die kurzzeitige Trennung von den engsten Bezugspersonen während der Arbeit im Wasser noch eine Unsicherheit, die signalisiert: Ich will zurück zu meiner Mami ... Die Situation ist neu und ein bisschen seltsam, aber das Unglaubliche daran ist, wie schnell sich die Patienten auf das neue therapeutische Geschehen einlassen. Eben positiv.

Ein ganz wichtiger Faktor des Erfolgs einer Delphintherapie ist der Umgang der Therapeuten mit dem Patienten. Fröhlich die Ansprache, herzlich die Begrüßung, partnerschaftlich der Umgang. Du brauchst Hilfe? Wir sind für dich da. Alles, was wir können, tun wir für dich. Du, Patient, bist das Zentrum unserer Aufmerksamkeit. Nichts interessiert uns mehr als dein Fortkommen, deine Geschichte, deine Vergangenheit, vor allem aber deine Zukunft. Diese positiv mitzugestalten, ist der Inhalt unseres täglichen Schaffens.

Diese positive, ermutigende Stimmung färbt natürlich auf die Angehörigen ab. Aufgrund der liebevollen Zuwendung, die hier erfahren wird, ist die Delphintherapie oft die letzte Chance für eine ganze Gemeinschaft vor dem Absturz in völlige Verzweiflung. Wer sich bis vor kurzem noch in einem tiefen Tunnel aus Angst und Schmerz befand, sieht auf einmal das Licht an dessen Ende – den Weg nach draußen. Dabei hat niemand falsche Hoffnungen geweckt. Die Diagnose ist immer noch die gleiche. Alle Probleme sind noch genauso da wie vorher. Aber sie fühlen sich leichter an. Das Gefühl, umsorgt zu werden, heilt manches.

Die Delphintherapie ist von den Großmeistern der Kinderneurologie und vielen anderen kritisiert, sogar verlacht worden. Angesichts der vorangegangenen Schilderungen frage ich mich, mit welchem Recht? Delphintherapie verbessert nicht nur den Zustand eines Patienten, sie ersetzt therapeutische Interventionen bei ganzen Familien. Man könnte sie auch als Familientherapie bezeichnen, denn in den Zentren, in denen Delphintherapie angewandt wird, zählt der Patient als Ganzes. Und dazu gehört auch seine Familie.

Sehr gut erinnere ich mich an ein ernsthaftes Gespräch mit dem Chefarzt der Kinderklinik, in der Tim immer wieder akut versorgt wurde, wenn er in frühen Jahren von Bronchialinfekten und Lungenentzündungen geplagt wurde. Bei einem meiner vielen Versuche, mit ihm über die Delphintherapie zu sprechen, vielleicht wenigstens sein Herz dafür zu gewinnen, sagte er mir sehr ruhig und ebenso bestimmt, er unterstütze mich in meinem Bemühen, vieles für mein Kind zu tun. Aber nur weil ein verrückter amerikanischer Psychologe meine, eine ebenso verrückte Methode gefunden zu haben, die immens teuer sei und zudem Eltern falsche Hoffnungen mache, könne ich von ihm in dieser Sache keinen Zuspruch erwarten.

Im Rückblick wollen zu dieer Aussage zumindest Erklärungsversuche unternommen werden. Denn eigentlich war dieser Chefarzt ein netter Kerl. Vielleicht habe ich sein Ego verletzt, indem ich seine Versuche, meinem Kind zu helfen, durch meine begeisterten Schilderungen der Delphintherapie geschmälert habe. Vielleicht wollte er sich als erfahrener Mediziner nicht von einer Mutter über Therapiemethoden belehren lassen. Vielleicht meinte er, wenn es helfen würde, dann hätte er schon mal was davon gehört. Vielleicht war er auch nur zu gestresst und zu festgefahren in seinem Klinikalltag, dass kein Raum mehr blieb für die Beschäftigung mit alternativen Therapiemethoden. Vielleicht ging ich ihm aber auch nur auf die Nerven. Und ganz vielleicht hat er sich auch nur ein bisschen geärgert, dass er nicht informiert genug war, um sich mit mir fundiert über das Thema auseinander zu setzen. Was auch immer der Grund war, er ist, bei allem Respekt, keine Rechtfertigung. Denn es ging und geht um mein Kind. Um sein Leben. Nicht um Eitelkeiten.

Geschichten wie diese werden von vielen, ja fast von allen Eltern oder Angehörigen beschrieben. So werden Eltern zu Experten, wenn es um die Rehabilitation ihres Kindes geht. Ein nie gekanntes (oder wahrscheinlich eher: nicht ausgesprochenes) Ungleichgewicht zwischen Arzt und Patient ist die Folge. Ich halte dies für eine Besorgnis erregende Entwicklung.

Die Schulmedizin beklagt, es gebe zur Delphintherapie zu wenig wissenschaftliche Dokumentation, obwohl von Nathanson selbst schon seit

Jahren Studien vorliegen. Zugegeben, man könnte die Unabhängigkeit dieser Studien in Zweifel ziehen. Aber reicht das aus, um die ganze Therapie generell abzulehnen? Führt die mangelnde Bereitschaft, sich mit der Thematik auseinander zu setzen, nicht zu Vertrauensverlust zwischen Arzt und Patient? Und ist nicht das Vertrauen die wichtigste Grundlage im Verhältnis zwischen Arzt und Patient, bzw. seinen Angehörigen? Natürlich hat auch jeder Arzt ein Recht darauf, seine Meinung zu äußern, und wenn einer nach dem Studium aller zur Verfügung stehenden Unterlagen für sich zu dem Schluss kommt, dass die Delphintherapie ihn wenig überzeugt, sollte er formulieren, was ihm daran suspekt ist.

Dabei fällt mir die Geschichte eines anderen Kinderneurologen ein, der sich irgendwann einmal genervt darüber äußerte, dass Eltern ihm im Gespräch kaum noch richtig zuhörten. Dabei gehört er zu denen, die sich wirklich Mühe geben und sich Zeit nehmen. Aber die seinen Ausführungen permanent folgende Frage: »Was ist denn mit einer Delphintherapie für unser Kind?«, stimmte ihn doch wenig heiter.

Ein wenig drängt sich mir der Eindruck auf, als wäre die abwartende oder ablehnende Haltung gegenüber dieser Therapie Ausdruck einer Eifersüchtelei: Wenn sie helfen würde, dann wüssten wir das längst oder wir hätten sie schon selbst erfunden.

An dieser Stelle erscheint es mir wichtig zu betonen, dass kein Befürworter der Delphintherapie ein Gegner der Schulmedizin ist. Schulmedizin ist notwendig und ein »Fall« für die Intensivstation ist nicht am gleichen Tag ein »Fall« für die Delphintherapie. Aber es gibt für alles die richtige Zeit. Auch für die Delphintherapie.

Meines Erachtens hat die Schulmedizin den Ausführungen Nathansons bislang zu wenig Aufmerksamkeit geschenkt. Denn er selbst stellt die Wichtigkeit der weiterführenden konventionellen Therapien heraus. Delphintherapie ist kein Entweder-oder-Produkt. Delphintherapie gibt, um es mit meinen einfachen Worten zu sagen, die Initialzündung zum Erreichen der nächstmöglichen Entwicklungsstufe. Wenn ich etwa morgen an meiner kranken Hüfte operiert werde und der Chirurg ist ein Meister seines Fachs, dann ist das Operationsergebnis möglicherweise perfekt. Wenn ich danach aber nicht intensiv krankengymnastisch betreut werde, ist das Ergebnis der Operation zum Teufel. Also ist die Chance nur im Zusammenwirken zu sehen. Genauso ist es auch bei der Delphintherapie.

Daraus kann man klar folgern, dass Delphintherapie nur Sinn macht, wenn auch nach ihrer erfolgreichen Beendigung intensiv weiter an der

Konservierung der Erfolge gearbeitet wird. Als Mutter behaupte ich immer, dass die eigentliche Arbeit nach der Beendigung einer Delphintherapie erst anfängt. Wenn das Potenzial, über das so ein kleiner Patient verfügt, erkannt ist, dann ist das Zusammenspiel therapeutischer Kräfte unabdingbar. Dann braucht es einen Dialog und gemeinsame Planung.

Dazu ist es sicher notwendig, Eltern und Familienangehörige als ernst zu nehmende Gesprächspartner anzuerkennen. Sie sind die eigentlichen Experten, wenn es um die Beurteilung von Erfolg oder Misserfolg bei einem Therapieversuch geht. Im Übrigen sind sie auch diejenigen, die, neben dem Patienten selbst, Misserfolge ausbaden müssen oder die Erfolge genießen dürfen. Eine Mutter, die sagt, mein Kind versteht alles, ist nicht gleich geistesgestört, und wenn das Kind noch so weit weg zu sein scheint. Sie ist der Sprecher ihres Kindes, das gerade keine Sprache hat. Sie ernst zu nehmen, wäre ein Anfang. Wenn sie sagt, mein Kind hat bei der Delphintherapie Fortschritte gemacht wie bei keiner anderen Therapie vorher, dann ist das eine Aussage, die, pardon, verdammt noch mal, ernst zu nehmen und entsprechend zu bewerten ist.

Delphintherapie hat, wie schon erwähnt, nur dann langfristigen Erfolg, wenn sie mit konventionellen Methoden einhergeht, wenn ein gutes Betreuungsteam die Erfolge, die ein Patient von der Delphintherapie mitbringt, aufgreift und darauf aufbaut. Wenn im Patienteninteresse alle an einem Strang ziehen und gemeinsam auf ein formuliertes Ziel hinarbeiten. Wenn Delphintherapie als Baustein, als *ein* wichtiger Bestandteil eines ganzheitlichen Behandlungskonzepts anerkannt wird, dann verliert sich auch die Heftigkeit der Diskussion um diese Therapie.

Jedes Kind, das sich, warum auch immer, nicht altersgerecht entwickeln kann, jeder Erwachsene, der unter den Folgen von Unfällen, Schlaganfällen oder anderem Unglück leidet, hat es verdient, dass alles Menschenmögliche getan wird, um ihm zu helfen. Deshalb wünsche ich mir von Herzen, dass die Delphintherapie nicht als die »letzte Chance« angesehen wird. Sie könnte oft eine erste sein. Aus meiner Sicht kann sie *die* Chance sein. Deshalb sollte sie in allen Fällen, in denen es möglich ist, frühzeitig genutzt werden.

»Wir brauchen eine Studie«
Ein Backstage-Bericht

Kirsten Kunert

Gerade komme ich aus Key Largo, aus dem Therapiezentrum von *Dolphin Human Therapy.* Tim hat dort zurzeit seine jährliche Therapie. Ich genieße das immer sehr, einfach nur als Tims Mutter dort zu sein. Hier und da ein Smalltalk mit anderen Eltern. Bei der Truppe von Dr. Nathanson werden Familien, egal wo sie herkommen, zu Verbündeten. Man muss ja nicht viel erklären. Jeder ist aus dem gleichen Grund da.

Heute war wieder so ein Tag, an dessen Ende es mich wundert, dass ich nicht etwas Verrücktes getan habe, vor Freude über eine neue Entwicklung meines Sohnes.

Da liegt dieser starke Typ auf der Matte und wird von seiner Therapeutin, der deutschen Psychologin Stefanie von Fallois, auf die Therapie vorbereitet. Auf einmal fragt sie mich, ob ich »das« mit Tim geübt habe. Ich übe immer irgendwas mit Tim, aber was sie genau meinte, war mir nicht klar. »Na, er schüttelt den Kopf, wenn er Nein sagen will.« Sie stellt Tim viele lustige Fragen und er antwortet völlig selbstverständlich mit Kopfschütteln. Auf die Frage, ob er denn nun ins Wasser wolle zu Duke, kommt die prompte Antwort mit einem lang gezogenen AAAA , was in Tims Sprache Ja bedeutet. Also kein Zufall. Keine neue Marotte, sondern eine neue Errungenschaft. Oh Augenblick, verweile doch …

Entwicklungsschritte sind relativ. Für meinen Sohn bedeutet aber eindeutig willentliches Kopfschütteln einen unglaublichen Schritt in die selbstbestimmte Verantwortung. Im Übrigen ist dies auch ein Beweis für die Außenwelt, dass in seinem nicht sonderlich bewegungsfreudigen Körper ein wacher Geist wohnt. Dr. Nathanson sieht mich wissend an und schmunzelt ein wenig spitzbübisch, als ich ihm die Neuigkeiten erzähle. Er schaut Tim mit einem liebevoll anerkennenden Gesichtsausdruck an und sagt ihm, dass er sehr stolz auf ihn sei. Wir kommen dann auch wieder auf die Prognosen zu sprechen, die mir nach Tims Unfall so oft in Aussicht gestellt worden sind. »Yes«, sagt Dave, »you have been told a lot …« Das stimmt. Man hat mir wirklich viel erzählt. Und manchmal war es gut, dass ich gar nicht zugehört habe. Auch deshalb war dies wieder einer von den

Tagen, an denen man so ein bisschen schwebt, für seine Umwelt ein bisschen entrückt erscheint und an dem die Menschen, die einem begegnen, erklären, man sehe gut aus. Für Eltern behinderter Kinder ist kein solcher Schritt selbstverständlich, sondern immer ein Geschenk. Ein Geschenk, das Motivation bedeutet. Für den Patienten und alle, die sich um ihn kümmern.

Manchmal kommt sie mir kurz vor, diese Zeitspanne seit Tims Unfall bis heute. Viele der schlimmen Dinge habe ich aus meinem Gedächtnis gestrichen und dann schreckt es mich wieder, dass alles schon fast zehn Jahre her ist.

Die Delphintherapie war, als sie durch die Aktivitäten von *dolphin aid* in Deutschland bekannt wurde, mit einem Nimbus von »Florida- oder Israel-Urlaub für privilegierte Behinderte« behaftet. Das war und ist eine krasse Fehleinschätzung. Zunächst einmal ist so eine Reise von der Planung bis zur tatsächlichen Durchführung für alle Beteiligten eine Strapaze. Mit einem Kind, das nicht so ist wie andere, verreist man nicht mal eben so. Dann kommt die finanzielle Belastung hinzu, denn auch wenn sozial schwächere Familien von Spendern und Sponsoren unterstützt werden, gilt es immer noch Opfer zu bringen. Auch erfordert es Organisationstalent, den Urlaub entsprechend zu erhalten, Geschwister müssen vom Schulbesuch freigestellt werden. Medikamente müssen in ausreichender Menge zur Hand sein, Spezialnahrung bestellt, Geräte auf die andersartige Stromversorgung umgerüstet werden. Eventuell benötigte Visa müssen beantragt werden, ein Arzt muss die Flugtauglichkeit des Pfleglings bescheinigen, und ... und ... und. Nur für »ein bisschen Baden mit Delphinen« nimmt das keiner auf sich.

Und wenn ich mich dann umschaue und im Therapiezentrum auf fast jedem Dock ein Kind aus Deutschland sitzt, dann ist das schon ein unglaublich schönes Gefühl. Ich denke, alles im Leben hat einen Sinn und meine Gedanken gehen weiter zurück bis zu dem Punkt, an dem alles begonnen hat. Für mich hat alles mit Tims Unfall angefangen, das heißt, eigentlich mit diesem Traum, den ich nach unendlich vielen schlaflosen Nächten hatte, während Tim in der Universitätsklinik in Düsseldorf behandelt wurde. Mit diesem Traum, in dem ich ihn lachen sah, während er mit einem Delphin schwamm. Da ich mich mit Delphinen bis dahin weder esoterisch noch sonst wie verwandt fühlte und auch das Wasser nicht unbedingt mein Element ist, war es mehr absurd als logisch, dass gerade ich diesen Traum hatte. Wahrscheinlich nahm ich ihn deshalb eher als Hinweis, denn als Verrücktheit. Sie sehen, es ist wohl doch kein leeres Wort, wenn man sagt, dass aus Träumen die Realität erwachsen kann.

Von da an habe ich alle Menschen genervt, bis endlich jemand kam mit diesem Schnipsel aus der Zeitung, auf dem Nathansons Adresse stand. Auf nach Key Largo, mit Tim, der noch im Koma lag. Vier Tage später war er wach. Das ist schnell erzählt, hat aber in Wirklichkeit länger gedauert. 15 Monate Koma sind wirklich kein Spaß. Als Tim aufwachte, wusste ich, nicht nur er, sondern ganz viele Kinder müssen den Weg nach Florida zu *Dolphin Human Therapy* finden. Also schnell einen Verein gründen, kann ja nicht so schwer sein, ein bisschen Geld sammeln und dann mal eben ein paar Ärzte überzeugen, wie klasse die Delphintherapie ist. Fertig.

Bis zur Gründung der Organisation war alles klar. Auch das Geldsammeln fing langsam an. Und dann? Schnitt. Ein ziemlich langer Schnitt sogar, denn in den ersten Jahren meines Kreuzzugs für die Anerkennung der Delphintherapie schalteten alle Mediziner ihre Ohren auf Durchzug, wenn ich begann, sie mit meinem neuen Lieblingsthema zu quälen. Außerdem hatte ich ziemlich wenig Ahnung von der Gesamtmaterie und irgendwie reichten meine euphorischen Schilderungen nicht aus als überzeugendes Argument für eine wohl wollende Betrachtung. Ergebnisse wollten sie sehen, schwarz auf weiß. Studien.

Studien? Klinische Studien wie in der Blendamed-Reklame? Ich hatte keine Ahnung, war nur beseelt von dem Gedanken, möglichst schnell alle Ärzte zu überzeugen. Dass die Geschichte von Tim dafür nicht ausreichte, frustrierte mich. Ich fand ganz ernsthaft, das müsse eigentlich reichen. Wie sollte ich an den Stempel »klinisch getestet« für die Delphintherapie kommen, wenn man meine Argumentationsversuche bestenfalls belächelte?

Auch heute noch betrachte ich das, was ich nach der Gründung von *dolphin aid* erlebte, als ein großes spannendes Puzzle. Zunächst mal war da eine Idee. Die Idee, Kindern zu helfen, ihr zumeist tristes Dasein durch eine in Deutschland völlig unbekannte Therapieform zu bereichern und ihnen somit tatsächliche Fortschritte zu ermöglichen. Parallel dazu ging es darum, genau diese Anwendungsmethode möglichst schnell zu wissenschaftlicher Anerkennung zu bringen. Aber die Idee allein ergab noch kein Bild. Mal langsam, mal schneller kamen neue Puzzleteile dazu. Manche passten gar nicht ins Bild, sie mussten aus einem anderen Karton stammen. Bei meinem Puzzle wurde ja auch gar keine Schachtel mitgeliefert, deren Deckel eine Ansicht des geforderten Ergebnisses gezeigt hätte. So erforderte es viel Geduld, die nicht zu meinen herausragenden Eigenschaften gehört, manchmal auch Eigensinn und den Mut, sich den Mund zu verbrennen, um an diesem Puzzle weiterzuarbeiten. Dabei ging es mit der direkten Hilfe für die Kinder recht schnell. Mithilfe der Medien erreichten wir viele Spender und Sponsoren. Unternehmen wie die *LTU Fluggesellschaft*, *Hapag Lloyd Kreuzfahrten*, die *DIS AG*, die Hilfsorganisation der Bildzeitung *»Ein Herz für Kinder«*, die Stiftung *Kid's Care* und viele andere standen für die Delphintherapie ein. Aber es fehlte noch immer viel.

Wenn man auch auf der einen Hälfte des Bildes schon Gutes zu erkennen vermochte, so war die andere, die wissenschaftliche Seite noch völlig leer. Das blieb so, bis ich endlich Dr. Jürgen Lindemann traf. Er hatte als erster Mediziner das Rückgrat, sich öffentlich für die Delphintherapie einzusetzen. Gemeinsam mit der Physiotherapeutin Barbara Schweitzer bildete er den medizinischen Beirat von *dolphin aid*. Der Beirat war nicht sehr groß, aber für den Anfang vorzeigbar.

Passend zu meiner Überzeugung, dass es für alle Dinge im Leben den richtigen Zeitpunkt gibt und man ihn schlicht nicht verpassen darf, entwickelte sich der wissenschaftliche Teil von *dolphin aid*. In Gestalt von engagierten Medizinern, erfahrenen Therapeuten und etablierten Psychologen kamen neue Gesichter und Ideen mit ins Boot, das gradlinig auf ein Ziel zusteuerte: die wissenschaftliche Würdigung der Delphintherapie in Deutschland herbeizuführen und damit auf die Anerkennung durch die Krankenkassen hinzuwirken. Dazu bedurfte es einer Studie. Aber wer sollte sie machen? Studien, das wusste ich, gibt auch die Pharmaindustrie in Auftrag. Die kosten viel Geld und manchmal ist das Ergebnis vorher schon klar. Aber wir durften und konnten keine Studie kaufen.

Wir brauchten jemanden, der unangreifbar war. Dessen Name klangvoll genug war, um die Fachwelt zur Aufmerksamkeit zu zwingen. Wir brauchten eine renommierte Fakultät, schließlich ging es um die Verbesserung der Lebensumstände von Tausenden von Menschen mit Beeinträchtigungen. Da kann man nicht mal ein bisschen rumspielen und sagen, wir versuchen es mal mit der Universität in Tonga. Deshalb, das war uns allen klar, hatten wir keinen zweiten Versuch. Wenn wir den ersten verspielten, würde kein renommierter Wissenschaftler sich in diesem Jahrhundert des Themas noch einmal annehmen. Der erste Versuch musste also sitzen.

Rauchende Köpfe. Viele gedankliche Ansätze, viele hitzige Diskussionen. Vorgespräche mit Vertretern von Kassenverbänden, Neurologen und anderen Experten. Natürlich musste man auch ins Kalkül ziehen, was passieren könnte, wenn die Ergebnisse einer Studie unseren Wunschvorstellungen widersprächen. Das war natürlich eine schlimme Vorstellung, doch für mich war klar, dass ich auch dann mein Bestreben, Menschen zu einer Delphintherapie zu verhelfen, weiterverfolgen würde. Aber das wäre bei negativem Ausgang einer wissenschaftlichen Evaluierung verdammt schwer geworden.

»Wir müssen es professionell angehen«, war die einhellige Meinung unserer Fachleute. Wir brauchten eine Studie.

Eines Tages bekam ich einen Anruf von einer Studentin, die gerade dabei war, ihre Diplomarbeit über die Delphintherapie zum Abschluss zu bringen, und die ihre Dissertation zum gleichen Thema plante. Das erregte natürlich meine Aufmerksamkeit, weil zu einer Doktorarbeit auch immer ein Doktorvater gehörte – ein Professor. Also musste ein Professor, der eine Doktorarbeit zum Thema Delphintherapie überhaupt zuließ, ein fachliches Interesse daran haben. Und bestimmt musste er ein netter Mensch sein.

Wie immer in solchen Fällen setzte ich mich mit den ›Medizinmännern‹ vom Beirat in Verbindung, um Bericht zu erstatten und Meinungen abzufragen. Ob man den Professor kenne, wurde ich gefragt und ob ich vielleicht mit dem Namen dienen könne. Den Namen wusste ich, wenn ich auch keinen blassen Schimmer hatte, wer dieser Professor Oerter war. Um es kurz zu machen: Es handelte sich um keinen Geringeren als Herrn Prof. Dr. Rolf Oerter von der Ludwig-Maximilians-Universität in München, einen der anerkanntesten Entwicklungspsychologen Deutschlands, wenn nicht Europas, Autor des Standardwerks zur Entwicklungspsychologie und einer endlosen Reihe weiterer Veröffentlichungen. Gerade durch die Untersuchung neuartiger Therapiemöglichkeiten wie der aus Ungarn stammenden Petö-Methode hat er sich auf diesem Gebiet einen Namen gemacht.

Er war also der Doktorvater von Nicole Kohn, der Diplompsychologin, die nun die Erlaubnis bekommen hatte, im Fach Psychologie an der LMU zum Thema Delphintherapie zu promovieren. Zuerst kannte ich sie nur vom Telefon. Ich hielt sie für ein junges Mädchen, kalkulierte in Gedanken kurz ihren Werdegang und nahm an, dass sie Anfang oder Mitte zwanzig war. Um ihr die Möglichkeit zu geben, hautnahe Recherchen für ihre Doktorarbeit ausloten zu können, lud ich sie zu einem Besuch nach Florida ein. Damit das junge Ding sich in Amerika nicht einsam fühlen sollte, quartierte ich sie bei Meredith, einer Delphintrainerin, als Untermieterin ein. Die beiden sind in einem Alter, dachte ich, da haben sie es wenigstens lustig.

Ich war nicht wenig erstaunt, als wir uns zum ersten Mal trafen und mir eine durchaus gestandene Frau gegenüberstand.

Bevor sie mit ihren Studien begann, machte Nicole eine Ausbildung zur Arzthelferin, und um ihr Traumstudium zu finanzieren, musste sie zwischendurch arbeiten. Unter anderem war sie am Flughafen Zürich für die israelische Fluggesellschaft *El Al* tätig und begegnete dort als Sicherheitsbeauftragte der Passagierabfertigung zum ersten Mal einer Familie, die mit einem behinderten Kind den Weg zu einer Delphintherapie in Eilat antrat. Das war das erste Mal, dass sie von dieser Therapie hörte. Ihr Interesse war groß, und als sie Jahre später ein Thema für ihre Diplomarbeit benennen musste, dachte sie an die Delphintherapie. Allerdings war sie besorgt, dass dieser Themenvorschlag dazu führen würde, dass man sie für verrückt halten und kein Professor ihn zulassen würde. Dennoch fasste sie sich ein Herz und wagte es, Professor Oerter das Thema vorzustellen. Es rang ihm nicht unbedingt Begeisterungsstürme ab, erzählte sie mir, aber unter der Vorraussetzung einer streng wissenschaftlichen Bearbeitung willigte Oerter ein.

Die Planung gestaltete sich schwierig, denn um fundiert arbeiten zu können, brauchte Nicole Kohn Unterstützung. Die bekam sie von *dolphin aid*. Sie spricht heute von einem lehrreichen Weg.

Die Diplomarbeit von Nicole Kohn fand große Anerkennung bei Professor Oerter. Seinem Angebot, eine Promotionsarbeit zum gleichen Thema zu schreiben, stimmte sie spontan und begeistert zu. Heute sagt sie, dass sie die Geister, die sie selbst gerufen hatte, manchmal gerne wieder losgeworden wäre. Denn erst als sie anfing, sich mit den Vorbereitungen zu ihrer Promotion zu befassen, wurde ihr klar, auf welch weites Feld sie sich begeben hatte. Denn nun galt es nicht mehr, die Geschichte von fünf Kindern zu untersuchen. Jetzt mussten es mehr sein.

Aus den Ansätzen ihrer Diplomarbeit erwuchs eine ganze Bewegung und jüngst habe ich mich über ihre Aussage gefreut, dass es nur durch Unterstützung und »die ganze Kraft von *dolphin aid*« möglich war, fast 200 Kinder zu evaluieren. Sie beschreibt die Schlagkraft unserer Zusammenarbeit anhand des Beispiels, dass nur wenige Tage nach dem Versand der ersten Fragebögen an unzählige Betroffene mehr als die Hälfte bereits wieder ausgefüllt auf ihrem Schreibtisch lag. Die Doktorarbeit von Nicole Kohn ist nicht nur die erste ihrer Art in Deutschland, ja in Europa, sondern zugleich Bestandteil der ersten von *dolphin aid* initiierten wissenschaftlichen Studie. In Zukunft wird, wenn es um das Thema Delphintherapie geht, wohl kaum einer an der Expertin Frau Dr. Nicole Kohn vorbeikommen.

Wer aber ist der weitsichtige Professor, dem die Patienten es zu verdanken haben, dass sich die Wissenschaft des als esoterisch verschrienen Themas Delphintherapie angenommen hat?

Professor Dr. Rolf Oerters Name wirkt Wunder, wenn man ihn in Fachkreisen erwähnt. Da fast alle, die sich an einer Universität mit Themen rund um das Thema Behinderung oder Entwicklung gebildet haben, Oerter lesen und Oerter lernen mussten, führt die bloße Erwähnung der Bekanntschaft mit diesem außerordentlichen Hochschullehrer zu bewundernden Blicken und irgendwie nehmen alle Haltung an. Große Achtung kann man ihm auch dann zollen, wenn man nicht vom Fach ist, denn er ist ein feiner Mensch. Über sein Alter zu sprechen wäre müßig, denn es würde sowieso niemand glauben. Er, der als Experte seines Faches gilt, war selbst ein ziemlich guter Schüler und wurde wahrscheinlich deshalb zunächst einmal Lehrer. Von Berufs wegen also an der Entwicklung von Kindern interessiert, entschloss sich der zweifache und, wie er sagt, nicht besonders strenge Vater, an die Universität zurückzukehren, um Psychologie, Musikwissenschaften und Philosophie zu studieren. Dass er zu einem der anerkanntesten Wissenschaftler auf dem Gebiet der Entwicklungspsychologie werden würde, haben seine eigenen Eltern sicher nicht gedacht, denn der kleine Rolf wollte immer Musiker werden. Noch heute genießt er die Musik und spielt selbst Klavier. Überzeugt davon, dass es auch außerhalb seines Fachgebiets so viel Interessantes zu erleben gibt, ist es für ihn ein Muss, stets Neues zu entdecken. Wer einen, mit Verlaub, Fachidioten sucht, ist bei ihm falsch. Auch die Vorstellung vom verschrobenen Professor trifft auf ihn nicht zu. Er gibt seine Lebenseinstellung seinen Studenten mit auf den Weg. Über den Zaun gucken muss man und jungen Menschen auch Inhalte vermitteln. So ein bisschen Stolz schwingt in seiner Stimme mit, wenn er erzählt, dass hervorragende junge Forscher in seine Fußstapfen getreten sind, denn er weiß, dass diese Jungen viel von ihm gelernt haben. Für die nächste Zeit hat er sich viel Arbeit aufgeladen. Weitere wissenschaftliche Untersuchungen zur Delphintherapie will er machen. Die müssen natürlich nach Abschluss veröffentlicht werden. Mit Musikpsychologie setzt er sich auseinander und ein neues Buch über klinische Entwicklungspsychologie steht an. Nicht schlecht, wenn man bedenkt, dass andere, die so erfolgreich waren wie er, in seinem Alter schon lange nicht mehr arbeiten.

Auf die Besorgnis erregenden gesellschaftlichen Verrohungen angesprochen, antwortet er, dass es beim Einzelnen keinen Werteverfall gebe, wohl jedoch Wertereduktionen auf der Ebene des gesellschaftlichen und wirtschaftlichen Systems. Er meint damit schlicht menschenverachtende Gesetze, die soziale Ungerechtigkeiten verstärken und deren Beitrag zu einem wertbeständigen Miteinander gleich null ist. Dazu zählt er auch den Umgang mit Andersartigkeit. Verbal gebe es zwar keine negativen Äußerungen, jedoch seien die beiden wichtigsten Fehlerquellen immer noch zu häufig: die Mitleidsreaktion, die verhindert, dass Personen mit Beeinträchtigungen einfach als normale Partner behandelt werden, hält er für fatal. Schlimmer noch sei die Vermeidungsreaktion, Behinderten aus dem Weg zu gehen und Kontakte zu vermeiden.

Das Wohltuende an den Gesprächen mit Professor Oerter ist seine spürbare Sorge um die Patienten. Für ihn bestehen Untersuchungen nicht nur aus Statistiken. Er ist sich seiner Verantwortung bewusst. Denn manchmal entscheidet er mit über das Wohl und Wehe einer Rehabilitationsmethode. Deshalb kann er, man mag es kaum glauben, auch ein wenig zornig werden, wenn er laut darüber nachdenkt, dass zwar allerorten viel Geld zur Erprobung verschiedener Behandlungsmethoden ausgegeben wird, die Krankenkassen aber gute neue Therapien wie die Delphintherapie nicht anerkennen, während sie andere, die weniger gut und zum Teil auch wissenschaftlich weniger gesichert sind, nach dem Vererbungsprinzip favorisieren. Damit spricht er vielen Betroffenen und leidgeprüften Familien aus der Seele.

Aus menschlicher Sicht hält er die Delphintherapie für ein tief greifendes Erlebnis für Körper und Geist, das vor aller sprachlichen Kommunikation eine innige Mensch-Tier-Verbundenheit beinhaltet. Auch auf die Frage, die mich oft wütend macht, hat Oerter eine gute Antwort: Warum tut sich die Schulmedizin so schwer mit der Akzeptanz erfolgreicher alternativer Behandlungsmethoden wie der Delphintherapie? »Naturwissenschaftliches Denken verhindert manche Erklärungsmöglichkeit, obwohl alternative Therapien natürlich sehr wohl rational erklärt werden können.«

Wem, wenn nicht ihm, kann es gelingen, die notwendigen rationalen, empirischen, wissenschaftlich eindeutigen, statistisch signifikanten, gesicherten Erklärungen zur Delphintherapie zu liefern?

Die Gretchenfrage: Warum Delphintherapie?

Kirsten Kuhnert und Rolf Oerter

Das folgende »Streitgespräch« wird mit verteilten Rollen geführt. Rolf Oerter übernimmt die Rolle des *advocatus diaboli* und stellt entscheidende kritische Einwände gegen die Delphintherapie vor. Kirsten Kuhnert gibt aus ihrer persönlichen Sicht und langjährigen Erfahrung Antworten, die hin und wieder auch ein wenig emotional gefärbt sind. Über die wissenschaftlichen Befunde zur Wirkung der Delphintherapie geben spätere Kapitel Auskunft.

- Kosten und Wirkung der Delphintherapie, sei sie auch vielfach positiv, stehen in keinem Verhältnis zueinander.

Das Thema Kostendämpfung diskutiere ich ebenso gerne wie die Kosten-Nutzen-Rechnung im Zusammenhang mit der Delphintherapie. Es ist eine leidige Tatsache in unserem Gesundheitswesen, dass einerseits oft Unsummen für äußerst fragwürdige Zwecke ausgegeben werden und andererseits chronisch Kranke oder eben Menschen mit vielfältigen Beeinträchtigungen um die Grundversorgung kämpfen müssen. Nehmen Sie nur den medizinischen Dienst der Krankenkassen, von dem ich gerne einmal wüsste, über welches Jahresbudget er verfügt. Da ziehen Ärzte, von denen sich mancher bei besserer Qualifikation vermutlich anders orientiert hätte, durch die Lande, sozusagen als Sparkommissare der Krankenkassen, auch wenn sie eine solche Sicht der Dinge natürlich weit von sich weisen würden. Diesen Handlungsreisenden in Sachen Überprüfung pflegerischer Notwendigkeiten ist selten eine Aussage über ihre Facharztausbildung zu entlocken. Wie auch? Dafür schämen sie sich nicht, Familienmitglieder, die ihre Angehörigen rund um die Uhr pflegen, nach der Zeitspanne zu befragen, die sie zum Wechseln einer Windel benötigen. Denn nach solchen Parametern – und nicht etwa nach neurologischen, entwicklungspsychologischen oder internistischen Erfordernissen – wird der Pflegebedarf in Deutschland bemessen. Gleichzeitig sind sie autorisiert, sich die Urteilsfähigkeit anzumaßen, ob zum Beispiel geistig fitte ältere Menschen, die lediglich körperlich nicht mehr voll funktionsfähig sind und zur Erledigung einfacher Dinge wie Baden etc. aus Sicherheitsgründen Hilfe benötigen, diese auch bekommen. Da wartet man lieber, ob Herr M., 84, der sich in seiner Wohnung ziemlich wohl fühlt, in der Dusche ausrutscht und mit einer gebrochenen Hüfte im Krankenhaus landet. Wie lange er da liegt, weiß man nicht, wahrscheinlich werden die Knochen aber nicht mehr zusammenwachsen. Für eine neue Hüfte ist er zu alt, also muss er in ein Pflegeheim, ob er will oder nicht. Die Kosten werden von der Allgemeinheit getragen, am Ende springt auch das Sozialamt ein. Das nennt man dann Kostendämpfung. Und genauso verhält es sich bei den Menschen, die landläufig als Behinderte bezeichnet werden.

Nehmen wir zum Beispiel ein Kind, das über Jahre Sprachtherapie bekommt, sagen wir zweimal wöchentlich, und nach hunderten von Sitzungen immer noch nichts als »diddeldiddel« sagt. Dieses Kind kommt nach einer zweiwöchigen Delphintherapie mit einem Wortschatz von 20 Wörtern zurück – nicht Mama, Papa, Lala, sondern Kuh, Auge, Hand, Ente etc. Da stelle ich mich gern einer kostentechnischen Relationsprüfung. Delphintherapie macht in vielen Fällen die Patienten überhaupt erst therapiefähig. Und damit werden die für sie durch die Allgemeinheit getragenen Aufwendungen erst sinnvoll.

- Wir hören immer nur positive Berichte. Es gibt aber eine Dunkelziffer von Misserfolgen, die größer sein kann als die der Erfolge.

Ich bin sicher, dass uns so genannte Misserfolge, so sie es denn gibt, mitgeteilt werden. Gerade wenn man sich über Jahre um Familien kümmert, bis sie endlich zur Delphintherapie fahren können, ist der Kontakt so gut, dass wir hinterher auch von Misserfolgen erfahren würden. Einen Anruf mit der Frage: »Wo haben Sie uns denn da hingeschickt?«, haben wir aber bis heute nicht bekommen.

Zwei Fälle sind in diesem Zusammenhang erwähnenswert. Eine sehr aktive Familie mit einem Sohn, dessen Körperfunktionen vergleichsweise wenig eingeschränkt waren, meldete sich nach der Rückkehr von der Delphintherapie und erzählte, sie hätten alle eine gute Zeit gehabt. Das Kind habe durchaus Fortschritte gemacht, ihrer Meinung nach hätten diese Fortschritte jedoch bei einer anderen Therapie ebenso eintreten können.

Davon unabhängig gebe ich zu bedenken, dass mir namhafte Neurologen und Spezialisten für Epilepsie unisono gesagt haben, die medikamentö-

se Einstellung eines Patienten sei einem Lotteriespiel gleichzusetzen, bei dem man Glück haben kann und auf Anhieb gewinnt oder auch jahrelang probieren muss, um wenigstens kleine Erfolge zu erzielen, dann relativiert das Ihre »Dunkelziffertheorie« im Zusammenhang mit der Delphintherapie.

Der zweite Fall ist der eines Kindes aus einem Pflegeheim, dessen Pflegemutter sich wenig begeistert äußerte über die Erfolge. Dieses Mädchen wurde jedoch von Betreuungspersonen aus dem Heim nach Florida begleitet. Es versteht sich von selbst, dass diese Betreuungspersonen nicht die Möglichkeit haben, mit demselben Einsatz wie eine Mutter am Vorankommen des Kindes zu arbeiten. Da die Delphintherapie keine Wunderheilung ist, stützt dieser Fall nur den Ansatz, dass es wenig Sinn macht, einen Patienten einmal an einer Delphintherapie teilnehmen und dann in die alten, unwirksamen Strukturen zurückkehren zu lassen.

Selbst wenn man diese beiden Fälle zu ›Misserfolgen‹ erklären möchte, so zeichnet sich die Delphintherapie doch immerhin dadurch aus, dass im Gegensatz zu vielen anderen Behandlungsmethoden nach der Anwendung noch keiner mit größeren Schäden als vorher nach Hause gegangen ist.

- Wir haben nur Berichte von betroffenen Eltern und den Therapeuten der Delphintherapie. Die Eltern sind emotional außerordentlich stark involviert. Der kleinste Fortschritt, oft vielleicht nur eine Täuschung, wird hocherfreut registriert. Die Therapeuten bzw. die Leitung des Delphinzentrums haben finanzielle Motive, daher wird man nicht gerade objektive Urteile erwarten können.

Verzeihen Sie mir, wenn ich allergisch reagiere bei dem Versuch, Mütter und Väter in die Ecke verkitschter Möchtegern-Beobachter zu drängen. Mütter sind zumeist die Ersten, die spüren, dass mit ihrem Kind etwas nicht stimmt. Ist das Kind noch im Säuglingsalter, werden sie damit oft nicht ernst genommen. Eltern sind mit ihren Kindern durchaus kritisch. Die meisten, die sich mit ihrem ›Sorgenkind‹ in einem Delphintherapiezentrum einfinden, haben verzweifelte Odysseen hinter sich und zudem große finanzielle Bürden auf sich genommen. Diese Eltern wollen Ergebnisse sehen. Nach all diesen Anstrengungen werden sie nicht mit verklärtem Grauschleier über den Augen Erfolge sehen, wo keine sind.

Würde der Vorwurf des finanziellen Interesses im Zusammenhang mit mangelnder Objektivität seitens der Therapeuten in den einzelnen Zentren greifen, dann gälte er gleichermaßen für jedes deutsche Krankenhaus, jede Rehabilitationsklinik. Es gibt meines Wissens keine als gemeinnützig anerkannte Arztpraxis in Deutschland. Und wenn der Arzt sagt, dass man, um gesund zu werden, noch ein paar Pillen mehr nehmen und noch fünfmal wiederkommen müsse zur Bestrahlung, dann hat man entweder Vertrauen oder eben nicht. Auch Prof. Christiaan Barnard, dem große Verdienste für herzkranke Menschen zuzurechnen sind, war nicht karitativ, sondern höchst profitabel tätig. Schmälert das seine wissenschaftlichen und handwerklichen Erfolge? Wissen Sie, was ein Tag in einer Rehabilitationsklinik beispielsweise für Wachkomapatienten kostet?

- Bis jetzt ist all das Gerede um die Wirkung des Delphins ein wenig mystisch. Außer vagen Aussagen über die Wirkung des Sonars beim Delphin gibt es noch keine vernünftige Annahme, warum Delphintherapie überhaupt helfen soll.

Zugegeben: Darüber gibt es nur Spekulationen. Deshalb muss es unsere Aufgabe sein, zusammen mit Meeresbiologen, Veterinärmedizinern und Verhaltensforschern auch dieses Geheimnis zu lüften. Allerdings wissen wir, dass es zum Beispiel im EEG nach einer Therapiesitzung mit einem Delphin sichtbare Veränderungen gibt. Die kommen sicher nicht von der netten Umgebung oder dem talentierten Therapeuten. Worauf sollten wir sie zurückführen, wenn nicht auf das ultraschallartig arbeitende Sonarsystem der Tiere?

Aber ich gebe Ihnen völlig Recht. Auch in diesem Bereich bedarf es umfassender Forschungsarbeit. Gespräche und Planungen hierzu sind meinerseits bereits in Gang gesetzt.

- Zugegeben, es gibt nachweislich Erfolge, aber niemand weiß, ob sie nicht auf andere Weise zustande gekommen sind: durch die neue Umgebung, den Feriencharakter des Aufenthalts, die Anwesenheit beider Eltern und die damit verbundene neue familiäre Erfahrung des behinderten Kindes, die zusätzlichen Fördermaßnahmen vor Ort etc.

Ist es am Ende nicht völlig egal, welche Bausteine zum Erfolg einer Therapie beitragen? Ich denke aber, dass die Reihe positiver Veränderungen da einsetzt, wo es dem schwächsten Glied in der Kette, zumeist dem kranken Kind, besser geht. Dann lässt die Mutter auch mal los, ist nicht mehr so sor-

genvoll verkrampft. Das wiederum macht den Vater glücklich, und wenn der gut drauf ist, sind alle zufrieden. Dabei ist es egal, in welcher Reihenfolge das geschieht. Die Initialzündung zu diesem Dominoeffekt gibt trotzdem die Delphintherapie.

- Viele Kinder kommen erst zur Delphintherapie, wenn alle anderen Maßnahmen nicht mehr helfen. Es könnte aber sein, dass diese Kinder falsch therapiert oder sogar »kaputttherapiert« worden sind. Dann können die neue Umgebung und alle mit dem Delphin verbundenen Erfahrungen tatsächlich einen Erfolg bringen. Das könnte man aber auch billiger haben.

Sie haben wichtige Stichworte genannt: kaputttherapiert, falsch therapiert. Das ist alles möglich. Aber geben Sie mir doch einen Hinweis, wo vergleichbare Therapieerfolge in der gleichen kurzen Zeitspanne billiger zu haben sind. Dann fahre ich gleich morgen hin!

Delphintherapie hilft: Wissenschaftliche Befunde aus Eilat und Florida

Nicole Kohn und Rolf Oerter

Sind die Beobachtungen vor Ort und die Berichte der Eltern über Erfolge nicht genug? Braucht es noch wissenschaftliche Untersuchungen, um den Erfolg der Delphintherapie zu belegen? Für die Notwendigkeit wissenschaftlicher Untersuchungen gibt es eine Reihe von Gründen. Zunächst ist es wichtig, möglichst objektive Urteile von unvoreingenommenen Forschern einzuholen. Weiterhin ist es nötig, eine möglichst große Zahl von Fällen zu sammeln, um feststellen zu können, bei wie vielen der Betroffenen und in welchem Ausmaß die Delphintherapie hilft. Schließlich ist es wichtig, Urteile von mehreren Personen, die mit den behandelten Kindern und Jugendlichen zu tun haben, einzuholen, so etwa neben den Eltern auch von Therapeuten, die die Betroffenen zu Hause behandeln.

Damit sind wir schon bei der Frage, wie man eine Untersuchung anlegen kann, um die Wirkung der Delphintherapie zu prüfen. Zunächst muss bewiesen werden, dass sie überhaupt hilft. Dies wird Gegenstand des vorliegenden Kapitels sein. Dann würden wir natürlich gerne wissen, warum und in welcher Weise Delphintherapie hilft. Diese zweite Frage wird in den darauf folgenden Kapiteln behandelt. Dabei beschränken wir uns auf die Analyse der Interaktion zwischen Patient und Delphin, denn wenn wir herausbekommen, was sich zwischen Mensch und Tier abspielt, können wir Aussagen darüber machen, worin der Erfolg der Delphintherapie liegt. Es ist klar, dass man dabei nur einige Aspekte prüfen kann und vieles an der Wirkung der Delphintherapie auch weiterhin verborgen bleibt. Doch davon später.

Erste Frage: Spielt wirklich der Delphin die ausschlaggebende Rolle?

Wenn man an ein Unterfangen wie den Nachweis der Wirkung einer »exotischen« Therapie herangeht, dann sieht man sich einer Reihe von Schwierigkeiten ausgesetzt. Ein Problem besteht darin, dass es verschiedene Delphintherapien gibt, die recht unterschiedlich angelegt sind. Hinzu kommt, dass es neben den Kontakten mit dem Delphin eine Reihe weiterer Fördermaßnahmen gibt, so dass geklärt werden muss, ob es tatsächlich die besonderen Erfahrungen im Umgang mit dem Delphin sind, die heilende und helfende Wirkung haben.

In die Untersuchungen wurden zwei recht unterschiedliche Therapieformen einbezogen, die *Dolphin Human Therapy* in Key Largo, Florida, und das *Dolphin Reef* in Eilat, Israel. Nathanson, der Direktor von *Dolphin Human Therapy*, führt die Wirkung auf das Zusammenspiel dreier Komponenten zurück: Wasser, Delphin und neue Umgebung. Durch das Medium Wasser wird vorab Entspannung, Schmerzreduktion und Verringerung von Ängsten und Depressionen erreicht. Der Delphin selbst wirkt nach Meinung Nathansons aufgrund seiner intelligenten Anpassung an das behinderte Kind, seiner harmonischen und ästhetischen Qualitäten und der mit diesen Merkmalen verbundenen entspannenden, aber zugleich auch konzentrationssteigernden Effekte. Nathanson baut jedoch vor allem auf die Verstärkungswirkung – ein Begriff aus der Verhaltenstherapie. D.h., die Delphine werden bei ihm als Belohnung für wünschenswerte geistige, körperliche oder emotionale Reaktionen eingesetzt.

Bei der Therapie von *Dolphin Reef* hingegen, die von Sophie Donio organisiert und konzipiert worden ist, werden der freie Umgang mit dem Delphin, die spontane Erfahrung, die besonderen Erlebnisse des Berührens, Anschauens und gemeinsamen Schwimmens als entscheidend angesehen. D.h., S. Donio verfolgt eher einen emotionalen (erlebnisorientierten) Ansatz. Die im Reef lebenden Tiere verhalten sich anders als die dressierten Tiere in Key Largo. Ihr Verhalten ist artspezifisch und noch wenig von bestimmten durch Trainer erlernten Reaktionen beeinflusst. Sie kommen, wann sie wollen, und nähern sich dem Menschen nur auf eigene Initiative. Demgegenüber vollführen die Delphine in Key Largo mit den Kindern (und Erwachsenen) regelrechte Kunststücke: Sie schieben sie an den Füßen oder ziehen sie an der Rückenflosse durchs Wasser und »schütteln ihnen die Hände«, indem sie in aufrechter Haltung die Brustflossen darbieten.

Kann man erwarten, dass zwei doch recht unterschiedliche Therapieformen ähnliche Wirkung zeitigen? Wenn dies der Fall ist, dürfen wir annehmen, dass tatsächlich die besonderen Erlebnisse und Erfahrungen mit dem Delphin die ausschlaggebende Rolle bei der Therapie spielen. Dann wäre es berechtigt, die hohen Kosten einer solchen Therapie nicht zu scheuen, weil der Delphin nicht durch andere Maßnahmen ersetzbar wäre. Wir werden zeigen, dass die Delphintherapie tatsächlich relativ unabhängig von dem spezifischen Vorgehen und den ihnen zugrunde liegenden Therapievorstellungen hilft.

Zwei spätere Kapitel stützen darüber hinaus die Annahme, dass der Delphin selbst und nicht allein die besondere Situation (Wasser, neue Umgebung, Anwesenheit beider Eltern etc.) eine entscheidende Rolle spielt.

Zweite Frage: Bei welchen Störungsbildern hilft eigentlich Delphintherapie?

Wie wir zeigen werden, weist die untersuchte Gruppe von Kindern und Jugendlichen sehr unterschiedliche Störungsarten und Beeinträchtigungen auf. Dies erschwert eine Aussage über die Wirksamkeit der Delphintherapie. Wenn sie nämlich in manchen Fällen hilft, in anderen Fällen wieder nicht, wird es schwierig, eindeutige Aussagen zu machen. Wünschenswert und höchst interessant wäre es natürlich, wenn die Delphintherapie eine generelle positive Wirkung unabhängig von einem spezifischen Störungsbild ausüben würde. Die vorliegende Untersuchung ist von dieser Annahme ausgegangen und hat das Risiko in Kauf genommen, dass diese Annahme falsch ist und daher keine klaren Effekte nachweisbar sind. Glücklicherweise zeigte sich tatsächlich und in überraschend hohem Maße die erwartete allgemeine positive Wirkung der Delphintherapie.

Eine besonders ungünstige – und für die wissenschaftliche Beweisführung unfaire – Bedingung besteht darin, dass meist nur schwer und schwerst beeinträchtigte Kinder zur Therapie gebracht werden. Delphintherapie gilt oft als letzte Hoffnung, wenn alle anderen Möglichkeiten versagt haben. Kein Wunder, dass man vom Delphin Wunder verlangt! So mag man verstehen, dass wir selbst über die Effektivität der Delphintherapie verblüfft waren, die sich trotz dieser erschwerenden Bedingungen einstellte.

Dritte Frage: Wie lässt sich die Wirkung der Delphintherapie überhaupt nachweisen?

Der wichtigste Effekt ist sicherlich nicht in körperlichen Heilungen, etwa bei Cerebralparese, zu erwarten – schließlich gehen wir nicht von Wunderheilungen aus –, sondern im psychischen Bereich, also bei geistigen und sozialen Kompetenzen, z.B. bei der Verbesserung der Aufmerksamkeit und Konzentration, der Kommunikation, des emotionalen Erlebens und der Verhaltensprobleme.

Die zwei wohl wichtigsten Möglichkeiten, solche Wirkungen nachzuprüfen, sind objektive Tests und die Urteile von Eltern und Therapeuten. Die erste Möglichkeit schied aus, weil die betroffenen Kinder und Jugendlichen fast weltweit verstreut leben und es aus finanziellen Gründen nicht möglich war, sie vor der Therapie aufzusuchen. Es gibt aber neben diesem organisatorischen Grund auch eine sachliche Barriere: Infolge der starken Beeinträchtigungen vieler Kinder ist es schwierig, standardisierte Tests ausfindig zu machen, die für das hohe Ausmaß an Defiziten Kennwerte bereitstellen.

Daher blieb nur die Befragung von Experten. In diesem Falle sind die Experten die Eltern, die ja ihr Kind am besten kennen und es täglich beobachten. Eine weitere Gruppe von Experten bilden die Therapeuten und Lehrer, die die Kinder jeweils an ihrem Wohnort betreuen. Deren Urteile können aber trotzdem unzuverlässig sein, denn je nach momentanem Eindruck, der Stimmung, in der man sich befindet, und der Motivation, überhaupt zu antworten, können Urteile stark variieren. Es muss daher geprüft werden, wie zuverlässig die eingeholten Urteile sind. Auch für die Zuverlässigkeit der Urteile gibt es erfreulich gute Belege.

Stimmen beide Gruppen darin überein, wie und in welchem Ausmaß sich die Kompetenzen des Kindes nach der Therapie verbessert haben, so lässt sich berechtigterweise folgern, dass die Therapie erfolgreich war.

Vierte Frage: Strohfeuer oder anhaltende Glut?

Was wäre gewonnen, wenn die Delphintherapie, die mit hohen Kosten, den Mühen einer weiten Reise und einem hohen Engagement der Eltern verbunden ist, nur kurzfristige Erfolge zeitigt und die Wirkung dann wieder abklingt? Sicherlich – eine tief greifende emotionale Erfahrung im Kontakt mit Delphinen ist ein großes Geschenk, aber Delphintherapie sollte natürlich mehr leisten, vor allen Dingen, wenn es um die Frage der Kostenübernahme durch die Krankenkassen geht.

Daher wurde das »Experten«-Urteil der Eltern dreimal erhoben: vor Beginn der Therapie, sechs Wochen nach der Therapie und ein halbes Jahr später. Wenn die positive Wirkung anhält oder gar noch zunimmt, lässt sich folgern, dass die Delphintherapie entscheidend zur Verbesserung der Beeinträchtigung beiträgt, wobei die Kombination mit Langzeittherapien durchaus für einen solchen Effekt mitverantwortlich sein mag. Um es vorweg zu verraten: Es fand sich in der Tat ein positiver Langzeiteffekt, der die unmittelbare Wirkung der Delphintherapie noch übertraf.

Natürlich wäre es wünschenswert, die Kinder noch längere Zeit zu beobachten und das Projekt auch weiterhin wissenschaftlich zu begleiten. Die gesamte wissenschaftliche Untersuchung wurde von Nicole Kohn unter der Betreuung und Beratung von Rolf Oerter organisiert und durchgeführt.

Untersuchungsinstrumente

Einbezogen werden konnten Angaben der Eltern und Therapeuten anhand strukturierter und halb strukturierter Interviews und Bewertungsskalen, neuropädiatrische Untersuchungen durch eine Ärztin, Mikroanalyse von Videoaufnahmen der Mensch-Tier-Interaktion und systematische Verhaltensbeobachtungen der Tierärzte. Die eingesetzten Erhebungsverfahren orientierten sich an den jeweiligen Erfordernissen der speziellen Therapiemethoden in den USA und in Israel und wurden entsprechend auf sie zugeschnitten.

Im Folgenden beschränken wir uns auf die Elternfragebögen sowie die Fremdbeurteilungen (Urteile der Therapeuten an den jeweiligen Wohnorten der Teilnehmer). Sie stellen Messinstrumente dar, welche die subjektive Einschätzung der Eltern und Therapeuten abbilden sollten. Das Kernstück des Fragebogens bildeten Fragen zu den Kompetenzen und Verhaltensauffälligkeiten der Kinder. Dabei wurden die Eltern gebeten, ihr Kind anhand einer Batterie mit 36 Einzelfragen (Items) auf einer 5-stufigen Skala (0 = nie; 1 = selten; 2 = manchmal; 3 = oft; 4 = immer) einzuschätzen. Die Batterie mit 36 Items gliedert sich in zwei Teilbereiche auf. Im ersten Teil (24 Items) werden Kompetenzen des Kindes (z.B. Aufmerksamkeit, Selbstständigkeit) erfragt, während sich der zweite Teil (12 Items) auf Verhaltensauffälligkeiten bezieht (z.B. allgemeine Unruhe, Aggressivität). Insgesamt werden sechs Dimensionen erfasst, von denen sich fünf auf Kompetenz-Items beziehen – kognitive Entwicklung, Sozialentwicklung und Autonomie, Sprachentwicklung, emotionale Entwicklung und Motorik – und ein Bereich Verhaltensauffälligkeiten thematisiert. Die folgende Tabelle gibt einen Überblick über die Kategorien der sechs Bereiche.

Tab. 1: Kategorien der erfragten Bereiche zu den Kompetenzen und Verhaltensauffälligkeiten der Kinder

Kognitive Entwicklung und Autonomie	Soziale Entwicklung	Sprachliche Entwicklung	Emotionale Entwicklung	Motorik	Verhaltensauffälligkeiten
Aufmerksamkeit Blickkontakt Initiative Konzentration Schulleistung Verstehen	Disziplin Essverhalten Kontaktfähigkeit Körperkontakt Kooperation Motivation Selbstständigkeit Selbstbewusstsein Sozialverhalten	Sprache Vokalisation	Emotionaler Ausdruck: – Freude – Trauer	Feinmotorik Grobmotorik	Ablenkbarkeit Aggressivität Allgemeine Unruhe Autoaggressivität Angst Bewegungsunruhe Ritual Schlafstörungen Stereotypien Trotz/Opposition Unbeherrschtheit Wutanfälle

Am Ende des Fragebogens gaben die Eltern noch an, wie sie zur Delphintherapie gekommen waren, und beschrieben ihre Erwartungen und Heilvorstellungen hinsichtlich der Delphintherapie.

Der Fragebogen wurde im Regelfall dreimal vorgelegt: vor der Therapie, direkt nach der Therapie und sechs Monate später.

Basierend auf Angaben der Eltern oder sonstiger Bezugspersonen erfasst der Fragebogen »Vor der Therapie« die Vorgeschichte des Kindes, beginnend mit den persönlichen Daten wie Name, Alter, Adresse und wer den Fragebogen ausfüllt, gefolgt von der allgemeinen Beschreibung des Krankheitsbildes und Angaben, wann das Kind zu sprechen begann und welche bisherigen Therapie- und Fördermaßnahmen in Anspruch genommen wurden. Bei der zuletzt genannten Frage werden z.B. ärztliche Maßnahmen, Frühförderung, schulische Laufbahn, spezielle Förderung, Therapien im Kindergarten, Frühförderung in der Schule und private Maßnahmen aufgeführt. Die Eltern geben detailliert Auskunft, wie und in welcher Form das Kind aufgrund seiner Erkrankung bisher behandelt wurde. Anschließend werden Angaben über Erfahrungen mit Tieren gemacht (z.B. inwieweit das Kind Erfahrungen mit Tieren hat und in welchem Verhältnis es zu ihnen steht), gefolgt von der Frage, ob das Kind Erfahrung mit Wasser hat (z.B. ob das Kind Angst vor Wasser hat oder ob es sich gerne im Wasser aufhält). Diese Fragen entfielen bei den Erhebungen nach der Therapie.

Die folgende Abbildung zeigt den Ablauf der längsschnittlichen Untersuchung.

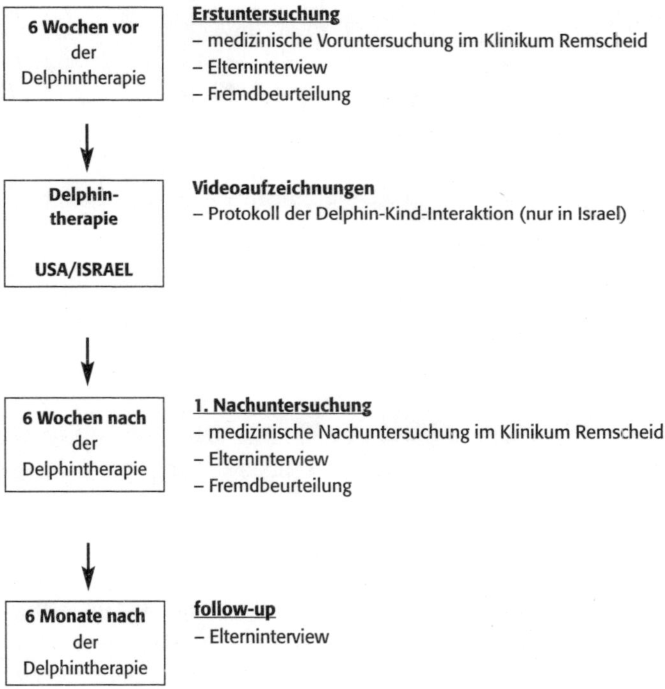

Insgesamt wurden an 220 Eltern, die bei *Dolphin Human Therapy* (USA) angemeldet waren, Fragebögen vergeben. Davon konnten nach Rückgabe insgesamt 162 Vor- und Nachuntersuchungen, 144 Follow-up-Untersuchungen, 74 retrospektive Fragebögen (auf die wir hier nicht eingehen) und 99 Fremdbeurteilungen bearbeitet werden, was einer Rücklaufquote von 83,77 Prozent entspricht.

Durchführung der Datenerhebung

Die Erhebung für diese Studie erfolgte in der Zeit von Oktober 2000 bis Dezember 2002. Nicole Kohn hat in diesem Zeitraum die Videoaufnahmen am *Dolphin Reef* zehnmal selbst vorgenommen und die Vergabe und den Rückerhalt der Fragebögen kontrolliert. Die Aufnahmen in Key Largo wurden von ihr organisiert.

Da am *Dolphin Reef* jährlich nur ca. fünfundzwanzig Kinder an einer Delphintherapie teilnehmen können und man mit einer bestimmten Anzahl von Ausfällen rechnen musste, bat die Autorin Mitte Februar 2001 die Organisation *dolphin aid*, ihr Kontakte zu den Eltern, die zu *DHT* (Key Largo) fahren, zu ermöglichen. Man beschloss, über die Organisation einen Informationsbrief zu versenden, der die Eltern über Ziel und Ablauf der Studie informierte und zur Teilnahme aufforderte. Des Weiteren wurde eine Einverständniserklärung beigelegt. Nachdem die Einverständniserklärungen von den Eltern zurückgesandt worden waren, konnte ab März 2001 das Programm von *DHT* in die Studie mit einbezogen werden. Im Juni 2001 war die Autorin für eine Woche bei *DHT* in Key Largo, um einen persönlichen Eindruck von dem Projekt zu gewinnen und die genauen Abläufe kennen zu lernen.

Um eine kontinuierliche und umfassende Datenerhebung zu gewährleisten, wurde von *dolphin aid* zusätzlich eine Hilfskraft eingesetzt, die im Zeitraum von Juli bis Dezember 2001 die Eltern bei *DHT* vor Ort beim Ausfüllen der Fragebögen unterstützte und die erforderlichen Videoaufnahmen machte. Hierzu erhielt die Hilfskraft kurz vor ihrer Abreise in die Staaten von der Autorin ein mehrtägiges Anwendungstraining sowie gezielte Instruktionen. Nach ihrer Rückkehr war sie von Januar bis August 2002 dafür verantwortlich, den umfangreichen Rücklauf sämtlicher Fragebögen zu bearbeiten und fortzuführen, was die Autorin bis zu diesem Zeitpunkt selbst übernommen hatte.

In Israel hat es anfänglich Zeit gebraucht, bis eine Vertrauensbasis geschaffen war. Die Zusammenarbeit verbesserte sich kontinuierlich und gestaltete sich bis zum Abschluss der Studie sehr produktiv.

Da es mit den Familien, die in Israel teilnahmen, erhebliche Sprachschwierigkeiten gab, wurde der Fragebogen im Laufe der Zeit ins Englische, Französische und Hebräische übersetzt. Die von den Eltern zurückgegebenen Fragebögen waren zum Teil unvollständig und manchmal vom Schriftbild her kaum lesbar. Zudem gestaltete sich die Übersetzung ins Deutsche als ziemlich aufwändig.

Stichprobenbeschreibung

Die untersuchten Kinder bzw. Jugendlichen kamen aus ganz Europa, Israel und Amerika, eine Familie kam aus den Arabischen Emiraten. Die Teilnahme an der Delphintherapie erfolgte aus eigenem Antrieb der Eltern. Dementsprechend ist das Kollektiv hinsichtlich der Störungsbilder, also auch der medizinischen Diagnosen, inhomogen. Um statistische Auswertungen durchführen zu können, müssen die Teilnehmer jedoch in Gruppen zusammengefasst werden. Da die Angaben zu den Störungsbildern ausschließlich auf Beschreibungen der Eltern beruhen, unterliegen die angegebenen medizinischen Diagnosen somit nicht einer etablierten medizinischen Klassifizierung. Die Gruppen wurden deshalb nicht ent-

Tab. 2: Häufigkeitsverteilung der Teilnehmer nach Störungsbild aus USA

USA	Gesamtstichprobe		männlich		weiblich	
	N	%	n	%	n	%
Komplexe Störung genetisch bedingt						
Downsyndrom (110)	19	11,7	10	52,6	9	47,4
Enzephalopathie nach Entzündung						
Meningitis, Enzephalitis (120)	5	3,1	3	60	2	40
Enzephalopathie nach traumatischem Ereignis						
CP, Schädel-Hirn-Trauma, Wachkoma (130)	13	8	9	69,2	4	30,8
Enzephalopathie mit Spastik						
CP (140)	20	12,3	12	60	8	40
CP plus Epilepsie (141)	23	14,2	13	56,5	10	43,5
Enzephalopathie ohne Spastik						
allgemeine Entwicklungsverzögerung (150)	28	17,3	14	50	14	50
Epilepsie (151)	15	9,3	8	53,3	7	46,7
Sonstige Störung ohne Spastik (152)	18	11,1	8	44,4	10	55,6
Psychische und Verhaltensstörungen						
Autismus (160)	12	7,4	6	50	6	50
Randgruppe						
Tumor, Hirnsklerose, Niereninsuffizienz (170)	5	3,1	2	40	3	60
Keine Angabe	4	2,5	1	25	3	75
insgesamt	162	100	86	100	76	100

sprechend medizinischer Systematiken (wie ICD 10) gebildet, sondern nach Störungsbildern mit dem übergeordneten Ziel, eine Vergleichbarkeit zu ermöglichen. Tab. 2 gibt eine Darstellung der gruppierten Störungsbilder aus den USA, Tab. 3 aus Israel.

Die Gruppen der Krankheitsbilder aus den USA setzen sich folgendermaßen zusammen:
- komplexe Störung genetisch bedingt – Downsyndrom und genetisch bedingte Syndrome;
- Enzephalopathie nach Entzündung – krankhafte nichtentzündliche Hirnveränderungen unterschiedlicher Ätiologie und Klassifikation (Roche 1998), wie Enzephalitis, Meningitis.
- Enzephalopathie nach traumatischem Ereignis – Cerebralparesen (CP), Schädel-Hirn-Trauma und Wachkoma.
- Enzephalopathie mit Spastik – Cerebralparesen, Cerebralparesen und Epilepsie.

Tab. 3 : Häufigkeitsverteilung der Teilnehmer aus Israel nach Störungsbild

	Israel	
	n	%
Komplexe Störung genetisch bedingt		
Downsyndrom (210)	5	16,1
Enzephalopathie mit Spastik		
CP (240)	3	9,7
Enzephalopathie ohne Spastik		
allgemeine Entwicklungsverzögerung (250)	3	9,7
mehrfach behindert (251)	2	6,5
Psychische und Verhaltensstörungen		
Autismus (260)	5	16,1
ADHD (261)	5	16,1
Emotionale Probleme (265)	2	6,5
Lernstörungen (266)	3	9,7
Randgruppe		
Hirntumor, taub (270)	3	9,7
Keine Angabe		
insgesamt	31	100

- Enzephalopathie ohne Spastik – allgemeine Entwicklungsverzögerung, Epilepsie und sonstige Störungen ohne Spastik.
- Psychische und Verhaltensstörungen – Autismus und Rett-Syndrom.
- Die Randgruppe umfasst vereinzelt auftretende Krankheitsbilder wie Tumor, Hirnsklerose und Niereninsuffizienz.

Das Alter der 162 untersuchten Personen in den USA lag zwischen zwei und 30 Jahren bei einem Mittelwert von neun Jahren (Streuung: 5,09). Am stärksten vertreten waren Teilnehmer im Alter von drei bis zehn Jahren (67,8 Prozent).

In Israel lag das Alter der 31 untersuchten Personen zwischen fünf und 23 Jahren bei einem Mittelwert von 11,3 Jahren (Streuung: 3,9). Am stärksten vertreten waren Teilnehmer im Alter von sieben bis elf Jahren (54,84 Prozent).

Die Stichprobe aus Amerika setzt sich aus 53,1 Prozent männlichen und 46,9 Prozent weiblichen Teilnehmern zusammen, die aus Israel aus 71 Prozent männlichen und 29 Prozent weiblichen Teilnehmern.

Sind die erhobenen Daten zuverlässig? Welche Gültigkeit haben sie?

Die Gruppierung von Items wie in der obigen Tabelle der sechs erfragten Bereiche gewährleistet noch nicht, dass die Beurteiler (Eltern und Therapeuten) die Kategorien ebenso zusammenordnen. Passen beispielsweise die Items Disziplin, Essverhalten und Körperkontakt wirklich zusammen? Dies kann man mit einem mathematischen Verfahren, der Faktorenanalyse, prüfen. Dieses Verfahren berechnet die Zusammenhänge bei der Bewertung verschiedener Items und ordnet verwandte Items zusammen. Die Faktorenanalyse ergab in der Tat eine etwas andere Gruppierung als die vorläufige Ordnung in unserer Tabelle 1.

Die Dimensionen »Verhaltensauffälligkeiten« (Faktor 2), »Motorik« (Faktor 3) und »Emotion« (Faktor 4) werden auch durch die Faktorenanalyse abgebildet. Die vorab den Dimensionen »Sprache« zugeschriebenen Items hingegen konnten keinem Faktor eindeutig zugeordnet werden. Faktor 1 setzt sich aus Items zusammen, die vorab sowohl den Dimensionen »Kognition« als auch »sozio-emotionales Verhalten« zugeordnet worden waren. Der fünfte Faktor setzt sich aus den Items »Schlafstörungen« und »Rituale« zusammen, die den Verhaltensauffälligkeiten zuzuordnen sind.

Für die Fachleute noch einige Kennwerte: Der Gesamtprozentsatz aufgeklärter Varianz beträgt befriedigende 64,9 Prozent, die Interkorrelationen der schiefwinklig rotierten Faktoren liegen überwiegend unter .20, lediglich die Faktoren 1 und 4 korrelieren mit .37. Extraktionsmethode: Hauptkomponentenanalyse; Rotationsmethode: Oblimin mit Kaiser-Normalisierung; die Rotation ist in der 7. Iteration konvergent.

Die nachfolgende Tabelle **4** stellt die Faktoren, die bei der Auswertung als Grundlage dienen, noch einmal im Überblick dar.

Kognition	**Ladung**
Aufmerksamkeit	.824
Verstehen	.811
Kooperation	.780
Disziplin	.774
Blickkontakt	.666
Konzentration	.665
Motivation	.617
Verhaltensauffälligkeiten	**Ladung**
Unbeherrschtheit	.824
Aggressivität	.812
Wutanfälle	.783
Autoaggressivität	.696
Trotz, Oppositionsverhalten	.635
Motorik	**Ladung**
Grobmotorik	–.930
Feinmotorik	–.861
Initiative	–.532
Emotion	**Ladung**
Trauer	.868
Freude	.787
Restfaktor	**Ladung**
Schlafstörung	.718
Rituale	.697

Wir werden im Folgenden nur die ersten vier Faktoren behandeln, uns also auf Kognition, Emotion, Motorik und Verhaltensauffälligkeiten beschränken. Jedes Mal, wenn bei den Ergebnissen von diesen Begriffen die Rede ist, handelt es sich um die Summe der diesen Etiketten zugeordneten Einzel-Items, wie dies aus der obigen Übersicht hervorgeht.

Wenn man eine solche Zusammenfassung vornimmt – und sie ist notwendig, damit man sich nicht in einem Datenwust verliert –, muss man herausfinden, ob die Merkmale auch in ähnlicher Weise beurteilt werden. Wenn also ein Kind bezüglich Aufmerksamkeit niedrig eingestuft wird, müsste es nach obiger Einteilung auch bezüglich Verstehen, Blickkontakt usw. niedrig eingestuft werden und umgekehrt: Die höhere Beurteilung eines Merkmals unter dem Faktor Kognition müsste eine höhere Beurteilung der anderen zugehörigen Items nach sich ziehen. Dies lässt sich mit einem Ähnlichkeitsmaß, das in der Fachliteratur als *Cronbachs Alpha* bekannt ist, prüfen. Die hierzu berechneten Koeffizienten liegen im Allgemeinen zwischen .600 und .926. Nur beim Faktor Emotion gibt es einige Werte, die zu wünschen übrig lassen (zwischen .535 und .767). Völlige Gleichheit würde dem Wert 1, überhaupt kein Zusammenhang dem Wert 0 entsprechen. Natürlich ist auch völlige Gleichheit nicht wünschenswert, denn dann würde in einem Bereich auch ein einziges Item genügen und man bräuchte die weiteren zugehörigen Items überhaupt nicht.

Nun könnte man trotzdem einwenden: Alles schön und gut, aber könnten die Urteile der Eltern und Außenstehenden nicht doch Augenblicksangaben sein, die einer momentanen Gefühlslage oder auch einem aktuellen Erkenntnisniveau entsprechen? Woher wissen wir, dass die Einschätzungen das nächste und übernächste Mal nicht nach völlig anderen Kriterien vorgenommen werden? Auch dies lässt sich kontrollieren. Eine Möglichkeit der Kontrolle besteht darin, die Urteile vor und nach der Therapie bei jedem Beurteiler zu vergleichen. Sind diese Urteile je Person ähnlich, so kann man davon ausgehen, dass die Person nach gleichen Maßstäben bewertet und somit in ihrem Urteil zuverlässig ist. »Ähnlichkeit« bedeutet natürlich nicht, dass eine wahrgenommene Verbesserung sich nicht im Urteil niederschlagen darf, sie bezieht sich nur auf die »Stimmigkeit« von Urteilen. Wenn eine Person beispielsweise Aufmerksamkeit vor der Therapie mit 0, nachher mit 1 und sechs Monate später mit 2 einstuft, eine zweite Person ihrem Kind vorher den Wert 2, nachher den Wert 3 und nach sechs Monaten den Wert 4 gibt, so besteht Stimmigkeit, weil im einen Fall ein niedrigeres, im andern Fall ein höheres Einstufungsniveau korrekt durchgehalten wird. Im Fachjargon spricht man von Retest-Zuverlässigkeit. Ihre Berechnung ergab sowohl bei der Elternbeurteilung als auch bei der Fremdbeurteilung hohe Werte, die im Regelfall über .750 lagen.

Damit ist erwiesen, dass der verwendete Fragebogen zuverlässige Urteile erbracht hat. Er kann daher auch weiterhin als geeignetes Erhebungsinstrument verwendet werden.

Damit haben wir die Frage drei, die eingangs gestellt, wurde schon positiv beantworten können. Ein Aspekt fehlt uns allerdings noch, nämlich der Wahrheitsgehalt der Urteile. Die Eltern könnten zwar zuverlässig urteilen, in ihrer Bewertung aber dennoch falsch liegen, weil sie emotional sehr involviert sind und daher möglicherweise nicht »objektiv« sein können. Die Psychologen sprechen dabei nicht von der Wahrheit, sondern von der Gültigkeit oder Validität der Urteile. Da wir ja von zwei relativ unabhängigen Gruppen Urteile haben, lassen sich auch hierzu klare Angaben machen. Wenn nämlich Fremdbeurteilung und Elternbeurteilung zu einem gewissen Maß übereinstimmen, dann wird das Elternurteil durch das Fremdurteil bestätigt und umgekehrt das Fremdurteil durch das Elternurteil gestützt. Bestünde überhaupt kein Zusammenhang, würden wir in Deutungsnöte geraten und fragen, welche von beiden Gruppen mehr Recht hat.

Es versteht sich von selbst, dass Beobachtung und Bewertung nicht zu einem absolut wahren Urteil führen können. Jede beurteilende Person sieht das Kind aus einem anderen Blickwinkel, hat andere Vergleichsmaßstäbe und andere Erfahrungen mit dem Kind. Aus statistischen Gründen liegen Validitätswerte immer niedriger als Zuverlässigkeitswerte. Sie bewegen sich beim Vergleich von Eltern- und Fremdurteil zwischen .411 und .533 (wobei der Wert 1 wiederum völlige Übereinstimmung beider Gruppen bedeutet). Man sieht, dass sich die Fremdbeurteiler einerseits ein eigenes, unabhängiges Urteil bilden, andererseits aber in ihrer Bewertung nachweislich Ähnlichkeiten zu derjenigen der Eltern aufweisen.

Somit können wir die eingangs gestellte Frage 3 getrost positiv beantworten: Die erhobenen Urteile sind zuverlässig, sie gruppieren sich hauptsächlich nach vier Bereichen und sie besitzen Gültigkeit (Wahrheitsgehalt), da Fremd- und Elternbeurteilungen gewisse Übereinstimmungen zeigen.

Ergebnisse I: Der Therapieerfolg im Elternurteil

Erst jetzt lohnt es sich, die wichtigsten Ergebnisse näher in Augenschein zu nehmen, denn nun wissen wir, dass sie ernst zu nehmen und keine willkürlichen Angaben sind. Wir werden zunächst die Urteile der Eltern vor und nach der Therapie sowie sechs Monate später vergleichen und uns danach die Fremdurteile vornehmen. Für Letztere liegen allerdings nur jeweils zwei Urteile vor, nämlich vor und nach der Therapie. In beiden Fällen konzentrieren wir uns auf die Ergebnisse aus den USA, weil es sich dabei um eine große Stichprobe handelt, und kommentieren die Ergebnisse aus Israel, die recht ähnlich ausfallen, jeweils im Anschluss an die einzelnen darzustellenden Bereiche.

Anmerkung für Fachleute: Bei Normalverteilung und gleichen Fehlervarianzen wurde die Varianzanalyse für Messwiederholung (MW-ANOVA) verwendet, bei fehlender Normalverteilung und ungleichen Fehlervarianzen wurden nonparametrische Marginalmodelle verwendet (Software: www.ams.med.uni-goettingen.de).

Faktor Kognition

Wie man aus Abb. 1 ersieht, beurteilen die Eltern den Bereich Kognition (zu dem aber auch, wie oben beschrieben, Kooperation und Motivation gehören) nach der Therapie höher als vorher und sechs Monate später noch einmal besser. Dieser Anstieg ist »signifikant«, d.h. die Wahrschein-

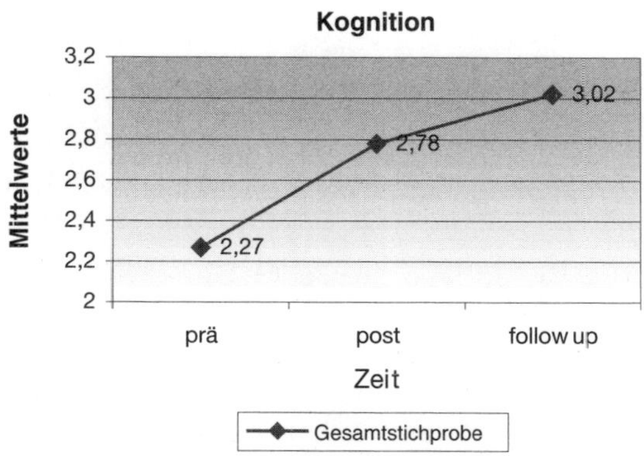

Abb. 1: Elternbeurteilung/Veränderung der Kognition in der ***Gesamtstichprobe****, USA (N=130)*

lichkeit, dass es sich um ein reines Zufallsergebnis handelt, beträgt weniger als ein Tausendstel. Dabei gibt es noch einen Altersunterschied: Die älteren Kinder steigen in der Erfolgseinschätzung sechs Monate danach stärker als die jüngeren Kinder.

Fazit: Die Eltern, deren Urteil wir als zuverlässig und valide überprüft haben, schätzen ihr Kind im Bereich (Faktor) Kognition nach der Therapie höher ein. Dieser Effekt verstärkt sich ein halbes Jahr später noch. Dies ist aus zwei Gründen bemerkenswert: Erstens konnten sich die Eltern zu diesem Zeitpunkt sicher nicht mehr erinnern, was sie im Fragebogen sechs Monate zuvor angekreuzt hatten, weshalb es sich nicht um einen Gedächtniseffekt handeln kann. Zweitens könnte es sein, dass die Therapie erst allmählich ihre volle Wirkung zeitigt. Mit einiger Sicherheit können wir jetzt schon annehmen, dass es Dauereffekte der Delphintherapie gibt.

Wie steht es mit den Therapiewirkungen in Israel? Dort konnten nur zu zwei Messzeitpunkten, nämlich vorher und nachher, Daten von den Eltern erhoben werden. Aber auch hier zeigt sich ein hochsignifikanter (also nicht zufälliger) Anstieg in der Bewertung des Bereiches Kognition. Obwohl also die Therapie selbst anderen Prinzipien folgt und die Kind-Delphin-Kontakte weniger und auch weniger sicher sind, urteilen die Eltern ähnlich wie die der Stichprobe von Key Largo.

Es gilt zu prüfen, ob solche Effekte auch in anderen Bereichen auftreten. Zunächst zum Bereich Emotion.

Faktor Emotion

Auch im Bereich Emotion verbessert sich die Einschätzung kontinuierlich nach der Therapie. Dieser Anstieg (s. auch die Abb. 2) ist ebenfalls hochsignifikant (nur noch mit einem Tausendstel Wahrscheinlichkeit Zufall). In Israel haben wir wieder ein analoges Bild. Die Kinder werden im Bereich Emotion nach der Therapie hochsignifikant positiver bewertet. Hier gab es zusätzlich Geschlechts- und Altersunterschiede. Während die jüngeren Mädchen aus der Sicht der Eltern stark profitieren, war dies bei den älteren Mädchen nicht der Fall. Bei den Jungen gab es solche Altersunterschiede nicht, sie machten nach Meinung der Eltern alle Fortschritte.

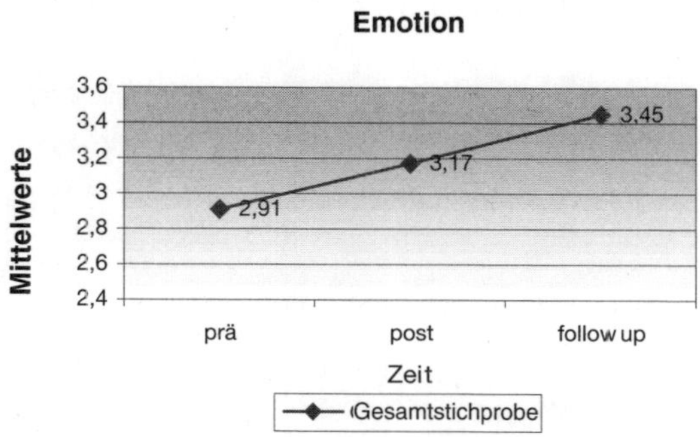

Abb. 2: Elternbeurteilung/Veränderung der Emotion in der ***Gesamtstichprobe****, USA (N 130)*

Faktor Motorik

Im Faktor Motorik ergibt sich das gleiche Bild wie bisher: es zeigt sich ein hochsignifikanter Anstieg nach der Therapie, der sich nach sechs Monaten nochmals fortsetzt. Bei den älteren Kindern war der Anstieg nach sechs Monaten stärker als bei den jüngeren.

In Israel ergab sich ebenfalls ein Anstieg in der Bewertung, der allerdings flacher ausfiel als bei der Amerika-Gruppe. Alters- oder Geschlechtsunterschiede traten nicht auf.

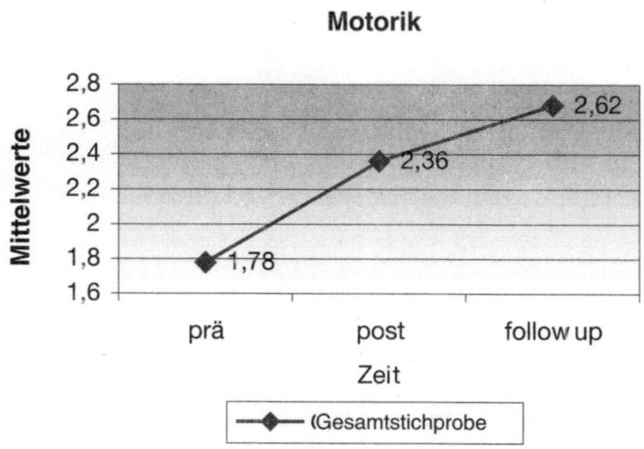

Abb. 3: Elternbeurteilung/Veränderung der Motorik in der ***Gesamtstichprobe****, USA (N 130)*

Faktor Verhaltensauffälligkeiten

Wie man aus der Abb. 4 ersieht, gehen die berichteten Verhaltensauffälligkeiten zurück. Hier verläuft deswegen die Kurve abwärts. Auch im Bereich der Verhaltensauffälligkeiten ergaben sich also kontinuierliche Verbesserungen. Allerdings zeigen sich in diesem Sektor deutliche Grup-

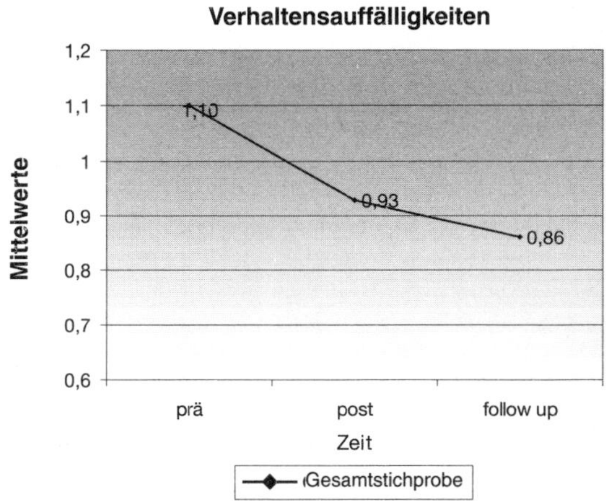

*Abb. 4: Elternbeurteilung/Veränderung der Verhaltensauffälligkeiten in der **Gesamtstichprobe**, USA (N 130)*

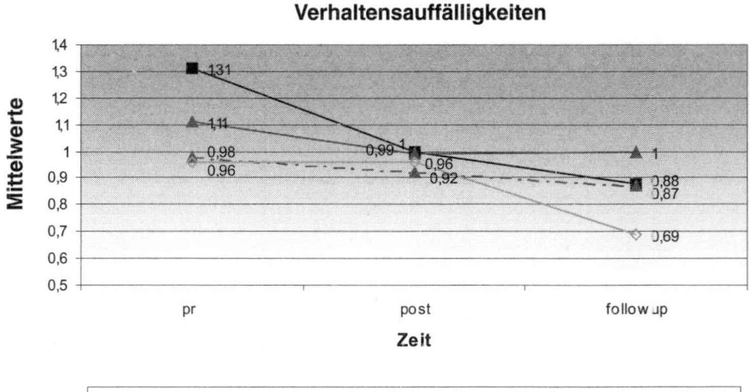

*Abb. 5: Elternbeurteilung/Veränderung der Verhaltensauffälligkeiten in Abhängigkeit von **Alter und Geschlecht**; USA*

penunterschiede (s. Abb. 5). Die älteren männlichen Klienten profitierten nach Meinung der Eltern nicht von der Therapie, die jüngeren männlichen Klienten jedoch sehr wohl. Bei den Mädchen verhielt es sich umgekehrt: Die jüngeren zogen nach Meinung der Eltern keinen Gewinn aus der Therapie, die älteren profitierten dagegen deutlich. Auch diese Ergebnisse sind statistisch abgesichert.

Bei den Klienten in Israel zeigte sich eine hochsignifikante Verringerung von Verhaltensauffälligkeiten im Elternurteil. Die Mädchen profitierten von der Therapie stärker als die Jungen, aber bei beiden Geschlechtern ergab sich nach Meinung der Eltern eine Verringerung der Verhaltensauffälligkeiten. Altersunterschiede konnten nicht gefunden werden. Das liegt aber möglicherweise auch an der geringen Anzahl der Probanden (n = 31).

Im Folgenden seien noch die Ergebnisse zu einigen wichtigen Einzelitems vorgestellt. Auch hier zeigt sich das gleiche Bild: Kontaktfähigkeit, Selbstständigkeit, Selbstbewusstsein und Sprache haben sich nach Meinung der Eltern nicht nur nach der Therapie, sondern ein halbes Jahr später nochmals weiter verbessert.

Kontaktfähigkeit

Während in den USA den Kindern deutliche Verbesserungen der Kontaktfähigkeit bescheinigt werden, konnten in Israel keine signifikanten Effekte bei der Kontaktfähigkeit gefunden werden. Die Abbildung 6 zeigt, dass sich der Anstieg auch nach sechs Monaten weiter fortsetzt.

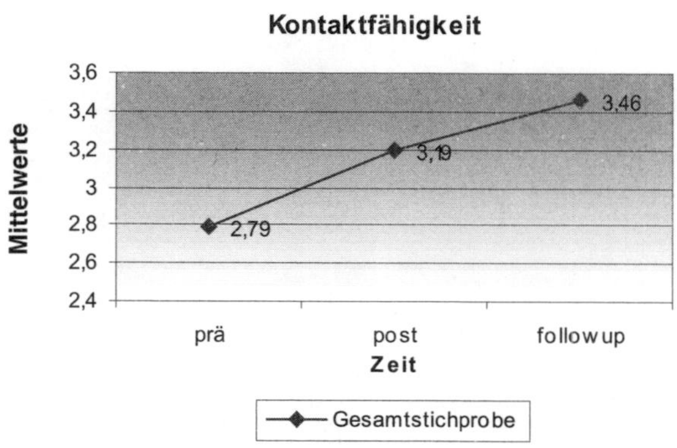

Abb. 6: Elternbeurteilung/Veränderung der Kontaktfähigkeit in der ***Gesamtstichprobe****, USA (N 114)*

Selbstständigkeit

In Israel trat der gleiche Effekt auf. Die Eltern bewerteten die Selbstständigkeit ihrer Kinder nach der Therapie höher als vorher. Wie bei den Klienten in den USA gab es keine weiteren Effekte bezüglich Alter und Geschlecht.

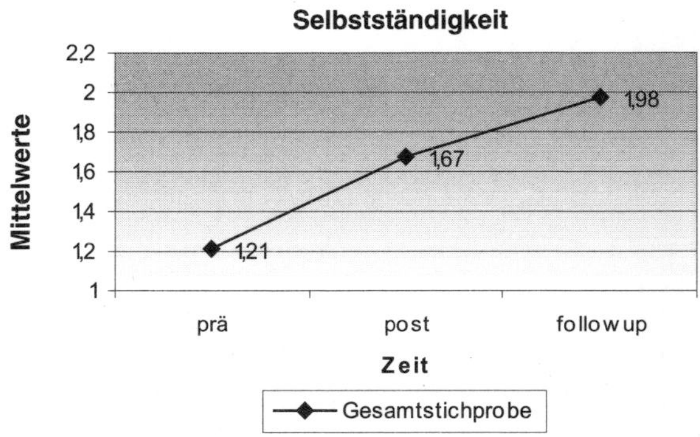

*Abb. 7: Elternbeurteilung/Veränderung der Selbstständigkeit in der **Gesamtstichprobe**, USA (N 121)*

Selbstbewusstsein

Der Haupteffekt besteht auch hier in dem stufenartigen Anstieg des Selbstbewusstseins im Urteil der Eltern. Darüber hinaus profitierten die älteren Kinder nochmals mehr als die jüngeren, der Anstieg bei der Mes-

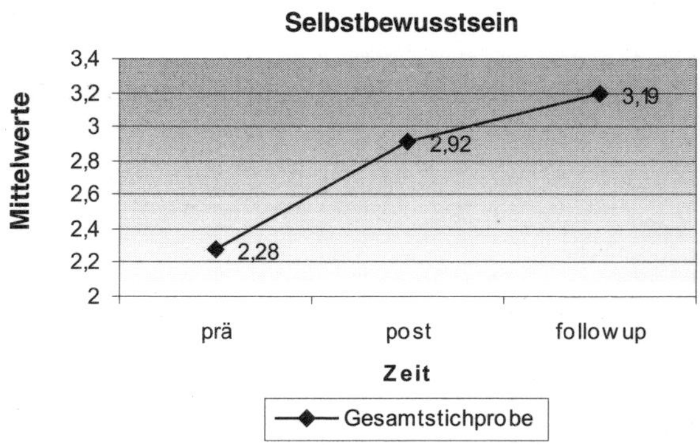

*Abb. 8: Elternbeurteilung/Veränderung des Selbstbewusstseins in der **Gesamtstichprobe**, USA (N 106)*

sung sechs Monate später fällt für die älteren höher als für die jüngeren aus.

Wiederum zeigte sich die gleiche Veränderung auch in Israel. Das Selbstbewusstsein stieg nach Meinung der Eltern nach der Therapie. Hier scheint neben dem Alter auch das Geschlecht eine Rolle zu spielen. Am meisten profitierten gemäß der statistischen Analyse die jüngeren Mädchen und die älteren Jungen, während die älteren Mädchen nach Meinung der Eltern ihr Selbstbewusstsein nicht veränderten.

Sprache

Die sprachlichen Fertigkeiten verbessern sich bei den Klienten aus den USA schrittweise, wobei der Hauptanstieg zwischen der Messung vor und nach der Therapie liegt. Einflüsse von Alter und Geschlecht konnten nicht nachgewiesen werden.

In Israel urteilten die Eltern ähnlich. Nach der Therapie lag die Sprachkompetenz der Kinder ihrer Meinung nach höher als zuvor.

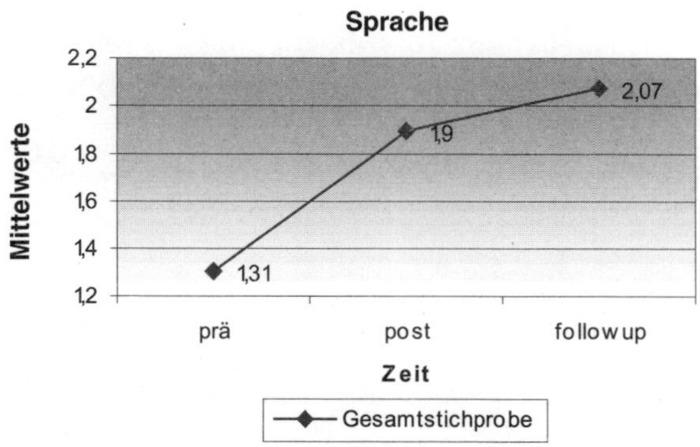

*Abb. 9: Elternbeurteilung/Veränderung der Sprache in der **Gesamtstichprobe**, USA (N 122)*

Ergebnisse II: Fremdbeurteilung

Die Fremdbeurteilung erfolgte, wie bereits bemerkt, nur zweimal: vor der Therapie und danach. Die Befragung sechs Monate später konnte nicht durchgeführt werden, da bei vielen Klienten die Therapeuten bzw. andere Betreuungspersonen gewechselt hatten.

Wir präsentieren wieder visuell die Ergebnisse zu den vier Bereichen Kognition, Emotion, Motorik und Verhaltensauffälligkeiten in Kurzform.

Kognition, Emotion, Motorik

Wir finden hier in allen drei Bereichen, analog zum Elternurteil, eine höhere Einstufung nach der Therapie. Die Skalenwerte liegen aber insgesamt niedriger als beim Elternurteil. Das dürfte hauptsächlich daran liegen, dass Fremdbeurteiler einerseits vorsichtiger urteilen und damit generell niedrigere Werte vergeben, andererseits den Vergleich mit vielen Klienten haben, während den Eltern ein solches Bezugssystem fehlt. Im Ganzen gesehen aber verblüfft die Ähnlichkeit in der Beurteilung des Therapieerfolges.

Abb. 10 fasst die Ergebnisse von Kognition, Emotion und Motorik zusammen.

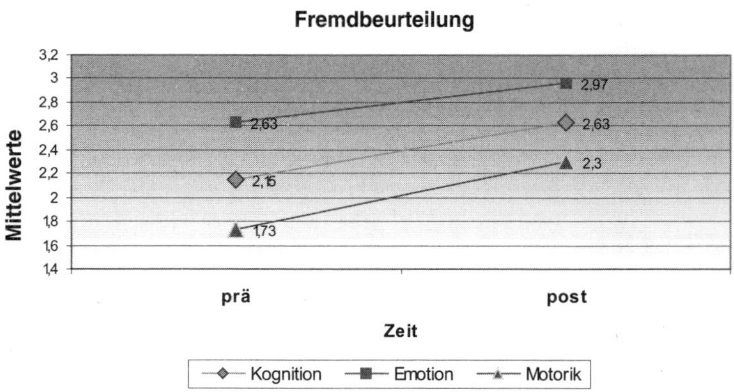

Abb. 10: Fremdbeurteilung/Veränderung der Kognition, Emotion und Motorik in der ***Gesamtstichprobe****, USA*

Verhaltensauffälligkeiten

Auch bei den Verhaltensauffälligkeiten gibt es einen parallelen Verlauf zu der Elternbeurteilung. Der wahrgenommene Rückgang der Verhaltensauffälligkeiten ist wiederum hochsignifikant.

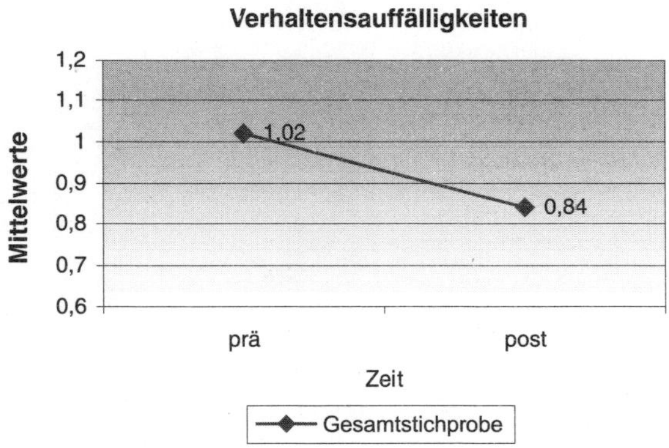

*Abb. 11: Fremdbeurteilung/Veränderung der Verhaltensauffälligkeiten in der **Gesamtstichprobe**, USA (N 69)*

Ergebnisse III: Vergleich der Störungsbilder

Im Folgenden befassen wir uns näher mit den Unterschieden zwischen den einzelnen Störungsbildern. Wie schon eingangs erwähnt, handelt es sich bei den behandelten Kindern um eine außerordentlich heterogene Gruppe. Es ist natürlich von großem Interesse, ob Delphintherapie bei allen Störungen hilft oder ob sie für manche Störungen ungeeignet ist. Weiterhin muss man bedenken, dass schon die Ausgangsniveaus bei unterschiedlichen Störungen sehr verschieden sind. Man denke nur an Kontaktfähigkeit bei Autisten, die von vornherein geringer ist als bei den meisten anderen Störungsarten. Die Motorik ist wiederum etwa bei Kindern mit Downsyndrom wesentlich besser als bei Kindern mit Cerebralparese. Angesichts dieser Unterschiede ist es ohnedies erstaunlich, dass die Effekte über alle Gruppen hinweg, wie wir sie oben beschrieben haben, so eindeutig nachweisbar sind. Bei den folgenden Vergleichen werden nur die Urteile der Eltern (USA) herangezogen, weil hier drei Werte (vor – nach – später) vorliegen.

Betrachten wir zunächst wieder die Einschätzung der Kognition. Bei allen sieben aufgelisteten Störungsarten finden wir den treppenförmigen Anstieg, der die fortlaufende Verbesserung auch noch beim dritten Messzeitpunkt (sechs Monate später) belegt.

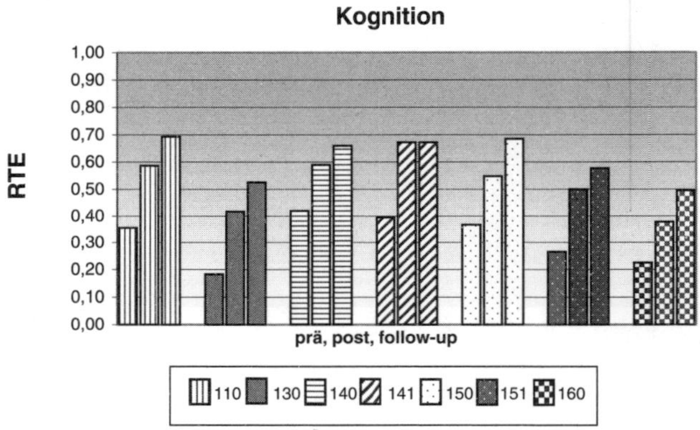

Abb. 12: Elternbeurteilung der Störungsbilder im Bereich »Kognition«, USA

Anmerkung:
110 Downsyndrom
130 Enzephalopathie nach Trauma
140 Enzephalopathie mit Spastik
141 CP plus Epilepsie
150 allg. Entwicklungsverzögerung
151 Epilepsie
160 Autismus

In der Motorik gibt es dagegen deutliche Unterschiede. Wie die nachfolgende Abbildung zeigt, erhöht sich die Bewertung bei Fällen mit Enzephalopathie nach Trauma sechs Monate später nicht mehr. Bemerkenswert sind die drastischen Anstiege bei Enzephalopathie mit Spastik und bei der Gruppe Cerebralparese plus Epilepsie.

Bei den Verhaltensauffälligkeiten ändert sich das bisherige einheitliche Bild deutlich. Bei Kindern mit Enzephalopathie nach Trauma und mit Enzephalopathie mit Spastik sehen wir keinen bleibenden Erfolg. Die Endwerte nach sechs Monaten sind praktisch identisch mit den Ausgangswerten. Alle übrigen Gruppen zeigen die typischen Stufenschritte, diesmal als Abnahme der Verhaltensauffälligkeiten nach unten führend.

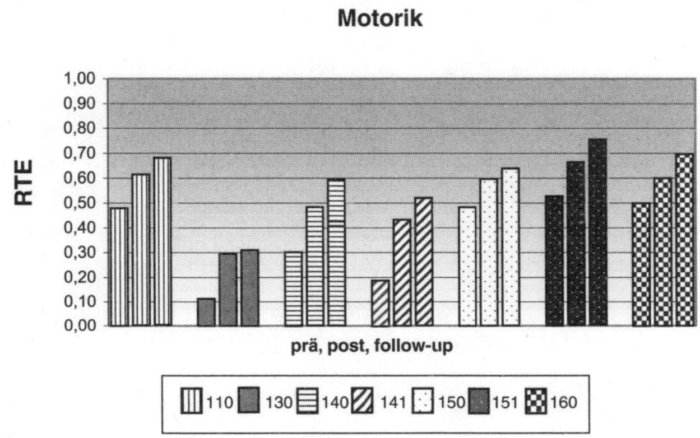

Abb. 13: Elternbeurteilung der Störungsbilder im Bereich »Motorik«, USA

Anmerkung:

110 Downsyndrom
130 Enzephalopathie nach Trauma
140 Enzephalopathie mit Spastik
141 CP plus Epilepsie
150 allg. Entwicklungsverzögerung
151 Epilepsie
160 Autismus

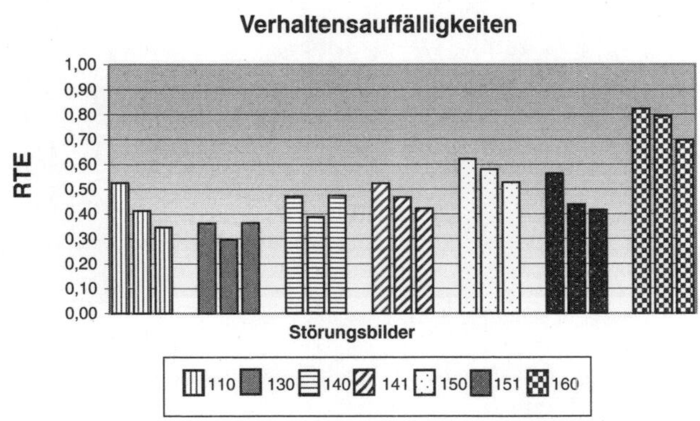

Abb. 14: Elternbeurteilung der Störungsbilder im Bereich »Verhaltensauffälligkeiten«, USA

Anmerkung:

110 Downsyndrom
130 Enzephalopathie nach Trauma
140 Enzephalopathie mit Spastik
141 CP plus Epilepsie
150 allg. Entwicklungsverzögerung
151 Epilepsie
160 Autismus

Aus den zahlreichen Einzelbefunden seien noch drei weitere ausgewählt: die Einschätzung von Kontaktfähigkeit, Selbstständigkeit und Sprache. Bei der Kontaktfähigkeit und Selbstständigkeit steigen die Werte für alle Störungsgruppen stufenweise an, ein Ergebnis, das den übrigen bisher mitgeteilten Befunden voll entspricht. Die Einschätzung sprachlicher Leistungen folgt jedoch nicht diesem Muster. Vor allem gibt es bei der Mehrzahl der Störungsbilder sechs Monate nach der Therapie keinen Anstieg mehr. Kinder mit Downsyndrom werden sechs Monate später sogar wieder ungefähr so eingeschätzt wie vor der Therapie. Dieser Befund ist einer der wenigen, die nicht dem allgemeinen Bild eines weiteren Fortschritts ein halbes Jahr später entsprechen.

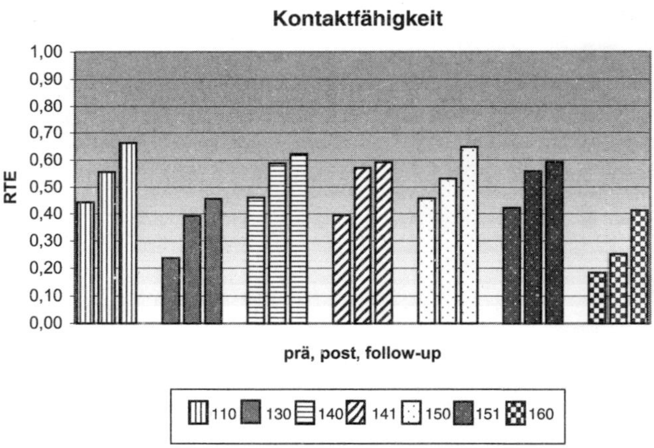

Abb. 15 Elternbeurteilung der Störungsbilder im Bereich »Kontaktfähigkeit«, USA

Anmerkung:

110 Downsyndrom
130 Enzephalopathie nach Trauma
140 Enzephalopathie mit Spastik
141 CP plus Epilepsie
150 allg. Entwicklungsverzögerung
151 Epilepsie
160 Autismus

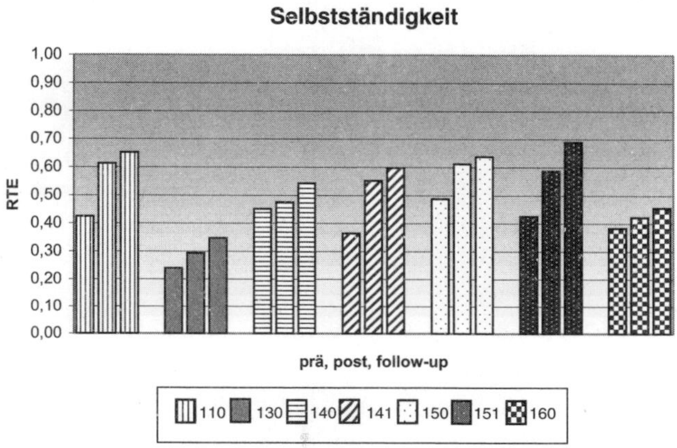

Abb. 16: Elternbeurteilung der Störungsbilder im Bereich »Selbstständigkeit«, USA

Anmerkung:
110 Downsyndrom
130 Enzephalopathie nach Trauma
140 Enzephalopathie mit Spastik
141 CP plus Epilepsie
150 allg. Entwicklungsverzögerung
151 Epilepsie
160 Autismus

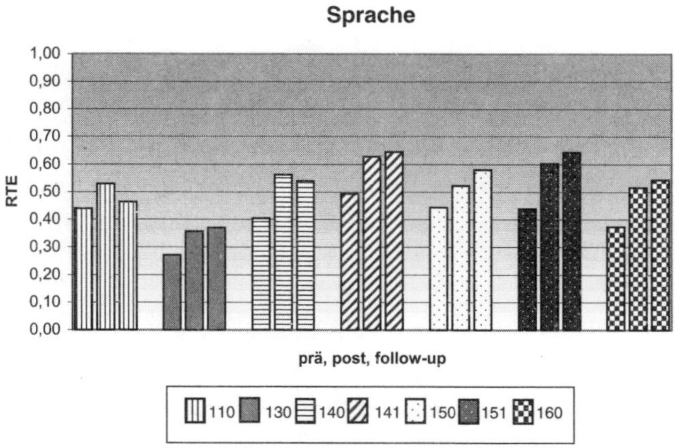

Abb. 17: Elternbeurteilung der Störungsbilder im Bereich »Sprache«, USA

Anmerkung:
110 Downsyndrom
130 Enzephalopathie nach Trauma
140 Enzephalopathie mit Spastik
141 CP plus Epilepsie
150 allg. Entwicklungsverzögerung
151 Epilepsie
160 Autismus

Antwort auf unsere Fragen: Delphintherapie hilft

Nun sind wir in der Lage, die eingangs gestellten Fragen zu beantworten und darüber hinaus ein fundiertes Urteil über die generelle Wirkung der Delphintherapie abzugeben.

Verschiedene Formen der Delphintherapie zeigen ähnliche Wirkung

Der Vergleich Eilat (Israel) – Key Largo (USA) belegt in beeindruckender Weise die Ähnlichkeit in der Wirkung der Therapien. Da die Konzepte sich im Einzelnen doch deutlich unterscheiden, sind es weniger die Randbedingungen und stützenden Maßnahmen, die den Erfolg ausmachen, sondern der Delphin selbst, denn er bildet gewissermaßen die einzige Konstante in den Therapien. Die folgenden Kapitel liefern nähere Hinweise, woran es liegen könnte, dass die Tier-Mensch-Interaktion tatsächlich den Kern der positiven Wirkung bildet.

Die Wirkung der Delphintherapie ist bei unterschiedlichen Störungsgruppen ähnlich

Besonders bemerkenswert und vorteilhaft ist der Befund über die Wirkung bei verschiedenen Störungsgruppen. Erstaunlicherweise lassen sich die Effekte in der Verbesserung von Kognition, Emotion, Motorik und Verhaltensauffälligkeiten sowie in weiteren Einzelbereichen (Selbstständigkeit, Sprache, Selbstbewusstsein, Kontaktfähigkeit) mehr oder minder bei allen einbezogenen Störungsgruppen belegen. Dies bedeutet, dass die Delphintherapie »unspezifisch« wirkt, d. h., ihr fördernder Einfluss geht weniger auf spezifische Wirkungen zurück, sondern lässt sich allgemein für verschiedenste Grade und Arten der Beeinträchtigung beobachten. Kein Wunder, dass der Umgang mit Delphinen auch auf gesunde Personen, die unter Belastung stehen, positive Effekte hat, wie immer wieder berichtet wird.

Diese statistisch gesicherte generelle Wirkung besagt natürlich nicht, dass in jedem Einzelfall Erfolge zu verzeichnen sind. Worauf sich unsere Aussage und die mitgeteilten Ergebnisse stützen, sind Gruppenmittelwerte und Streuungen. Es lässt sich auf diese Weise belegen, dass auch bei großer Streuungsbreite im anfänglichen Kompetenzniveau die Erfolge durchschlagen. Dies ist nur möglich, wenn bei einer überwältigenden Mehrzahl der Probanden eine gleichsinnige positive Wirkung auftritt.

Delphintherapie wirkt längerfristig

Vielleicht der bedeutendste Befund unserer Daten besteht in dem Nachweis, dass fast durchweg zwischen der Einschätzung der Kompetenzen nach der Therapie und sechs Monate später ein weiterer Anstieg der Bewertung erfolgt. Die erneut höhere Einschätzung des Fortschrittes kann kein Gedächtniseffekt sein, weil die Beurteiler sich sicherlich nicht mehr erinnern können, welchen Wert (von 0 bis 4) sie vor einem halben Jahr bei den einzelnen Items gegeben haben. Der weitere Anstieg der Einschätzung ein halbes Jahr später bestätigt die bisherigen sporadisch gesammelten Erfahrungen, dass die Delphintherapie ihre Hauptwirkung nicht sofort, sondern erst einige Zeit später voll entfaltet.

Da die erste Einschätzung nach der Therapie erst sechs Wochen nach Abschluss erfolgte, sind auch die hierbei gefundenen Werte kein Augenblickseindruck mehr. Die Eltern haben Abstand gewonnen, sind wieder in den häuslichen Alltag eingewöhnt und haben längst vergessen, welche Werte sie ihrem Kind vor der Therapie gaben.

Es wäre interessant, die Entwicklung der untersuchten Klienten weiterzuverfolgen, um zu erfahren, ob der bisherige Langzeiteffekt auch später noch anhält. Freilich gibt es dabei so viele andere Einwirkungen (Schule, andere Therapien, familiäre Veränderungen), dass es schwer fallen dürfte, die frühen Effekte der Delphintherapie zu isolieren. Vorläufig können wir davon ausgehen, dass Delphintherapie erst über längere Zeit hinweg ihre Hauptwirkung zeigt.

Schätzen die Fremdbeurteiler die Wirkung der Delphintherapie niedriger ein?

Da die meisten Werte der Fremdbeurteiler niedriger liegen als das Elternurteil, könnte man versucht sein anzunehmen, dass die Fremdbeurteilung weniger von dem Erfolg der Therapie hält. Wir sagten bereits, dass die Fremdbeurteiler aufgrund der größeren Distanz und des Vergleichs mit anderen (weniger stark beeinträchtigten) Fällen ein anderes Bezugssystem beim Bewerten haben als die Eltern. Niedrigere Werte sagen also für sich genommen noch nichts über eine geringere Einschätzung des Erfolges aus. Was zählt, sind die *Bewertungsunterschiede* vorher und nachher. Sind diese Unterschiede bei Eltern und Fremdbeurteilern ungefähr gleich, so schätzen beide Gruppen den Erfolg auch ähnlich ein. In nachfolgender Aufstellung sind die Anstiege (Bewertungsunterschiede vorher/nachher) für die oben dargestellten Bereiche aufgelistet.

	Differenz vorher/nachher	
	bei den Eltern	**bei den Fremdbeurteilern**
Kognition	.51	.48
Emotion	.26	.34
Motorik	.58	.55
Verhaltens-auffälligkeiten	.17	.18
Kontaktfähigkeit	.40	.52
Selbstständigkeit	.46	.37
Selbstbewusstsein	.64	.49
Sprache	.59	.48

Wie man erkennt, sind die Differenzen, d.h. in diesem Falle der eingeschätzte Fortschritt bei beiden Gruppen recht ähnlich. Nur bei den Merkmalen Selbstbewusstsein und Sprache liegen die beiden Gruppen um mehr als .10 Punkte auseinander. Dafür bewerten die Fremdbeurteiler den Fortschritt im Bereich Emotion höher als die Eltern.

Dieses Ergebnis ist bemerkenswert, da bei Benutzung eines vorsichtigeren (hier niedrigeren) Bewertungssystems eigentlich zu erwarten ist, dass auch der eingeschätzte Erfolg niedriger liegt. Wer nämlich generell geneigt ist, niedriger einzustufen (wie unsere Fremdbeurteiler), verwendet auch beim zweiten Mal ein eher niedriges Bewertungssystem und kommt unter Umständen allein dadurch schon zu geringeren Verhaltens- und Leistungsveränderungen. Dass die Fremdbeurteiler in den meisten Bereichen den gleichen oder einen ähnlichen absoluten Fortschritt sehen, ist ein gewichtiges Argument für die Gültigkeit (Validität) der Befunde.

Die wissenschaftliche Beweislage im Vergleich zu anderen Therapien

Wie unsere Darstellung der Untersuchung zeigt, wurde sehr sorgfältig gearbeitet und geprüft. Allein schon die Datenerhebung war mit gewaltigen Mühen verbunden. Die sorgfältige statistische Prüfung und die Gewinnung mathematisch geprüfter Dimensionen sowie der Vergleich zweier Beurteilergruppen lassen die Behauptung zu, dass die Effektivität der Delphintherapie wissenschaftlich nachgewiesen ist. Vergleicht man demgegenüber andere Therapieformen, so kann unsere Untersuchung gut bestehen. Ja, man kann sagen, dass viele andere Therapien, die gegenwärtig von den Krankenkassen finanziert werden, sich nicht im Entferntesten auf ähnliche Daten wie die der vorliegenden Untersuchung stützen können.

Wie hilft Delphintherapie? Erste Ergebnisse

Wir konnten zeigen, dass Delphintherapie hilft. Die Frage ist nun, warum hilft sie? Die bisherigen Ergebnisse lassen vermuten, dass es die Interaktion zwischen Delphin und Kind/Jugendlichem selbst ist, die den Haupteffekt hat. Aber gerade diese zunächst als selbstverständlich erscheinende Annahme ist überhaupt nicht selbstverständlich. Angesichts der vielen Bedingungen, die bei den beobachteten Maßnahmen in Eilat und Florida zusammenwirken, könnte man nämlich vermuten, dass es kein Einzelfaktor wie der Delphin selbst ist, der die positive Wirkung ausübt, sondern viele Bedingungen zusammen, wie etwa die neue Umgebung, das Wasser mit den Empfindungen der Schwerelosigkeit, die neuen Therapeuten und Betreuungspersonen und nicht zuletzt die Eltern, die schon während der Reise und vor Ort in einem anderen Erlebniszusammenhang erfahren werden. Schließlich könnten sogar Stressbedingungen während der von vielen betroffenen Kindern als anstrengend erlebten Reise einen Effekt auslösen. Man spricht bei dem Zusammenwirken solcher Bedingungen von einer systemischen Wirkung: Nicht einzelne Faktoren haben isoliert betrachtet die fördernde und heilende Kraft, sondern alle Bedingungen zusammengenommen. Sie stehen in Wechselwirkung zueinander, d.h. sie beeinflussen sich wechselseitig und wirken als Ganzes, eben als System. Viele Therapien, Kuren, ganzheitliche Maßnahmen haben sicherlich eine solche »systemische« Wirkung und wir können mit Recht annehmen, dass sie auch bei der Delphintherapie eine wichtige Rolle spielt.

Andererseits liegen in Eilat und Florida recht unterschiedliche Bedingungen vor. Nicht nur die Therapien sind unterschiedlich, sondern auch das Leben und Verhalten der Tiere ist verschieden. Selbst die Wasserbedingungen sind nicht die gleichen. In Eilat ist das Wasser relativ kalt, weshalb die Patienten Thermopren-Anzüge tragen. In Florida ist das Wasser dagegen angenehm warm und die Therapien werden eingestellt, sobald das Wasser etwas kühler wird. Dennoch haben wir ganz ähnliche, ja manchmal bis ins Detail gleiche Effekte in der Wahrnehmung der Eltern und der Fremdbeurteilung registrieren können. Unsere Vermutung war, dass doch der Delphin selbst eine entscheidende Rolle bei der positiven Wirkung spielt, denn schließlich ist er fast die einzige Konstante bei den unterschiedlichen Randbedingungen. Vermutungen reichen aber nicht: Glauben ist gut, beweisen ist besser.

Wie kann man einen solchen Beweis antreten und was kann man überhaupt beweisen? Am einfachsten wäre es, wenn man unmittelbar bei der Interaktion zwischen Delphin und Kind Wirkungen feststellen und anschaulich machen könnte. Sie sind anschaulich gegeben. Mit den modernen Mitteln der Videotechnik lassen sich auch die flüchtigsten Erscheinungen festhalten und wiederholt (auch in Zeitlupe oder als Standbild) beobachten. Wenn es allerdings Wirkungen tieferer physiologischer Art gibt, etwa die Wirkung des Sonars des Delphins, die Veränderung der Gehirnwellen beim Patienten, wie dies von manchen behauptet wird, so gestaltet sich der Nachweis wesentlich schwieriger.

Wir haben uns in einem ersten Schritt damit begnügt, das Verhalten der Tiere und der Patienten zu beobachten und daraus Schlüsse zu ziehen. Eine Grundannahme muss dabei bereits vorweg gemacht werden: Es kann sich nicht um einen einseitigen Einfluss des Delphins auf den Menschen handeln, sondern beide sind aktiv. Es geht auf beiden Seiten um Aktion und Reaktion, um Wechselwirkung.

An anderer Stelle in diesem Buch berichtet Zita Stenczel über die Veränderung der Kommunikation zwischen Delphin und Mensch und über den Wechsel bei der Aufnahme der Initiative. Ganz offenkundig nehmen Delphin und Kind Kontakt miteinander auf und verständigen sich vor aller sprachlichen Kommunikation durch Signale und wechselseitige Anpassung des Verhaltens. Dabei geht zunächst die Initiative zur Kontaktaufnahme vom Delphin aus, während später das Kind diese Initiative übernimmt.

Das Kapitel von Frauke Beeck beschreibt die Veränderung bei den Anzeichen eines sich verbessernden Selbstbewusstseins und Selbstvertrauens. Die Psychologie benutzt dabei den Begriff der Selbstwirksamkeit. Diese Selbstwirksamkeit scheint eine Schlüsselstellung bei den beschriebenen Verbesserungen in den einzelnen Leistungsbereichen einzunehmen. Nur wer sich etwas zutraut, kann auch etwas zustande bringen. Viele der betroffenen Kinder und Jugendlichen haben offenbar aus vielerlei Gründen ihr Selbstvertrauen verloren und in der Delphintherapie wieder neu gewonnen – oder sie konnten niemals zuvor Selbstvertrauen entwickeln und haben es erstmals beim Umgang mit dem Delphin aufbauen können.

Alle diese Beobachtungen erfordern, wenn man schlüssige Daten haben will, die Analyse von Tausenden, ja Zehntausenden Einzelszenen pro Person und können nur an wenigen Einzelfällen durchgeführt werden. Hier zählt jedoch nicht die Menge, sondern der objektive und statistisch absicherbare Nachweis solcher Interaktionswirkungen. Es ist klar, dass solche Analysen erst am Anfang stehen und weitere folgen müssen. Der wesentlich kompliziertere Nachweis physiologischer Effekte, etwa der Veränderung der Gehirnströme, steht noch aus, auch wenn es bereits Hinweise auf solche Effekte gibt.

Die hier beschriebenen Ergebnisse stellen eine Auswahl der Befunde dar, die Nicole Kohn im Rahmen ihrer Dissertation ausführlich und wissenschaftlich fundiert beschrieben hat. Die Dissertation wird demnächst veröffentlicht.

Delphine

Kirsten Kuhnert

Wie war ich doch naiv, als ich mich damals entschloss, mit meinem kleinen Flammenschwert für die Delphintherapie zu kämpfen! Nicht nur, dass ich kaum etwas über Humanmedizin wusste, von Delphinen hatte ich noch weit weniger Ahnung. Über sie wusste ich gerade mal, dass sie keine Fische sind, dass ich sie mag und dass die Amerikaner sie nicht essen, auch wenn »Dolphin Sandwich« auf der Speisekarte steht. Dann handelt es sich um eine Dorade und nicht um einen Therapeuten.

So erschien es mir nur schlüssig, mich gleich nach der Gründung von *dolphin aid* mit dem Duisburger Zoo in Verbindung zu setzen und dem armen Oberdelphinpfleger im dortigen Delphinarium am Telefon einen flammenden Vortrag zu halten über das, was mit Tim in Key Largo alles passiert war, und dass wir am besten gleich am nächsten Tag mit der Delphintherapie beginnen sollten. Der Mann war geduldig und freundlich und lud mich ein, vorbeizukommen. Er finde das nicht unlogisch mit der Delphintherapie, aber so einfach sei das nicht. Und außerdem sei er nicht der Mann, der das zu entscheiden habe, das sei der Direktor, mit dem könne ich ja mal reden. Und dann gebe es da noch den Tierarzt, der sei Spezialist für Meeressäuger, aber ob ich an den herankäme, wisse er nicht.

Das wäre doch gelacht, dachte ich, fuhr nach Duisburg und lernte wirklich nette Menschen kennen. Nur der Tierarzt war sehr distanziert. An seiner Stirn war die Frage abzulesen, wer denn diesem aufgescheuchten Huhn wohl ins Gehirn gepikst hatte. Bis heute gibt es in Duisburg keine Delphintherapie – und das ist wohl auch ganz gut so. Mit dem Direktor habe ich lange, konstruktive Gespräche geführt und der Tierarzt ist ein guter Freund geworden, von dem ich viel gelernt habe. Auch er hat dazu beigetragen, mein Wissen über Delphine zu bereichern.

Das alles hat dazu geführt, dass in den Statuten von *dolphin aid* auch der Tierschutz mit voller Überzeugung seinen Platz findet. Delphintherapie kann aus meiner Sicht nur funktionieren, wenn der partnerschaftliche Umgang miteinander, in diesem Fall also das Zusammenspiel zwischen Mensch und Tier, unter optimalen Bedingungen für beide Seiten stattfindet. Delphintherapie funktioniert nur auf freiwilliger Basis. Die Fragen, die mir hierzu oft gestellt werden, beantworte ich gerne mit einer Gegenfrage: Wie wollen Sie ein 800 Pfund schweres wildes Tier dazu bringen, etwas zu tun, das es nicht will? Eine von *dolphin aid* geförderte Delphintherapie findet dort statt, wo sich ein Delphin zu jeder Zeit sein Futter selbst besorgen kann, denn es schwimmt um ihn herum. Das kann also kein Argument sein. Nun höre ich schon die Delphinanwälte, deren Engagement ich zutiefst bewundere, Ja, aber sagen.

Sicher: Es gibt auch eine andere Sichtweise der Dinge. Menschliches Engagement zur Erhaltung unserer Umwelt gehört zu den wichtigen Aufgaben unserer Zeit, wenn wir unseren Kindern und Kindeskindern einen ordentlichen Lebensraum erhalten wollen. Auch deshalb gilt es, kommerzielle Fänge bedrohter Delphinarten und das unsägliche Abschlachten von Delphinen zu verhindern. Doch andererseits wissen wir spätestens seit der Befreiung von »Willy« auch, dass Menschen manchmal etwas zu romantisch an bestimmte Unterfangen herangehen. Keyko, so der richtige Name des befreiten Killerwals, fristete sein Leben unter unwürdigen Bedingungen in einem Delphinarium in Mexiko. Durch eine Flut von Spenden und Sponsorengeldern wurde es möglich, ihn um die halbe Welt in seine Heimat zu fliegen, in einem Heavy-Lift-Flugzeug, mit hunderten von Menschen und unzähligen Fernsehstationen, die live an seiner Rettungsaktion beteiligt waren. Und was macht Keyko heute? Er holt sich hier und da einen Sonnenbrand, weil er den Kopf zu oft aus dem Wasser reckt, wenn er nach seinen Menschen Ausschau hält. Er sucht sich seine Nahrung nicht selbst, sondern wird gefüttert. Ganz sicher wäre er heute ähnlich erholt und glücklich, wenn man ihn in eine schöne Bucht in Mexiko gebracht und für einen Bruchteil des Geldes lebenslang seine Pfleger und Freunde zu seiner Versorgung bereitgestellt hätte. Die Forderung nach Auswilderung ist also manchmal ein wenig realitätsfremd. Manche Experten sind sogar der Ansicht, dass bestimmte Tiere, die mit Menschen aufgewachsen sind, nach ihrer Auswilderung dem sicheren Tod ausgeliefert seien. Selbst die beste Vorbereitung auf die freie Natur wird nun mal von Menschen durchgeführt, nicht von frei lebenden Artgenossen.

Deshalb glaube ich, wie bei so vielen anderen Dingen auch liegt die Wahrheit in der Mitte. Keinesfalls befürworte ich es, hinauszufahren aufs Meer und zu Therapiezwecken Delphine zu fangen. Dagegen bin ich aus Überzeugung. Eher schon lasse ich mit mir darüber reden, ob gefangene Delphine, die vor dem Schlachtermesser gerettet wurden, in der Delphintherapie eingesetzt werden könnten. Viel mehr noch wünsche ich mir aber, dass weltweit Delphinarien geschlossen werden, in denen diese wunderbaren Tiere unter nicht mehr zeitgemäßen, teilweise verwerflichen und alles andere als artgerechten Bedingungen aus reiner Profitgier für die Unterhaltungsindustrie gehalten werden, in der artgerechte Tierhaltung noch nicht einmal als Vokabel vorkommt. Die Tiere könnten dann in einen natürlichen Lebensraum geführt werden, in dem sie sich erholen können. Und wenn sie später Lust haben, dann helfen sie vielleicht unseren Kindern und anderen Menschen, für die die Delphintherapie so wichtig ist. So weit müssten wir kommen und dabei könnte ein Mann helfen, von dem ich bereits erzählt habe.

Manuel Garcia Hartmann, seit 2002 Präsident der Europäischen Vereinigung für Meeressäugetiere und Zuchtbuchführer des Europäischen Zuchtbuchs für den Großen Tümmler ist Deutsch-Spanier, spricht so ziemlich alle wichtigen Sprachen und ist seit 1994 leitender Zootierarzt in Duisburg. Der Wissenschaftler gilt als anerkannter Experte auf dem Gebiet der Meeressäuger und ist in vielen weiteren europäischen Gremien tätig, sein Rat ist in Italien und den Niederlanden genauso gefragt wie in Belgien und Portugal. Er ist ein ziemlich netter Kerl, und auch wenn unsere Meinungen manchmal differieren, schätze ich sein fachliches Urteil und respektiere seine Einstellung. Es wäre schließlich blauäugig anzunehmen, dass beim Thema Delphintherapie alle Experten nach den ersten Überlegungen gleich den Daumen nach oben halten und kein Problem sehen. Um eine Sache von großer Tragweite zu Ende zu führen, bedarf es der Kontroverse, nicht der Schönfärberei. Es bedarf der selbstkritischen Einschätzung des eigenen Fachwissens und fachkundiger Kommentare und Denkanstöße auf dem Weg zu guten Ergebnissen für alle.

Delphine – Mythos und wissenschaftliche Realität

Manuel Garcia Hartmann

Ich wurde gebeten, aus wissenschaftlicher Sicht ein paar Zeilen über das wahre Wesen der Delphine zu diesem Buch beizusteuern. Nun sitze ich hier und denke darüber nach, wie ich das anstellen soll, ohne mich bei den Lesern und Leserinnen unbeliebt zu machen. Nach meinem Vortrag auf dem 2. *dolphin-aid*-Symposium 2001 über dieses Thema kam eine Zuhörerin zu mir und brachte das Problem auf den Punkt: »Ihr Vortrag war sehr schön, aber ich glaube Ihnen nicht! Delphine sind nicht so, wie Sie sagen!«

45 Minuten lang hatte ich über Delphine und ihr wahres Wesen geredet. Ich hatte versucht, komplizierte Forschungsergebnisse verständlich zu machen, und meine Darstellung mit Beispielen und Bildern dokumentiert. Ich hatte den ›Mythos Delphin‹ wissenschaftlich auseinander genommen und widerlegt. Und das war nun das Resultat: Sie wollte mir nicht glauben. Dabei ließ die sympathische Art der jungen Frau erkennen, dass es nicht etwa an der mangelnden Glaubwürdigkeit meiner Argumente gelegen hatte. Es lag wohl eher daran, dass ich an den Grundfesten einer tief verankerten Überzeugung, eines fest gefügten Bildes gerüttelt hatte, sie aber nicht zu erschüttern vermochte. Mein Rütteln wurde nicht akzeptiert. Das Klischee des Delphins als menschenfreundliches, immer lächelndes und gut gelauntes Wesen ist so tief in den Köpfen verwurzelt, dass jeder, der ihm widerspricht, unglaubwürdig erscheint. Unzählige falsche Behauptungen und Übertreibungen in der Presse und nicht zuletzt die Fernsehserie *Flipper* haben dazu geführt, dass jeder in unserer westlichen Gesellschaft zu wissen glaubt, wie Delphine wirklich sind.

Immer lächelnd? Bitte genau hinsehen: Die Mundwinkel des bekanntesten Delphins, des Großen Tümmlers, gehen nach *unten*, nicht nach oben – das nennt man normalerweise nicht unbedingt Lächeln. Immer gut gelaunt? Die zahlreichen Narben und Kratzer auf der Haut der wilden Tümmler sprechen eine deutliche Sprache über den rauen Umgangston untereinander und eine soziale Hackordnung, die, wie bei den Wölfen, keine Beißhemmung kennt.

Freundlich? Die Bilder des kleinen Schweinswals, der aus dem Wasser fliegt, weil mehrere Große Tümmler mit ihm »Fußball« spielen und ihn letztendlich töten, just for fun, sind veröffentlicht und wurden von der BBC mehrfach gezeigt. Wer weiß, vielleicht würden die Delphine untereinander ja sagen: »Heute schon Spaß gehabt? Lasst uns Schweinswalkicken gehen!«, wenn sie denn sprechen könnten.

Normalerweise hat unsere Gesellschaft keine hohe Meinung von Tieren, die – nicht zur Nahrungsbeschaffung, sondern aus reiner »Lust am Morden« und ohne erkennbaren Sinn – andere Tiere töten. Genau das tun die Großen Tümmler, die »sympathischen Flipper«, mit dem armen kleinen Schweinswal. Nur scheint das in diesem Fall nicht zu zählen, denn jeder weiß: Delphine sind »nett«, »freundlich«, »sympathisch«, »lieb«, »intelligent«.

Ich werde versuchen, jetzt noch einmal an diesem Mythos zu rütteln und ihm meine wissenschaftlich geprägte Sichtweise gegenüberstellen – auf die Gefahr hin, dass mir die Leserinnen und Leser vielleicht nicht glauben werden.

Dabei ist es an sich schon ein schwieriges Unterfangen, den Delphin zu charakterisieren und zu beschreiben, denn »den Delphin« gibt es eigentlich nicht. Die zoologische (Über-)Familie der Delphine (Delphinoidea) mit ihren über 50 Vertretern ist äußerst vielgestaltig. Es gibt große und kleine, weiße und graue, schwarze und schwarz-weiße Delphine und solche mit gelben Streifen. Es gibt blinde Delphine und solche, die zur besseren Weitsicht über Wasser den Kopf hoch aus den Wellen heben. Den meisten Delphinen stirbt die Haut ab, wenn sie nur wenige Tage im Süßwasser verbringen. Andere Delphinarten wiederum können ohne Probleme im Brackwasser der Flussdelten sowie weit flussaufwärts im Süßwasser leben. (Die Flussdelphine gehören zoologisch allerdings nicht zu den »echten«, ozeanischen Delphinen.) Die kleinste Delphinart wird gerade mal 1,60 Meter lang, die größte hat zwar nicht die typische längliche Delphinschnauze, sondern stattdessen einen abgerundeten Kopf, wird dafür aber sieben bis neun Meter lang und drei bis sechs Tonnen schwer. Einige wenige Arten leben als Einzelgänger, manche in Kleingruppen, andere wieder in riesigen Verbänden mit zeitweilig über tausend Individuen. Aufgrund dieser Vielseitigkeit ist das, was über »den Delphin« gesagt wird, oft gleichzeitig wahr und falsch: Eine Art mag ein bestimmtes Verhalten zeigen, andere dagegen nicht. Auch innerhalb ein und derselben Art gibt es erhebliche Unterschiede, denn nicht immer verhalten sich die Individuen einer Art gleich – genauso wie wir

Menschen auch. Ein gutes Beispiel dafür ist die oft beschriebene »selbstlose Hilfe« der Delphine. Jeder von uns hat davon gehört, dass Delphine Menschen vor dem Ertrinken retten. Tun sie das immer und überall? Leider nicht. In den allermeisten beschriebenen Fällen waren es wohl Große Tümmler, die Menschen gerettet haben. Viele andere Delphinarten meiden den Menschen im Wasser, andere wiederum reagieren gar nicht auf die zweibeinigen Landsäuger. Aber auch die Großen Tümmler sind nicht immer gleich hilfsbereit – jedes Individuum ist anders. Zwar haben Große Tümmler nachweislich einige Male Menschen gerettet, aber ebenso nachweislich haben Angehörige derselben Art auch schon Menschen angegriffen. Glaubwürdige Berichte von »unterlassener Hilfeleistung« sind mir nicht bekannt, doch das liegt vielleicht in der Natur der Sache.

In der wissenschaftlichen Literatur ist die Rede von Delphingruppen, die mit enormer Anstrengung eine Matratze an Land »retten«, aber auch von einer Gruppe einer anderen Delphinart, die einen in einem Seil verhedderten Artgenossen panisch im Stich ließ. Eine andere Geschichte handelt von einem verunglückten Ehepaar, das sich vor der Küste Australiens von Haien bedroht sah. Eine Delphingruppe kam den beiden zu Hilfe und trug die Ehefrau an den rettenden Strand, den Ehemann aber hinaus auf die offene See – er wird seitdem vermisst.

Im März 2003 sah ich den Videofilm eines Amateurs, der die Interaktionen eines Großen Tümmlers und einer badenden Touristin im Jahr 2002 an einer spanischen Küste dokumentierte. Man würde erwarten, dass der Delphin der normal schwimmenden Frau vielleicht »helfen« wollte, doch stattdessen treibt der Delphin die gute Schwimmerin hinaus auf das offene Meer, umkreist sie wie ein Hai und schlägt mit der Schwanzflosse nach ihr. Da ich die millimetergenaue Körperbeherrschung der Delphine kenne, meine ich, dass er gezielt zuschlug. Die Frau wurde tot aus den Wellen geborgen. Die Obduktion ergab, dass sie verschiedene Knochen und Wirbel gebrochen hatte. Ein Ausnahmefall? Wahrscheinlich. Allerdings gibt es hinreichend wissenschaftliche Literatur und Fallberichte, die aggressive Verhaltensweisen der Großen Tümmler gegenüber Menschen dokumentieren. In Brasilien wurde ein Mann vor einigen Jahren von einem Großen Tümmler getötet. In England drückte ein Tümmler mehrfach Taucher gegen den Meeresgrund und ließ sie lange Zeit nicht los. Auf den Bahamas terrorisierte ein männlicher Tümmler namens »Jojo« die Gäste eines Touristenressorts dermaßen, dass die amerikanische Delphinexpertin Patricia St. John hinzugezogen wurde, um Jojo bessere Manieren beizubringen. An einer Stelle an der australischen Küste haben Delphine, die dort regelmäßig gefüttert werden, sich angewöhnt, die Menschen einfach umzuschubsen, wenn der Fisch nicht schnell genug oder nicht in der gewünschten Menge serviert wird.

All diese Fälle zusammen haben längst nicht so viel Presse-Aufmerksamkeit erregt wie eine einzige Rettung eines Menschen durch einen Delphin und sind daher der Öffentlichkeit weitgehend unbekannt. Auch die Tatsache, dass Große Tümmler vor der schottischen Küste ohne ersichtlichen Grund Schweinswale töten, ist nicht sehr bekannt geworden. Noch weniger bekannt ist, dass Große Tümmler anscheinend sogar Jungtiere der eigenen Art umbringen. Noch gibt es keine Bilder über diesen Kindermord an der eigenen Spezies und dementsprechend wenig Aufmerksamkeit für dieses Thema. Obschon das Töten von Jungtieren der eigenen Art bei mehreren Landsäugetierarten beschrieben ist, konnten auch die Wissenschaftler den Sinn und Zweck dieses Verhaltens beim Großen Tümmler bisher nicht erklären.

Diese Beispiele offenbaren sowohl die Komplexität des Verhaltens der Delphine als auch unser oft ungenügendes oder gar fehlendes Wissen. In einer großen Enzyklopädie aus dem Jahr 2002 schrieb der Autor im Kapitel *Delphinidae*, dass die Popularität der Delphine sowohl unter Wissenschaftlern als auch in der Öffentlichkeit sehr groß sei, dass wir aber im Vergleich zu ähnlich großen Landsäugetieren nur sehr wenig über sie wüssten. Eines aber ist sicher: Der Delphin ist keineswegs das intelligente Kuscheltier, als das er so oft dargestellt wird. Er ist auch kein »besserer Mensch« im Meer und kein »Geist in den Wassern«. Er ist ein wildes, wasserlebendes Raubtier mit faszinierenden Verhaltensweisen und erstaunlichen Anpassungsleistungen und Fähigkeiten – erstaunlich zumindest für uns Menschen, die wir allesamt ›Landratten‹ sind. Damit ist der reale Delphin aus meiner Sicht viel faszinierender als sein stupider, weit verbreiteter Mythos.

Die Delphinarten können zwar sehr verschieden sein, gemeinsam ist ihnen aber, dass sie Fisch fressen, seien dies Knochenfische wie Heringe und Makrelen, Knorpelfische oder Tintenfische (die allerdings keine echten Fische sind). Manche Delphinarten fressen auch andere Seesäuger (einige wenige Arten wie bestimmte Orcas haben sich sogar darauf spezialisiert). Alle Delphine ernähren sich also vom Fleisch anderer Tiere, die sie dafür töten müssen. Diese scheinbar banale Erkenntnis ist eine der wichtigsten zum Verständnis der Delphine: Sie sind große, echte Raubtiere!

Bei jedem anderen gruppenlebenden Landraubtier wissen wir intuitiv, dass Aggressionen und Kampf in der Gruppe zum normalen Verhalten der Art gehört. Die Beißordnung der Wölfe ist dafür ein gutes Beispiel. Bei Delphinen dagegen gibt es subtile und weniger subtile Formen der Aggression innerhalb einer Gruppe; oft lassen sich Rangordnungen allein durch Präsenz, Körperhaltung und bestimmte Arten von Drohverhalten klären. Dazu gehören auch verschiedene Lautäußerungen. Die höchste Stufe der akustischen Drohung ist der so genannte »jaw clap«, wenn der Delphin seine Kiefer hart aufeinander schlägt. Damit erzeugt er unter Wasser ein weithin hörbares und unmissverständliches Knallgeräusch. Im schlimmsten Fall kommt es zum direkten Kampf, die Gegner werden gejagt und gebissen, was auf ihren Körpern die typischen, als »rake marks« bekannten parallelen Narben hinterlässt. Diese finden sich bei den verschiedenen Delphinarten in unterschiedlicher Häufigkeit – ein Anzeichen dafür, dass sich auch die Verhaltensweisen bei internen Auseinandersetzungen zwischen den Arten unterscheiden. Bei großen Tümmlern sind solche Kratzer bei jungen Tieren häufig, bei den älteren dominanten Tieren werden sie seltener. Bei Rundkopfdelphinen dagegen wird, vor allem bei den Männchen, die Haut im Laufe der Jahre derart mit hellen Narben übersät, dass am Ende das gesamte Tier weiß erscheint.

Das oben erwähnte Töten von Schweinswalen ist nicht der einzige Hinweis, dass auch Angehörige verschiedener Delphinarten nicht gerade zimperlich miteinander umgehen. Während in vielen Fällen eine friedliche Koexistenz verschiedener Delphinarten dokumentiert ist, so gibt es auch beeindruckende Bilder von einem regelrechten Krieg zwischen Individuen verschiedener Delphinarten. Ein solcher »Krieg« spielt sich zum Beispiel vor den Bahamas zwischen Fleckendelphinen und Großen Tümmlern ab. Wenn sich zwei Gruppen begegnen, so hat es den Anschein, als würden sie sich erst einmal gegenseitig taxieren: Wie viele sind wir, wie viele zählt der Gegner? Wie auf ein Zeichen beginnen dann die Feindseligkeiten, die Delphine wirbeln in tanzähnlichen Bewegungen umeinander und versuchen, die Gegner zu beißen, ohne gleichzeitig gebissen zu werden. Der Unterlegene sucht das Weite, verfolgt von seinem Kontrahenten. Von einem fairen Kampf kann dabei nicht die Rede sein – die Bilder belegen, dass die größere Delphingruppe oft den Angriff beginnt und dass oft mehrere Individuen sich koordiniert auf einen Gegner stürzen. Dies alles sind aggressive Verhaltensmuster, wie sie bei Landraubtieren durchaus gut bekannt sind, die man dem »freundlichen« Delphin gemeinhin aber nicht zutraut.

Delphine gleich welcher Art können ausschließlich im Wasser leben, nicht an Land. Das unterscheidet sie grundlegend von uns Menschen. Die Anforderungen des aquatischen Lebensraums sind ganz anders als alles, was wir mit unserem Erfahrungshintergrund als normal betrachten. Hinzu kommt, dass das Meer, so schön es uns von außen erscheinen mag, »von innen« ein vergleichsweise feindlicher Lebensraum ist. Schwer vorstellbar? Stellen Sie sich vor, Sie seien ein Delphin und müssten regelmäßig an der Wasseroberfläche Luft holen, um zu überleben. Wenn wir Menschen uns das schöne Meer vorstellen, denken wir meist an einen sonnigen Tag und eine ruhige See. Aber was ist, wenn Sie sich als Delphin bei Windstärke 10 nicht auf das Land zurückziehen können? Wie schlafen Sie, wenn die Wellen peitschen und Sie nur mit Schwierigkeiten überhaupt an Luft kommen? Jeder Segler, der schon einmal in einem langen Sturm auf dem Boot war, kennt die Antwort: gar nicht! Oder, im Falle der Delphine, wahrscheinlich nur in sehr kurzen Schlafphasen, und das so lange, wie der Sturm dauert. Dabei haben Delphine, die ja regelmäßig an der Oberfläche atmen müssen, sowieso eine eigene Schlaftechnik entwickelt, denn sie schlafen immer nur mit einer Gehirnhälfte. Dieser Trick ermöglicht es ihnen, gleichzeitig schwimmend Luft zu holen und sich auszuruhen. Oft ist dabei das eine Auge geschlossen, das andere halb oder ganz geöffnet. Die Schwimmbewegungen und das Auftauchen sind regelmäßig, erscheinen aber bedächtiger als sonst. (Der Trick ist übrigens nicht einzigartig im Tierreich – Vögel, die auf ihrem jährlichen Zug sehr große Strecken zurücklegen oder wie Mauersegler fast immer in der Luft sind, schlafen genauso.)

Nicht nur das Atmen in jeder Lebenslage ist schwierig im Lebensraum Wasser. Bei meinen Führungen erkläre ich regelmäßig, dass Delphine Wüstentiere sind – eine Aussage, die meist mit ungläubigem Staunen oder blankem Unverständnis quittiert wird. Aber wo sollen die Meerestiere Süßwasser hernehmen? In der Wissenschaft war lange umstritten, ob Delphine vielleicht ihren Wasserbedarf durch das Trinken von Meerwasser decken, doch inzwischen weiß man, dass dem nicht so ist (oder nur in minimalen Mengen, die den täglichen Wasserbedarf sicher nicht decken). Die Nieren, bei allen Tieren für den Wasserhaushalt des Körpers zuständig, sind bei den Delphinen in viele kleine Einzelnierchen (Renculi) aufgeteilt. Beim Großen Tümmler gibt es 200 bis 300 solcher Renculi pro Gesamtniere auf jeder Körperseite. Ob diese besondere Anatomie auch für eine besondere Leistungsfähigkeit steht oder nur ein Relikt ihrer Abstammung von dem Rind verwandten Säugern (die ähnliche Nieren haben) darstellt, ist nicht genau geklärt. Das lebensnotwendige Süßwasser entnehmen die Delphine ausschließlich ihrer Beute, den Fischen, die wie alle Tiere zu einem Großteil aus Wasser bestehen. Der Stoffwechsel der Delphine ist in der Lage, aus jedem Molekül Fischfett zwei Moleküle Wasser zu gewinnen. Durch diesen Trick braucht das »Wüstentier« Delphin kein Süßwasser zu trinken und kann in einer für Säugetiere lebensfeindlichen, weil trinkwasserarmen, Umgebung überleben.

Allerdings wird damit das tägliche Beutemachen für den Delphin um ein Vielfaches wichtiger als für Landraubtiere. Ein Löwe kann es sich leisten, nur einmal pro Woche Beute zu machen und dann den Rest der Woche zu faulenzen. Der Delphin dagegen muss sehr regelmäßig fressen, sonst würde er zwar nicht verhungern, aber verdursten. Dies könnte einer der Gründe sein, warum Delphine in der Gruppe jagen, um ihre Jagdchancen zu verbessern.

Eine der ersten Aufsehen erregenden Erkenntnisse über Große Tümmler in freier Wildbahn kam in den späten Sechzigern des 20. Jahrhunderts von den Forschern Tayler und Saayman in Südafrika. Sie beschrieben, wie Tümmler in der Gruppe koordiniert Fische gegen den Strand trieben, um sie dort besser fangen zu können. Spätere Aufnahmen von Cousteau über die Zusammenarbeit zwischen Strandfischern und Delphinen in Westafrika bewiesen eindrucksvoll, dass Delphine koordiniert vorgehen und darüber hinaus auch noch mit anderen Spezies, selbst dem Menschen, kooperieren können (siehe dazu auch den Beitrag von Lorenzo von Fersen in diesem Buch). Inzwischen sind unsere technischen Möglichkeiten weiter vorangeschritten. Es gibt hervorragende Unterwasseraufnahmen von verschiedenen Delphinarten, die als Gruppe einen Fischschwarm geschickt einkreisen und zu einem so genannten »Futterball« zusammenscheuchen. Koordiniertes Vorgehen ist dabei die wichtigste Voraussetzung: Der Fischschwarm bewegt sich fast synchron wie ein einziges Tier und würde jede Möglichkeit zur Flucht nutzen. Die Delphine wechseln sich ab, einige bewachen den Schwarm, andere stoßen hinein, um zu fressen, wieder andere tauchen zum Atmen auf. Die Wasseroberfläche, die der Delphinforscher Ken Norris hinsichtlich unserer Forschungsbemühungen als »die schwierigste aller Barrieren« bezeichnet hat, wird oft von den Delphinen geschickt als eine echte Barriere im Raum genutzt, die die Fische nicht überwinden können.

In den letzten drei Jahrzehnten ist diese symbolische Barriere, die den Menschen vom Delphin trennte und die in der Vergangenheit zur Gleichstellung der Delphine mit den Fischen führte, immer weiter eingerissen worden. Die Filmindustrie bringt Delphine aufs Festland und in unsere Wohnzimmer, ohne dass wir dabei nass werden. Die fortschreitende Tauchtechnik ermöglicht es immer mehr Menschen, direkt in die Unterwasserwelt einzutauchen und damit die aquatische Umwelt in all ihrer Faszination immer besser zu verstehen. Die Beziehung zwischen den zweibeinigen Landbewohnern und den Meeressäugern hat sich dadurch vor allem in der westlichen Welt dramatisch verändert.

Das Verhältnis zwischen Delphin und Mensch geht über die reine Biologie und Delphin-Forschung hinaus, denn dabei ist die menschliche Psychologie mindestens genauso wichtig wie das Verhalten und die Biologie der Tiere. Und weil bei solchen »besonderen« Tieren wie Delphinen immer auch die Persönlichkeit und die Erfahrungen des Betrachters eine Rolle spielen, werden hier wohl die Meinungen stets auseinander gehen.

Der Beginn der Beziehung zwischen Mensch und Delphin wird in den meisten Büchern in der griechischen und römischen Antike lokalisiert und mit Sprüchen wie »Menschen und Delphine hatten immer schon ein besonders gutes Verhältnis« präsentiert. Meist ziert dieses Statement noch das Bild einer griechischen oder kretischen Wandmalerei, wie zum Beweis. Leider tragen die Delphine in den kretischen Darstellungen meist sehr unrealistische Entenschnäbel und zeigen auch sonst anatomisch nicht ganz korrekte Eigenheiten.

Sicher war in der griechischen und römischen Antike das Verhältnis der Menschen zu den Delphinen, die als Boten des jeweiligen Meeresgottes (Poseidon bzw. Neptun) galten, recht positiv. Auch die antike Münze mit der bekannten Abbildung eines auf einem Delphin reitenden Jungen belegt, dass dieser Ritt durchaus ein herausragendes Erlebnis gewesen sein muss, denn Alltägliches wurde damals ebenso wenig auf Münzen abgebildet wie heute. Allerdings muss man sich die Frage stellen: Welche Konsequenzen hatte dieses positive Bild des Delphins in der Antike für den Delphin selbst? Darüber wissen wir sehr wenig. Vorstellbar wären drei Möglichkeiten: Entweder wurden Delphine als Götterboten verehrt und dementsprechend geschützt. Oder sie wurden gerade aufgrund ihres besonderen Status gejagt, weil sie deshalb umso kostbarer waren. Oder aber ihr Status als Götterboten kümmerte die Fischer wenig, die sie einfach weiter als Köderfleisch verwerteten oder selbst aßen wie seit vielen Jahrhunderten. Ich persönlich halte diese letzte Möglichkeit für die wahrscheinlichste, und zwar aus zwei Gründen. Zum einen ist belegt, dass

Naturvölker im Allgemeinen kein besonderes Verhältnis zu Delphinen und anderen Walen hatten und haben, sondern diese schlicht als Teil der Nahrungskette sehen. Aborigines in Australien, Inuit im nördlichen Polarkreis, Steinzeitmenschen in Europa und die baskischen Fischer des 9. Jahrhunderts – sie alle gingen auf die Jagd nach Delphinen und Walen. Im Mittelalter ging das Wissen der antiken Welt verloren, dass Delphine Säugetiere sind und mit Lungen atmen. Für die verbreitete Jagd auf die vermeintlichen Fische brachten die Schiffsbauer unter oder an der Galionsfigur eine kleine Plattform an, von der aus ein Seemann die darunter wellenreitenden Delphine bequem harpunieren konnte. Das Delphinfleisch war eine willkommene Abwechslung zur üblichen Seemannskost. Der Verzehr von Delphinfleisch scheint uns in Europa heute kaum denkbar, doch wer sich in der Literatur umschaut, stellt fest, dass die Jagd auf Delphine und kleine Wale bis ins 20. Jahrhundert auch in der westlichen Welt noch weit verbreitet war. Der häufige Nachname Varksenvisser (»Schweinefischer«) im holländischen Katwijk beispielsweise erinnert daran, dass dort der Schweinswalfang Tradition hatte und ein ehrenvoller Beruf war. Die Jagd war auch in Dänemark und Deutschland üblich und die vergleichenden Berliner Anatomen, die sich Anfang des 20. Jahrhunderts zum ersten Male mit der Anatomie des kleinsten Delphinverwandten vor der deutschen Küste, dem Schweinswal, näher auseinander setzten, kauften ihr »anatomisches Material« noch am Stück auf dem Berliner Fischmarkt. Veröffentlichungen aus den USA bezeugen, dass dort bis in die sechziger Jahre hinein Große Tümmler systematisch wegen ihres Fleisches gefangen wurden.

Der zweite Grund, weshalb ich es für wahrscheinlich halte, dass Delphine in der Antike einerseits mystisch verehrt und andererseits real verzehrt wurden, liegt in der Parallele zu unserer heutigen Welt. Nicht, dass wir heute in Mitteleuropa Delphine essen würden, Gott bewahre. Aber während die Fernsehserie *Flipper* in einer modernisierten Fassung ausgestrahlt wird und der Film *Free Willy* Millionen Dollar einspielt, während viele Menschen Poster von Delphinen an die Wand hängen und sich für diese Tiere begeistern, findet gleichzeitig vor unserer Haustür das große Gemetzel statt. Jährlich werden von den europäischen Fischereiflotten Tausende, wenn nicht Zehntausende Delphine und Kleinwale in europäischen Gewässern als unerwünschter Beifang getötet. Die genannten Zahlen beruhen auf wissenschaftlichen Erkenntnissen: Eine dänische Studie spricht von ca. 7000 beigefangenen Schweinswalen pro Jahr nur für die dänische Fischereiflotte. Ich selbst war Zeuge einer Anschwemmung mehrerer hundert Delphinkadaver an der französischen Küste, lauter Beifänge, die durch die ungewöhnlichen, landeinwärts gerichteten Winde an Land getrieben worden waren. Dieses grausame Schauspiel wiederholt sich dort alle paar Jahre, wenn die Winde zur Fischereisaison »ungünstig« stehen. In den anderen Jahren versinken die Kadaver wohl unentdeckt im Meer. Eine Studie, die unsere niederländische Forschungsgruppe gerade abgeschlossen hat, belegt, dass wahrscheinlich 41 Prozent (oder mehr) aller untersuchten gestrandeten Kleinwale an der holländischen Küste in den Jahren 1990 bis 2000 Beifänge waren, die über Bord geworfen wurden und an Land getrieben sind. Und über die Aktivitäten der teils hochmodernen europäischen Fangflotten, die vor zwei Jahren zum Beispiel vor der westlichen Küste Nordafrikas sehr extensiv gefischt haben, gibt es überhaupt keine Kontrollen oder Angaben über Beifänge. Nur die lokalen Delphinforscher machen sich große Sorgen um die Delphinbestände. Auch die EU hat das Problem inzwischen erkannt und Ende 2003 die Gesetzgebung zum Schutz der Delphine und Kleinwale verschärft. Doch das Meer ist zu groß und unkontrollierbar, als dass die Beifänge der Fischerei ohne unabhängige Beobachter an Bord überwacht werden könnten. Und wenn das heutzutage schon ein Problem ist, dann ist schwer vorstellbar, wie der kretisch-minoische König seine Vorstellungen von Delphinschutz in der Antike hätte durchsetzen können.

Das Problem der Beifänge in unserer modernen Zeit ist dramatisch, dennoch waren Delphine nie populärer als heute – und das weitgehend aufgrund völlig falscher Einschätzungen. Niemand mit gesundem Menschenverstand würde ein 250 Kilogramm schweres Landraubtier streicheln wollen und dabei glauben, dass das Raubtier dies auch möchte und sich dabei friedlich und menschenfreundlich verhalten würde. Doch das Bild vom menschenliebenden Delphin hat sich in den Köpfen festgesetzt und treibt die erstaunlichsten Blüten. Das lustigste Beispiel ist mein Erlebnis mit einer schwedischen Bekannten im Duisburger Delphinarium vor einigen Jahren. Louise ist Reiterin und eine engagierte Pferdepflegerin mit einem sehr guten Gespür für Tiere im Allgemeinen. Als ein Delphin spontan auf sie am Beckenrand zuschwamm, streckte sie unwillkürlich die Hand nach ihm aus. Der Delphin nahm die Hand ins Maul und biss ganz leicht zu. Die Reaktion von Louise war beeindruckend: Sie schrie kurz auf, mehr vor Schreck als aus Schmerz, denn sie war nicht verletzt. Aber sie wurde blass und fing dann an zu schimpfen, wie wir denn so ein gefährliches Tier auf sie loslassen könnten! Sie war danach nicht mehr dazu zu bewegen, an den Beckenrand zu gehen und die Delphine näher kennen zu lernen. Ihre Schlussfolgerung, die sie noch jahrelang jedem erzählte, war: »Delphine sind nicht nett, sie beißen!« Im konkreten Fall war das maßlos übertrieben. Sicher könnten Delphine mit ihren spitzen Zähnen durchaus respektable Wunden reißen, aber einen solchen Fall hat es in Duisburg nie gegeben. Und doch macht dieses kleine Erlebnis den Kern des Problems deutlich: Delphine werden heutzutage völlig falsch eingeschätzt. Dies führte zu teilweise absurden Situationen, wenn zum Beispiel ein ehemaliger Forscher wie Dr. John Lilly auf großen Tagungen von der »orgasmischen Erfahrung, mit Delphinen zu schwimmen« redete, nur um dem Publikum das zu geben, was es wollte: das beliebte Klischee vom Delphin. Auf die unseriösen Märchen der New-Age-Bewegung, deren Gurus behaupten, Delphine seien Außerirdische von Sirius und würden durch menschliche Medien mit uns Kontakt aufnehmen, möchte ich gar nicht erst näher eingehen.

Nun bleibt noch die Frage nach meinem persönlichen Verhältnis zu Delphinen und anderen Walen zu beantworten. Wie jeder andere bin auch ich geprägt durch meine Erfahrungen und ich habe mit Delphinen viel Schönes, aber auch Grausames erlebt. Ich hatte das Privileg, von einer gebärenden Delphinmutter als vertrauenswürdig eingestuft zu werden und die Geburt aus allernächster Nähe mitzuerleben. Ich durfte sogar das Jungtier vor seinem vollständigen Austritt in diese Welt anfassen und dabei überprüfen, ob mit dem Geburtsvorgang alles in Ordnung war. Ich habe im eiskalten Wasser und auch an warmen griechischen Stränden gestanden und versucht, erkrankte Delphine zu heilen. Dabei hatte ich nicht nur das Gefühl, mich selbst nützlich zu machen, sondern habe auch immer wieder die allerbesten Eigenschaften des Menschen, Mitgefühl und selbstlosen Einsatz, bei den anwesenden Helfern und Kollegen erlebt. Ich habe leider auch erlebt, dass Delphine ihren Krankheiten trotz all unserer Bemühungen erlagen. Letzteres ist für mich als Tierarzt immer eine schwere, grausame Erfahrung, die mir aber auch zeigt, dass Delphine keine Überwesen sind, dass sie krank werden können und an ihrem Lebensende sterben wie andere Tiere und Menschen auch. Außerdem interpretiere ich diese Erfahrung als Beweis dafür, dass Delphine keine Heiler sind, denn wenn sie es wären, so würden sie doch sicher auch sich selbst und ihre Artgenossen heilen. Die kranken und die tot gestrandeten Delphine zeigen eine Vielzahl von Erkrankungen: Wirbelsäulen, die so verkrüppelt sind wie die des

Glöckners von Notre Dame, Bandscheibenvorfälle, chronische Erkrankungen oder tödliche Infekte, Lungenrisse, Befall mit Unmengen von Parasiten und vieles mehr.

Darüber hinaus hatte ich das Privileg, Kiki Kuhnert kennen zu lernen. Als direkte Konsequenz daraus und konkret provoziert durch eine Vortragsdiskussion auf dem ersten *dolphin-aid*-Symposium im Jahr 2000 bin ich mir darüber klar geworden, dass ich in bestimmter Hinsicht hochgradig schizophren bin. Mein damaliger Vorredner versuchte in seinem Vortrag vor einem sehr gemischten Publikum, die wissenschaftliche Methodik und Vorgehensweise von Untersuchungen der Delphin-Kind-Beziehung im Therapieansatz zu erklären. Er hatte zwar völlig Recht, konnte aber nicht alle Anwesenden überzeugen bzw. seinen Lösungsansatz nicht allen verständlich machen. Vor ihm hatte ein anderer Arzt über seine bisherigen Therapieerfolge gesprochen. Als drittes war dann mein Vortrag über »den Delphin im Allgemeinen und im Besonderen« an der Reihe.

Genau an diesem Punkt ging mir ein Licht auf: Auf der einen Seite bin auch ich Wissenschaftler und kenne die anerkannten wissenschaftlichen Vorgehensweisen der Forschung, um zu korrekten, überprüfbaren, wissenschaftlichen Ergebnissen zu kommen. Neben meinen anderen Tätigkeiten habe ich jahrelang Forschungen betrieben, deren »Spielregeln« klar und eindeutig sind. Was logisch nicht nachvollziehbar und im Experiment nicht wiederholbar ist, wird in der Wissenschaft nicht anerkannt. In dieser Hinsicht hat die Delphintherapie noch einiges vor sich, denn sie muss die Ernsthaftigkeit und Gültigkeit des Heileffekts der Delphine auf besondere Kinder eindeutig beweisen. Die ersten Schritte in diese Richtung sind bereits gemacht, aber es wird noch einige Zeit dauern, bis alle wissenschaftlichen Voraussetzungen erfüllt sind und damit der ernst zu nehmende Wissenschaftler die Delphintherapie anerkennen darf. Auf der anderen Seite bin ich aber auch klinisch tätiger Tierarzt und das bedeutet: Ich habe Patienten, für die ich alles in meiner Macht Stehende tun muss und will. Dabei ist kein Mediziner an bestimmte Methoden gebunden, sei es Schulmedizin, Delphintherapie oder Regentanz. Hier ist die Medizinerweisheit »Wer heilt, hat Recht« die einzige Wahrheit, die zählt. Die Wissenschaft versteht bisher nicht, wie durch die relativ kurze Interaktion zwischen einem besonderen Kind und einem Delphin eine therapeutische Wirkung zustande kommen kann. Der theoretische Schulmediziner ist geneigt, alles was er nicht versteht und was nicht in die wissenschaftliche Denkweise passt, als Humbug abzutun. Doch die Praktiker, die sich jeden Tag direkt mit Krankheiten auseinander setzen und sich für Patienten einsetzen, wissen, dass es meist mehr als einen Weg zur Heilung gibt. Und auch wenn Forscher sich die Wirkung noch nicht erklären können, so ist doch der Heilerfolg an sich für den Patienten das Wichtigste. Unter diesem Aspekt sehe ich auch die Delphin-Kind-Interaktionen. Doch dies ist nur meine persönliche Meinung als Kliniker. Größere Geister und Wissenschaftler werden die jetzt noch fehlenden wissenschaftlichen Grundlagen erforschen. Die Ergebnisse der ersten Studien, die in den letzten Jahren auch mit Unterstützung von *dolphin aid* vorangetrieben wurden, sind in dieser Hinsicht sehr viel versprechend.

Es geht um Menschen

Sieht man im Fernsehen Bilder von der Delphintherapie, so wird das Auge meist auf Kinder gelenkt. Kinder, die trotz einer Erkrankung oder nach einem Unfall wieder lachen. Die meisten Menschen, mit denen ich zum ersten Mal über Delphintherapie spreche, denken dabei zuerst an Autisten. Autismus, vor dem Film *Rainman* mit Dustin Hoffman und Tom Cruise für die breite Öffentlichkeit noch eine eher unbekannte Diagnose, war spätestens nach der Oscar-Verleihung jedem ein Begriff. Ansonsten kennen wir noch die mit dem Downsyndrom, die »Mongoloiden«. Die sehen ein bisschen anders aus, aber nicht viel, sprechen etwas undeutlich, sind sonst aber ganz in Ordnung – prominentes Beispiel ist mein Freund und *dolphin-aid*-Botschafter Bobby Brederlow. Aber ich möchte bewusst einmal die ganz unterschiedliche Wirkungsweise der Delphintherapie anhand von Beispielen beschreiben, die ein wenig abseits der üblichen Klischees liege, die sonst immer in den Medien dargestellt werden.

Was in der Berichterstattung oft nur eine kurze Erwähnung findet, sind die Hintergründe, die Schicksalsschläge, die immer eintreten, bevor eine Familie, ein Ehepartner oder auch ein Betroffener selbst sich entschließt, sich um eine Delphintherapie zu bemühen. Die Geschichte des Martin Backala ist so ein Fall.

Der lange Weg des Martin B.

Martin Backala ist erwachsen. Er ist Anfang dreißig. So ein ausgewachsener Kerl gehört normalerweise nicht zu der Riege, der zu helfen ich mich tagtäglich bemühe. Sehr früh habe ich jedoch festgestellt, dass ich in der Zeit, die ich bräuchte, um zu erklären, warum ich jemandem nicht helfen kann, genauso gut die richtigen und wichtigen Ratschläge geben und durch Zuhören einen Beitrag leisten kann, der wertvoller ist als bedauerndes Schulterzucken.

Hilfe bedeutet nicht immer nur finanzielle Unterstützung. Hilfe ist manchmal sehr einfach. Oft reicht es schon, ein oder zwei Kontakte zu nutzen. Das kostet nichts und ist für beide Seiten beglückend.

Zum ersten Mal hörte ich von Martin Backala durch Dr. Bernius, den orthopädischen Fachmann im medizinischen Beirat von *dolphin aid*. Aufgrund eines laufenden Gerichtsverfahrens kann ich an dieser Stelle nicht alles erzählen, was ich weiß, deshalb beschränke ich mich auf den Auszug aus einem der vielen Arztberichte, in dem es heißt: »Herr B. erlitt als PKW-Fahrer am ... ein Polytrauma mit beidseitiger Oberschenkelfraktur, Unterschenkelfraktur rechts sowie Fraktur der ersten Rippe beiderseits. Am Unfalltag erfolgte keine operative Stabilisierung der Frakturen. Am folgenden Tag erlitt Herr Backala eine Fettembolie. Im Rahmen dieses Ereignisses kam es zu einer hypoxischen Hirnschädigung. Seither besteht ...« Es folgt eine lange Liste der Diagnosen, die bei Martin Backala seither gestellt wurden. Dabei hatte er sich eigentlich nur die Beine und zwei Rippen gebrochen.

Die meisten Kinder hierzulande, denen es gerade nicht gut geht, haben Eltern, die sich um sie sorgen. Martin hat Heidi, seine Frau.

Heidi Backala habe ich gebeten, Martins Geschichte zu erzählen, denn sie ist richtungsweisend für die Hoffnungen und Möglichkeiten der Delphintherapie für viele Erwachsene, die durch Unfall, Krankheit oder andere tragische Umstände von einem Augenblick zum nächsten aus ihrem Lebensplan gerissen werden – und mit ihnen ihre Angehörigen. Was es für Heidi, jung verheiratet und den Kopf voller Pläne, bedeutet, ihren Alltag mit einem schwerstbehinderten Mann zu bewältigen, drückt sie am besten selbst aus. Ich habe mit ihr gesprochen und möchte ihre Erzählungen wirken lassen:

»Martins Kindheit war nicht besonders gut, was ich erst jetzt so richtig verstehe, denn er sagte einmal, immer wenn er seine Eltern brauchte, so waren sie nie für ihn da. So ist es auch heute noch, obwohl ich mehrfach versuchte, das nach seinem Unfall zu verbessern. Inzwischen hatten wir jetzt seit Monaten keinen Kontakt mehr. Laut Aussage seiner Eltern wäre Martin, wenn ich ihn nicht pflegen und betreuen würde, schon von Anfang an in einem Pflegeheim.

Martin und ich lernten uns mit 16 kennen, mit 18 zogen wir zusammen, 1993 haben wir kirchlich geheiratet. Unser ganzes Geld haben wir gespart, sind nie in den Urlaub gefahren, so wie andere junge Leute, da wir uns ent-

schlossen hatten, aus eigener Kraft ein Haus zu bauen. Wir hatten viele Pläne und Träume. Doch es kam alles ganz, ganz anders.

Wir waren vier Jahre und 24 Tage verheiratet, als sich am 13.07.1997, einem Sonntagnachmittag, unser ganzes bisheriges Leben veränderte. Martin verursachte mit seinem Auto einen schweren Verkehrsunfall, wobei er eine beidseitige Oberschenkelfraktur sowie eine offene rechte Unterschenkelfraktur erlitt. Das sah ja nun noch nicht so schlimm aus, doch einen Tag später, bekam er eine Fettembolie mit Lungenstillstand. Heutige Diagnose: hypoxische Hirnschädigung, also Schädigung des Gehirns durch Sauerstoffmangel, nach Fettembolie.

Martin wurde in ein anderes Krankenhaus verlegt, wo man ihn an den Beinen operiert hat und ihn ins künstliche Koma legte, um den Gehirndruck, ausgelöst durch den Sauerstoffmangel, nicht noch weiter ansteigen zu lassen.

Es wurde mir schon damals mitgeteilt, dass er bleibende Schäden davongetragen hatte. Doch was bleibende Schäden sind, wie sie es nannten, zeigte sich erst in den folgenden Tagen und Monaten.

Nach etwa zwei Wochen künstlichem Koma wollte man ihn aufwachen lassen. Doch alles, was geschah, war, dass er die Augen öffnete, aber der Blick ging ins Leere, Martin lag im Wachkoma. Doch was ist das? Das wusste ich, so wie die allermeisten normalen Menschen, nicht. Ich stellte es mir vor, wie es im Fernsehen in den Arztserien immer so schön gezeigt wird. Ja, gut, Koma, aber wenn er wieder aufwacht, ist alles wieder gut und wie es war.

Der lange Weg ins Ungewisse begann. Nach weiteren acht Tagen Intensivstation wurde er in eine Rehabilitationsklinik für Schädel-Hirn-Verletzte verlegt. Ich besuchte ihn auch dort jeden Tag. Um dieses zu ermöglichen, fing ich schon um 6.15 Uhr mit meiner Arbeit als Zuschneiderin in einer Polsterei an und um 14.30 Uhr fuhr ich dann die einfache Strecke von 79 km täglich, um bei ihm sein zu können. Ich blieb jeden Abend so lange, bis er zur Nachtruhe das letzte Mal gelagert wurde. Wir hörten zusammen seine Lieblingsmusik, ich ging mit ihm spazieren und las ihm aus einem Buch oder der Zeitung vor, wenn ich nicht mehr wusste, was ich noch sagen sollte. Ich sprach ununterbrochen, um ihm das Gefühl zu geben: Du bist nicht alleine.

So nach und nach fing ich bei der Pflege an mitzuhelfen, zog ihm das T-Shirt aus, half beim Waschen und Wiederanziehen und wir lagerten Martin wieder neu. Ich bin oft den Gesprächen mit den Ärzten ausgewichen, da sie mir so wenig Hoffnung machten. So war es auch nach vier

Monaten noch, als ich ein Gespräch mit dem leitenden Stationsarzt hatte und das Ergebnis der Computertomografie-Untersuchung da war. Martins Gehirn sei zu etwa 2/3 betroffen und es zersetze sich in eine Art wasserähnlichen Zustand, sagte der Arzt. Die Möglichkeit, dass er je aus dem Wachkoma wieder aufwache, sei sehr gering. Wenn doch, so würde er keine Erinnerung an früher mehr haben, er würde sich nicht bewegen können und er würde auch nicht mehr sprechen können, er würde für alle Zeiten eine schwerst pflegebedürftige Person sein, so die Worte des Arztes. Er fragte mich auch, ob er Martin gleich in einem Pflegeheim anmelden sollte, falls die Krankenkasse die Kostenübernahme für den stationären Aufenthalt in diesem Krankenhaus nicht mehr verlängern würde.«

Niemand hätte Heidi Backala einen Vorwurf machen können, wenn sie der Einweisung ihres Ehemannes in ein Pflegeheim zugestimmt hätte. Wenn überhaupt, würde sie einen sabbernden, bettnässenden Vollidioten nach Hause bekommen, hatte man ihr schließlich in Aussicht gestellt. Und die Frage zu stellen, ob in diesem spastisch verdrehten Körper noch der Mann war, den sie aus Liebe geheiratet hatte, hatte man vergessen. Gottlob war ihre Entscheidung anderer Natur.

»Für mich stand aber fest: Das kommt gar nicht in Frage, er kommt wieder zu mir, zu uns nach Hause. So vergingen weitere Wochen in der Rehaklinik. Ich machte mit ihm ganz heimlich Schluckübungen, indem ich Nutella auf die Lippe oder auf die Zunge gab, bewegte die Arme und Beine, versuchte immer wieder neu, dass er seinen Kopf auch ohne Kissen halten sollte. Aber leider fast immer ohne Erfolg.

Eines Tages kam ich wie jeden Tag nach der Arbeit auf die Station, wo mir gleich die Physiotherapeutin berichtete, dass Martin heute deutlich gelächelt hätte, indem er die Lippen verzog. Bei der Therapie hatte sich nämlich eine andere Therapeutin den großen Zeh gestoßen und sei deshalb auf einem Bein gehüpft und habe gejammert. Das muss Martin so gefallen haben, dass er den Kopf leicht drehte und lächelte.

Das war Martins erster deutlich wacher Moment. In den nächsten Wochen wurden diese Momente nach und nach mehr. Doch je wacher Martin wurde und je mehr er die Umwelt und vor allem sich selbst wahrnahm, desto mehr schrie er. Es waren immer verschiedene Situationen und Augenblicke, in denen er schrie. Es war bei der Pflege, der Therapie, aber vor allem, wenn er glaubte, alleine in einem Raum zu sein. Es wurde so schlimm, dass immer jemand bei ihm sein musste oder er überall mit hin genommen wurde. Jetzt, Jahre später, weiß ich, dass es Angst war.

Ende Mai wurde mir mitgeteilt, dass Martin nur noch etwa zwei Wochen bleiben konnte, da die Krankenkasse nicht mehr weiter bezahlen würde. Ein Schock.«

Was für eine Aussicht für eine zierliche 26 Jahre junge Frau. Was für ein Leben. An dieser Stelle hätte Heidi Backala wiederum die Möglichkeit gehabt zu sagen, sie könne das nicht schaffen, und hätte ihren Mann ohne Probleme in ein Heim bringen können.

Sie wollte Kinder, Kinder von Martin. Sie wollte Spaß am Leben haben. Weiter an ihrem Haus bauen, vielleicht einmal tanzen gehen. Nein, hoch waren die Ansprüche nicht, die Heidi Backala an ihr Leben stellte. Sie wollte ein kleines bisschen Glück und war bereit, dafür zu arbeiten. Die Möglichkeit, sich von diesem schweren Pflegefall zu distanzieren, irgendwie neu anzufangen, eine neue Beziehung einzugehen, kam ihr nicht in den Sinn.

Was sie sich mit ihrer Bereitschaft, die Pflege Ehemannes alleine bewerkstelligen zu wollen, aufhalste, wusste sie damals nicht. Und manchmal, das kann ich aus eigener Erfahrung sagen, ist es gut, sich einer Aufgabe instinktiv zu stellen, ohne die Konsequenzen überschauen zu können.

»Ich ließ mich vom Pflegepersonal und von den Therapeutinnen in die Dinge einweisen, die ich für die häusliche Pflege beherrschen musste. Das Umsetzen in den Rollstuhl, die Dosierung der Medikamente und die Verabreichung der Nahrung über die Magensonde, die Säuberung und das Anlegen der neuen Verbände. Ich hatte schon Angst, dass ich der großen Verantwortung, die ich übernommen hatte, nicht gewachsen war. Ich habe diese Angst heute noch, weil ich manchmal denke, dass ich der Verantwortung auch heute noch nicht gewachsen bin.

Als Martin am 09.06.1998 aus der Rehaklinik entlassen wurde, saß er noch in einem Pflegerollstuhl, denn er hatte keine Kopfkontrolle. Er konnte sich nicht aktiv selber bewegen, auch sprechen konnte er nicht, er beantwortete meine Fragen nur mit Nicken oder Kopfschütteln.

Wir machten zu Hause unsere regelmäßigen Therapien: 3 x die Woche Krankengymnastik, 1x in der Woche Ergotherapie, 1x wöchentlich Logopädie und 1x jede Woche Bewegungsübungen im Thermalbad. Das hat Martin immer am besten gefallen.

Zu dem Zeitpunkt, als Martin entlassen wurde, bekam er 20 Tabletten am Tag. Die meisten davon waren für seine starke Spastik, die trotzdem so stark war, dass man seine Finger nicht öffnen konnte und sein linkes Knie und der Ellenbogen sich nicht anbeugen ließen. Für die Schmerzen bekam er Voltaren 2-1-2, zum Schutz für den Magen Rantudil 1-0-0, und für sein Schreien und Weinen gab man ihm Antidepressiva, Seroxat 1-0-1 ... Die einzig deutliche Wirkung, die ich aber sah, war, dass Martin vor sich hinschlummerte – er konnte seine Augen kaum offen halten! Er schlief sogar bei den Therapien des Öfteren ein. Ich meine auch, dass er durch die Tabletten in seiner Persönlichkeit stark verändert war, denn wenn er mal gelacht hat, so war das nicht aus dem Herzen heraus, so wie ich es bei ihm kannte, er hat auch nicht richtig geweint, so wie er es jetzt wieder tut, ja, er lebte am Leben vorbei. Ich hatte das Gefühl, dass er, so wie viele andere Patienten auch, einfach ruhig gestellt wurde. Natürlich benötigte er auch Medikamente und ich sehe es auch ein, wenn sie notwendig sind, aber in diesem Maße schien mir übertrieben. Nach Absprache und mit Kontrolle des Hausarztes reduzierte ich sie, so dass nach einem halben Jahr nur noch die Hälfte nötig war und nach einem weiteren Jahr gar keine mehr. Zu diesem Zeitpunkt wurde auch Martins Magensonde entfernt, durch die er immer die Medikamente gespritzt bekam, denn er schluckt keine, bis heute nicht.

In den nächsten drei Jahren war Martin zweimal für je sechs Wochen in verschiedenen Rehakliniken, wo ich auch wieder täglich bei ihm war. Ich bin mit ihm dreimal in die Ukraine zu Dr. Koziavkin geflogen und habe dafür gesorgt, dass Martin mit der Petö-Therapie begann. Bei einer Akupunktur-Behandlung waren wir auch. Alle diese Therapien haben ihn auch etwas weitergebracht, doch für seine Psyche gab es nichts. Auch konnte ich ihn nicht allein oder aber bei anderen lassen, denn er fing immer zu schreien an, sobald ich nicht da war. Er begleitete mich zum Frisör, zum Arzt oder auch zum Einkaufen. Das war Stress pur.«

Mit ungeahnter Kraft pflegt Heidi Backala ihren Mann. Die Probleme, die ganz alltäglichen, mit denen sie zu kämpfen hat, sind die gleichen wie bei Eltern, die ihr Kind versorgen. Aber Martin Backala ist kein Kind mehr. Und manchmal ist Heidi verzweifelt. Dann sehnt sie sich danach, jemand anderes möge ihr die Entscheidungen abnehmen, jemand anderes möge einmal für ein paar Tage ihre Belastungen übernehmen. Schmerzen zu ignorieren hat sie gelernt, nicht bei Martin, aber bei sich selbst. Was hilft es, wenn man vor Rückenschmerzen schreien möchte, wenn da jemand ist, der, wie sie sagt, vor einem vollen Teller verhungern müsste, weil er sich nicht alleine zu helfen weiß. Sie merkt, dass ihr manchmal die Kräfte schwinden, auch die körperlichen. Dann wünscht sie sich jemanden, bei dem sie sich anlehnen kann, der sie auffängt. Einmal fallen lassen ...!

»Irgendwann in dieser Zeit habe ich von der Delphintherapie in Amerika gehört. Vieles sah ich im Fernsehen und ich fand es einfach toll, was da gemacht wird. Nach einem dieser Filmberichte forderte ich Informationsmaterial und die Anmeldung für eine Delphintherapie an. Leider wurde mir aber mitgeteilt, dass zuerst mal nur Kinder die Therapie machen können. Daher habe ich Martin nicht angemeldet.

Am 20.03.2001 wurde Martin von Dr. Bernius in München an den Beinen operiert. Er bekam eine Sehnenverlängerung an seinen beiden verletzten Beinen, die jetzt auch noch spastisch waren. Per Zufall bekam ich bei einem Gespräch von Dr. Bernius mit, dass er im Verein dolphin aid *aktiv ist und sich für die Delphintherapie einsetzt. Er hat mir gesagt, dass es doch die Möglichkeit für Erwachsene gibt, eine solche Therapie zu machen. Jetzt meldete ich Martin auch sofort per Fax an. Da Martin nach der Operation eine Wundheilungsstörung hatte, waren wir sehr lange in München im Krankenhaus. Wir waren auch noch dort, als Dr. Bernius selbst nach Florida flog, um sich das alles anzuschauen. Durch seine Erzählungen danach wurde ich immer mehr überzeugt, dass es auch für Martin das Richtige wäre.«*

Mit vereinten Kräften war es uns gelungen, für Martin einen der begehrten Therapieplätze zu bekommen. Die Kosten wollte Heidi Backala aus der Unfallversicherung bestreiten. Sein Arzt, Dr. Bernius, der sich so für seinen Patienten ins Zeug gelegt hatte, wollte die gute Nachricht natürlich persönlich übermitteln.

»Ich glaube, es war im November 2001, als Dr. Bernius bei uns anrief und uns mitteilte, dass er von dolphin aid *gerade die Information bekommen hat, dass Martin für einen anderen Patienten einspringen könnte. Ich müsste mich aber innerhalb von 24 Stunden entscheiden, denn die Therapie sollte schon eine Woche später beginnen. Eine Woche später saßen wir im Flugzeug nach Miami.*

Der größte Erfolg der ersten Delphintherapie war, dass Martin nicht mehr sterben wollte. »Ich will nicht mehr leben.« – das waren vor der Therapie seine genuschelten Worte gewesen. Diese Worte hat er seit seiner ers-

ten Therapie nicht mehr gesagt. Es gibt natürlich noch viele Momente, wo er traurig ist, aber nun möchte er leben. »Ich will wieder laufen, laufen wie du, ich hasse meinen Rollstuhl, ich hasse ihn, ich hasse ihn so sehr«, das sagt er jetzt. Der zweite große Erfolg der Therapie war, dass er jetzt für bis zu zwei Stunden auch mal bei meiner Mutter oder meiner Schwester bleibt und er nicht überall mit hin muss.

Ich werde auch nie seine Augen vergessen, als Martin das erste Mal zu den Delphinen ins Wasser durfte. Er hatte keine Angst, er hatte einen neuen Glanz in den Augen. Seine Augen haben gelacht, es kam die Lebensfreude wieder zurück. Ich spürte es ganz deutlich.

Auch heute, wenn er mal traurig ist und wir von den Delphinen reden, kommt dieser Glanz zurück. Er fängt an zu sprechen: »Das war super, ich will wieder hin.« – »Die Delphine sind weich wie Leder, sie sind gar nicht kalt und glitschig, das hat Spaß gemacht.«

Bei der ersten Therapie lernte ich die Backalas persönlich kennen. Martin Backala hatte begonnen, deutlicher zu sprechen, und genoss es offensichtlich, von einer Gesellschaft wieder als Erwachsener behandelt zu werden. Eins war klar: Ein willenloser Schwachkopf war er beileibe nicht. Das bedeutete aber auch, dass er es seiner Frau nicht gerade einfach machte.

»Martin ist kein sehr leichter Patient, nicht nur im übertragenen Sinn: Bei einer Größe von 182 Zentimetern und einem Gewicht von 80 bis 85 Kilo ist er nicht gerade zerbrechlich. Das eigentlich große Problem ist, wie gehe ich mit ihm um? Schließlich ist er nicht mein Kind, sondern mein Mann. Ihm ist oft langweilig, da er sich selber nicht beschäftigen kann. Seine rechte Hand kann er zwar bewegen, aber noch nicht zu etwas Richtigem einsetzen. Ich stelle es mir so schrecklich vor, dass man zu allem jemanden braucht, und so verzeihe ich ihm so manche Ungeduld, obwohl er mich dadurch auch so manchmal an den Rand der Verzweiflung treibt. Wie die meisten Männer ist er sehr ungeduldig, möchte alles auf einmal und am besten auch sofort, und wenn es nicht geht, ist er frustriert. Das ist er auch, wenn er meint, überfordert zu sein. Oft auch bei Dingen, die er eigentlich kann, aber wenn die Übung oder Aufgabe nur etwas anders gestellt wird, passt es ihm schon nicht. Er ist sehr stur, manchmal fast jähzornig. Wenn er was nicht möchte oder er keine Lust dazu hat, dann flippt er halt aus, egal ob es bei der Therapie oder woanders ist. Alles andere als einfach, das ist manchmal schon zum Verrücktwerden.

Doch Gott sei Dank gibt es sie noch, die schönen Tage, und die sind noch weit in der Mehrzahl, und ich denke auch, es gibt Menschen, denen geht es noch viel schlechter, und Probleme hat doch jeder. Ich sage mir dann: Es hätte ja auch noch schlimmer sein können. Martin könnte ja immer noch im Koma liegen, oder er hinge an irgendwelchen Maschinen und könne nicht aus dem Bett.

Ich bereue auch meine Entscheidung nicht, meinen Beruf aufgegeben zu haben, um für Martin da zu sein. Ich kann mir nicht vorstellen, jeden Tag zur Arbeit zu gehen und ihn abends nur in einem Pflegeheim zu besuchen. Ich glaube, ich hätte dann den Kontakt zu Martin ganz abgebrochen.

Es sind die kleine Dinge im Leben, die einen glücklich machen und fröhlich stimmen. Wenn Martin wieder lacht und er einen seiner tollen Sprüche loslässt, wie z.B. bei der Therapie: ›Mein Arm hat heut Urlaub‹; wenn man Freunde trifft, die man lange nicht gesehen hat. Und wenn es uns mal nicht so gut geht, denken wir sehr oft an Florida, an die Delphintherapie, das Meer und die Leute. Die Therapie hat uns wieder neue Kraft und Schwung gegeben, weiterzumachen und nicht aufzuhören, denn es geht auch immer wieder weiter.

In unserem Gespräch wirkt Heidi Backala zwischendurch immer wieder wie ein Kind, das sich selbst vorsagt: ›Im Dunkeln habe ich keine Angst, deshalb singe ich laut.‹ Wenn sie ihren Tagesablauf schildert, ist klar, dass keine Minute bleibt für Hobbys, Freizeit, Urlaub. Sie hat das Schicksal angenommen, aber wie auch viele Mütter hat sie es nicht kampflos akzeptiert. Und das ist das Geheimnis. Ein Ziel vor Augen zu haben, verleiht Energie. Heidis Ziel ist es, mit Martin irgendwann wieder ein glückliches Eheleben zu führen. Und immer wieder spricht sie davon, dass sie sich sehnlichst ein Kind wünscht. Das ist Liebe. Sie ist die Quelle, aus der sie die Kraft zum Durchhalten schöpft. Zwischendurch wirkt sie unendlich müde, doch ihre Augen beginnen zu strahlen, wenn sie von der Delphintherapie spricht. Von Key Largo, den Delphinen und den Menschen um Dr. Nathanson. Dann merkt man, dass nicht nur ihr Mann, sondern auch sie dort Kraft getankt hat.

»Nach dem Erfolg der ersten Therapie wollten wir so schnell wie möglich zurück. Die zweite Therapie brachte große Fortschritte im Bereich der Konzentration und Aufmerksamkeit. Es ist Martin länger möglich, sich bei den Übungen wie z.B. bei der Logopädie zu konzentrieren. Martin hat wieder neue Buchstaben dazugelernt und fängt wieder an, einfache Worte

zu lesen. Bei den Kursen in der Petö-Therapie kann er nun auch ein Eineinhalb-Stunden-Programm mitmachen, das ging vorher nicht. Er ermüdete sehr schnell und wurde unruhig und fing an, die anderen zu stören. Martin spürt jetzt auch, wenn er Wasser lassen muss, leider oft ein bisschen zu spät, aber das wird auch noch besser werden. Nach unserer zweiten Therapie hat er mir lang nicht verziehen, dass wir wieder zurück nach Hause gefahren sind. Er hat oft geklagt, ›ich will wieder hin, das war so schön, es war warm‹. Ich stelle es mir so vor, als ob er Entzugserscheinungen hatte.

Durch den zweiten Therapieblock ist sein Erinnerungsvermögen zurückgekehrt. Martins Erinnerung an die Zeit vor dem Unfall ist wieder so gut wie komplett da, auch von seinem Unfall selber erzählt er inzwischen genaue Einzelheiten. »Ich bin einem Hasen ausgewichen, Feuer ist im Motorraum, ich komme nicht raus, ich habe Schmerzen, ich bin hilflos und ich habe schreckliche Angst, der Arzt schaut zum Fenster herein.«

Heidi Backala ist zur Therapeutin herangereift. Ihr vertraut Martin seine Erinnerungen, seine Ängste an. Aus der Zeit im Wachkoma hat er klare Erinnerungen, die Zeugnis davon geben, wie viel auch ein Mensch realisiert und versteht, der sich nicht ersichtlich mit uns Wachen auf der gleichen Bewusstseinsebene befindet.

»Wenn wir von dieser Zeit sprechen, sagt er immer, dass es grausam war, er habe Gespräche gehört und auch alles andere mitbekommen. Er wollte etwas sagen, die Gedanken waren da, aber es kam nichts raus. Nach sechs Jahren kann er sich nicht mehr genau an alle Situationen erinnern. Er beschreibt es aber, als wenn man träumt: Man hört es, versteht es und kann nichts machen.

›Ich sah es, wenn jemand vor mir war, oder hörte, wenn jemand im Zimmer sprach. Ich bekam mit, die sprechen über mich, was machen die da, und was wollen die schon wieder? Lasst mich in Ruhe, ich will das nicht. Mein Körper tut nicht das, was ich will, bin ich schon tot und schaue von oben nur zu, ich glaube ich stehe neben mir.‹

Keiner von uns hatte mitbekommen, was in ihm vorging! Ich kann mich noch an ein Gespräch mit einer Krankenschwester erinnern, da lag Martin etwa vier Monate im Koma. Eine Schwester fragte mich, ob Martin keine Eltern mehr habe, da ihn niemand besuche. ›Doch‹, sagte ich, ›aber die wollen mit dem allem nichts zu tun haben. Die Mutter sagt, sie kann Martin so nicht sehen, und außerdem müssten sie ja ihre Lebensgewohnheiten umstellen, wenn sie sich um Martin kümmern sollten.‹ Ich sagte auch noch andere Dinge und achtete nicht auf Martin. Plötzlich bemerkte ich, dass ihm eine Träne über die Wangen lief. Die Ärzte meinten zwar, ich habe mir das nur eingebildet, aber bei dem, was Martin heute sagt, weiß ich, dass er das Gespräch damals mitbekommen hat und dass er deshalb geweint hat.

Immer wenn ich Martin auf die Komazeit anspreche, sagt er: ›Die Komazeit war schrecklich, ich war hilflos, ich hatte Angst, es war grausam.‹«

Ganz innig hoffe ich, dass Martin Backala irgendwann so weit sein wird, sein Wissen über die Zeit seines Komas vollständig zurückzugewinnen, um Hilfestellung zu geben bei der Betreuung der Patienten, denen es heute ebenso ergeht, wie es ihm ergangen ist. Die Erinnerung an die Zeit des vermeintlich geist- und gefühllosen Zustands muss zurzeit für Martin noch sehr belastend sein.

»Wenn wir über diese Zeit sprechen, fängt er oft an zu weinen, so sehr, dass ich das Gespräch abbrechen muss und Martin tröste. Er sagt immer wieder die Worte ›hilflos‹, ›grausam‹ und ›Angst‹, und ich bin dann traurig, weil er traurig ist. Aufrichten tue ich uns beide dann wieder mit den Bildern von den Delphinen. Dann können wir wieder lachen und freuen uns auf das nächste Mal.

Ich fühle mich nicht unglücklich, wie es vielleicht die meisten denken mögen. Ich werde manchmal gefragt, ob es für mich nicht schrecklich ist, so ein Leben zu führen. Nein, denn eigentlich geht es mir doch gut! Ich bin nicht ernsthaft krank und könnte, wenn ich doch möchte, mich von Martin trennen. Das möchte ich aber in gar keinem Falle tun, denn ich liebe Martin nach wie vor und wir denken sogar daran, bald eine Familie zu gründen – Kinder sind das Schönste auf der Welt. Ich glaube auch, dass nichts umsonst auf dieser Welt geschieht, und so grausam sich das auch anhören mag, auch Martins Unfall ist nicht umsonst passiert, es hatte seinen Grund, den wir nur leider bisher nicht erkennen können. Doch eines Tages hoffe ich, dass wir es tun.

Als ich Martin das letzte Mal in Key Largo traf, am letzten Tag seiner Therapie, saß ein völlig veränderter Mann in seinem Rollstuhl. Sein Blick war klar und hatte eine neue Entschlossenheit. Ein bisschen geschafft war er, der Martin Backala, denn er hatte ziemlich viel arbeiten müssen. Große

Schritte hat er gemacht, dank der Hilfe seiner wunderbaren Frau und dank der Delphintherapie. Er hielt eine Rose in der Hand. Mit seinem festen Griff zog er mich zu sich heran, sagte: »Danke« und gab mir die Rose: »Für dich.«

Die Geschichte der Annette Lindner

So ein wenig bin ich ja ein Verfechter der Auffassung, dass unser Lebensweg vorbestimmt ist. Ohne dabei realitätsfremd abgedreht zu sein, bin ich sicher, dass jeder Mensch bei seiner Geburt eine Karte bekommt, auf der schon draufsteht, wie die Geschichte weitergeht. Nun, ich habe schon ein paar Mal erklärt, das ich meine zurückgegeben hätte und mit den Worten, gib mir lieber zwei neue, getauscht hätte, wenn ich hätte lesen können, wie viel Kummer mir das, was auf meiner Karte stand, bereiten würde. Jede Mutter, deren Kind verunglückt oder erkrankt, oder nicht gesund zur Welt kommt, ist verzweifelt. Die Zeit der Lethargie und der Hingabe in unsagbarem Schmerz, wird abgelöst von der Zeit des Kampfgeistes, die unweigerlich in Kampfeslust übergeht. Irgendwie kam bei mir so ein Selbstverständnis hinzu, nach vielen gewonnen Schlachten gegen Windmühlen, Prognosen, Hoffnungs- und Aussichtslosigkeit. So ein Selbstverständnis, das ein wenig überheblich macht, gegen das Schicksal. Unter dem Motto: Was soll mir noch geschehen, bei mir hat die Schicksalskeule schon zugeschlagen, mehr kann mir nicht passieren. Durch die Gründung meiner Hilfsorganisation, wusste ich auch schon lange, dass ich nicht das ärmste Schwein auf der Erde war, sondern mir dieses Gefühl mit Tausenden von sorgenvoll bekümmerten Müttern teilte. War mir sozusagen sicher, das Schicksal würde jeden immer nur einmal treffen. Das war so, bis ich die Geschichte von Annette Lindner, ihren drei Kindern und ihrem Mann kennen lernen durfte und lernen musste, dass es diese Form, der von mir präferierten oder erfundenen Gerechtigkeit nicht gibt.

Der Beginn unserer Wege als Ehefrau und Mutter, gleicht sich. Beide hatten wir recht romantische Vorstellungen von unserer Zukunft. Ich nannte es Gartenzaun-Idylle, Annette nennt es Rama-Familie. Diese Vorstellung von perfekter Familie, von Liebe, Treue, Kindern und dem ganzen Drumherum. Sie werden mir Recht geben, wenn ich sage, dass die Problematik mit einem schwerst pflegebedürftigen Kind da nicht hineinpasst.

Und so sahen wir das beide. Annette und ich. Die Belastung eines behinderten Kindes wollten wir nicht auf uns nehmen. Das war klar. Das wollten wir nicht. Dem waren wir nicht gewachsen. Dachten wir.

Auch sonst gibt es viele Parallelen. Herausgefunden hätten wir das nie, gäbe es da nicht eine Schicksalsverbundenheit, die Delphintherapie heißt.

Der Unterschied ist, das Annette gleich zwei Sorgenkinder hat. Wenn Sie diese strahlende junge Frau morgen auf der Straße träfen, würden Sie sie unweigerlich anlächeln. Sie hat eine wahnsinnig tolle Ausstrahlung, ja sie strahlt von innen. Sie ist mitreißend fröhlich und positiv, und wenn man ihre Geschichte kennt, fragt sich der Unwissende, woher sie diesen pointierten Humor nimmt. Der Wissende kommt zu der Erkenntnis, dass Tragödien, wie sie sich im Leben von Annette Lindner abgespielt haben, wohl unweigerlich zu einem ausgefeilten Galgenhumor führen. Ganz sicher auch dazu, sich selbst nicht mehr so dramatisch wichtig zu nehmen und eine bestimmte Form von Humor zu entwickeln, Humor als Überlebensstrategie. Gerade heute, in einer Zeit in der Klagen auf hohem Niveau zum Volkssport mutiert, in der die Gesellschaft täglich mehr erkrankt, ist es nicht nur im Zusammenhang mit der Delphintherapie wichtig die Geschichte von Annette Lindner zu erzählen.

»Als mich vor fast genau zehn Jahren, anlässlich meiner Hochzeit jemand fragte , wie ich mir meine Zukunft vorstelle, hatte ich noch ganz konkrete Vorstellungen und Wünsche., Zum Beispiel sollte das Kind, mit dem ich schwanger war, gesund und auf gar keinen Fall behindert sein. Das wusste ich deshalb so genau, weil mein älterer Bruder eine Chromosomenschädigung hat und ich aus allererster Nähe erleben durfte, was es für eine Familie und das betroffene Kind bedeutet, mit diesem »Anderssein« in unserer, nach Perfektionismus strebenden Gesellschaft zu leben.

Ich wollte eine glückliche Familie haben, ganz wie in der Rama-Reklame. Ich wollte eine Familie gründen, in der Therapien und Verzweiflung keinen Platz finden sollten. Das soll nicht heißen, dass in meinem Elternhaus nie gelacht wurde und meine Eltern nur gramgebeugt durch das Leben gegangen wären. Aber es war nie so unbekümmert und frei, wie bei meinen Freundinnen. Ich stellte mir vor, ich könnte mit meiner Hochzeit den Problemen und Sorgen, die mein bisheriges Leben stark beeinflusst haben, entkommen und so tun, als ob auch ich Teil einer perfekten Barbie-Familie bin. Natürlich lebt so eine Familie in einem hübschen Häuschen, in einer guten Wohngegend und der Mann verdient so viel Geld, dass die Ehe-

frau sich den Luxus erlauben kann so lange, wie sie möchte zu Hause bei den Kindern zu bleiben ...

Es kam ein wenig anders. Mein Leben ist so viel reicher und wertvoller geworden, als ich es mir je hätte träumen können. Aber ich musste auch erkennen, dass man nichts im Leben umsonst bekommt. Alles hat seinen Preis. Und seinem Schicksal kann man auch nicht ein Schnippchen schlagen, egal wie sehr man sich darum bemüht ihm zu entkommen.

Zuerst sah es tatsächlich so aus, als ob alle meine Wünsche sich erfüllen würden. Im Dezember 1993 wurde Marie geboren. Sie kam fast zum errechneten Termin in weniger als vier Stunden und völlig ohne Komplikationen zur Welt. Mein Mann arbeitete an seiner Diplomarbeit als Architekt, ich arbeitete weiter, Marie entwickelte sich fast mühelos und keine fünf Monate später war ich wieder schwanger.

In genau dieser Zeit sind wir mit unserer kleinen Familie in ein Einfamilienhaus am Stadtrand gezogen. Alles lief wie geplant. Aber ab dem 4. Januar 1995 wendete sich das Blatt. Und das auf Jahre hinaus. An diesem Morgen wurde unsere zweite Tochter Julia geboren. Sie kam zwei Monate zu früh. Nichts kündigte diese Frühgeburt an. Mein Mann wollte gerade zur Arbeit, als ich eine Sturzgeburt erlitt. Besser gesagt, ich hätte eine Sturzgeburt gehabt, wenn Julia nicht eine Querlage gehabt hätte. Übersetzt heißt das so viel wie, ich bekam von jetzt auf gleich Presswehen in weniger als drei Minuten Abstand.

Mein Mann rief die Feuerwehr. Die brauchte für eine Strecke von normalerweise fünf Minuten fast eine halbe Stunde. Im treuen Glauben daran, dass heutzutage eine Frühgeburt kein Problem mehr darstellt und die Feuerwehrmänner immer jede Situation in den Griff bekommen, also auch den Transport einer schwangeren Frau zur Entbindungsklinik, lag ich bei uns zu Hause auf dem Fußboden vor der Haustür und erwartete sehnsüchtig und tapfer »wehenveratmend« das Eintreffen meiner Retter. Zu diesem Zeitpunkt war ich noch voller Zuversicht. Das änderte sich schlagartig beim Anblick dieser hilflosen Gestalten , die um mich herumstanden und sich nicht sicher waren, wie sie mich und ob überhaupt und wenn wohin transportieren sollten. Also fragten sie die auf dem Boden liegende Hauptperson um Rat. Auf meinen Kommentar, dass Entbinden in einem Krankenhaus jetzt ganz angebracht wäre, setzten sie sich, nach Verstreichen von weiteren wertvollen Minuten, in Bewegung. Es folgte ein wilder Transport im Feuerwehrwagen, wo ich auf der Transportliege noch nicht einmal festgeschnallt wurde, was sich bei Glatteis und Kurvenfahren als eine wirklich sportliche Herausforderung darstellte. Meine »Retter« brachten mich auf die gynäkologische Station und nicht in den Kreissaal... Diensthabende Stationsärzte können dann ein Übriges tun, um eine Geburt nicht langweilig werden zu lassen: Wenn eine in der 31. Schwangerschaftswoche hochschwangere Frau mit Presswehen eingeliefert wird, sollte man unbedingt die zuständige Hebamme nötigen, den Raum zu verlassen. Des Weiteren ignoriere man alles, was die Mutter sagt (» diese Muttertiere sind eh nur hysterisch«), notfalls greife man auf ein Beißholz zurück – ja, tatsächlich, es gibt sie noch! Und wenn just in diesem Moment keine andere Frau zur Entbindung parat ist, dann können doch alle fertigen und unfertigen Ärzte die Gelegenheit nutzen, um ihr Können unter Beweis zu stellen. Ich hatte das ganz besondere Glück gleich von fünf solcher Kandidaten versorgt zu werden. Diese hielten nichts davon, das Kind zu einer geburtsfreundlicheren Position zu bewegen und von einem Kaiserschnitt noch viel weniger. »Das Kind ist alt genug, es kann auf natürlichem Weg entbunden werden.« Mein Bitten und Flehen wurde eiskalt überhört. Da mein Mann mit unserer Tochter auf dem Weg zu Oma war, konnte er diesem besonderen Spektakel leider nicht beiwohnen, und nach meinem Wunsch auf einen Kaiserschnitt wurde ich mit Hilfe des Beißholzes »mundtot« gemacht. Erst das Eintreffen des Chefarztes brachte endlich einen entscheidenden Fortschritt bei der Entbindung. Es wurde unverzüglich ein Notkaiserschnitt angesetzt. Plötzlich konnte es den Herren nicht schnell genug gehen, das Baby per Kaiserschnitt auf die Welt zu bringen. Ich war zu diesem Zeitpunkt schon längst unfähig einen klaren Gedanken zu fassen. Nur so viel war mir bewusst, diese Strapazen konnte mein ungeborenes Kind nicht überlebt haben. Mit diesen Gedanken wurde ich in die erlösende Schwärze der Vollnarkose geschickt.

Als ich aus der Narkose erwachte, wusste ich noch nicht, dass der Leidensweg meines Babys zu diesem Zeitpunkt noch nicht zu Ende war. Reanimation, noch im OP, ein langer Transport in der Feuerwehr quer durch die Stadt auf der Suche nach einer Klinik, die noch ein Bettchen auf der Frühgeborenen-Intensivstation hatte... Davon erfuhr ich erst, als ich zwei Monate später Julia endlich mit nach Hause nehmen durfte. Gesagt hat es mir niemand: Es stand in den Entlassungspapieren. Von der Tatsache, dass meine Tochter durch die katastrophalen Umstände ihrer Geburt eine massive doppelseitige Hirnblutung davongetragen hat, ihre Lunge nicht selbstständig atmen konnte und sie keinerlei Reflexe zeigte, davon erzählte man mir in der Klinik, in der ich entbunden hatte auch nichts – »Dem Kind geht es den Umständen entsprechend gut.« Eine Woche nach der Geburt durfte ich das erste Mal in die Kinderklinik zu meiner Tochter. Beim Anblick dieses kleinen Häufchens Mensch, der mich eher an ein aus dem Nest gefallenes Vogelbaby erinnerte, versagten mir die ohnehin noch ziemlich schwachen Beine vollends. Ein Stationsarzt nahm mich dann zur Seite, um mich endlich über den wahren Gesundheitszustand von Julia aufzuklären. Aufgrund der schweren Hirnblutung müsse ich davon ausgehen, dass Julia schwerst behindert sein wird. Wie diese Behinderung sich darstellen würde, sei noch nicht sicher, aber dass sie eine habe, sei klar.

Der Weg, der dann vor uns lag, ist jedem, der ein besonderes Kind hat, nur zu gut bekannt. Verzweiflung, ein nicht Akzeptieren der unabänderlichen Situation, das verzweifelte Hoffen auf ein Wunder, die endlose Odyssee durch den Therapiedschungel, um ja nicht den richtigen Zeitpunkt zu verpassen die richtige, vielleicht einzige Therapie zu finden , die dann doch eine Besserung bringt. Das Chaos in meinem Kopf war mein ständiger Begleiter. Und dann war da ja auch noch meine gerade erst einjährige Tochter Marie, die ebenfalls meine ganze Aufmerksamkeit benötigte. Also gesellte sich zu meiner ständigen Trauer um ein behindertes Kind und die permanente Sorge um den noch sehr unsicheren Gesundheitszustand von Julia auch noch das niemals enden wollende schlechte Gewissen gegenüber Marie. Unzählige Male zermarterte ich mir den Kopf darüber, wie ich den Spagat schaffen sollte zwischen den altersentsprechenden Bedürfnissen meiner gesunden Tochter und den besonderen Bedürfnissen meiner behinderten Tochter. Als nicht wirklich hilfreich kam die Abwesenheit meines Mannes hinzu, der von seiner Firma kurz nach Julias Entlassung aus dem Krankenhaus in eine andere Stadt versetzt wurde.

Um die darauf folgenden fünf Jahre kurz zusammenzufassen: Julia entwickelte eine spastische Tetraparese. Entgegen den von Ärzten und Krankengymnasten gestellten Prognosen, die sehr trübselige Zukunftsperspektiven vorhersagten, entwickelte sich Julia ganz stur nach ihren eigenen Vorstellungen. Viele Dinge , die sie erlernte, sind bis heute nicht zu erklären, wenn man ihre eigentliche Ausgangsstellung berücksichtigt. Wir haben natürlich auch viele unschöne Erlebnisse gehabt. Aber die wirklich wichtigen und wunderbaren Erlebnisse und Erfahrungen haben stets überwogen. Von da an war für mich klar, dass ich jede Situation, egal wie aussichtslos sie erscheinen mochte, immer von der positiven Seite betrachtete.

Zwei Jahre nach Julias Geburt wurde unser Hannes geboren. Mit ihm zog wieder der vollständige Sonnenschein in mein Herz zurück. Wie ich immer wieder gerne erzähle, kam dieses Kind schon lachend auf die Welt. Bei seiner Geburt verzichtete auch Hannes auf die Eröffnungswehen und wollte lieber auf der »Überholspur« ins Leben fallen. Dank einer Eingebung war ich schon rechtzeitig in der Klinik, obwohl auch diesmal keine Anzeichen einer Geburt vorhergingen. Im Fahrstuhl der Klinik begannen dann meine Presswehen und mein Mann hatte seine liebe Mühe, mich noch rechtzeitig in den Bereich des Kreissaales zu ziehen. Anders, als bei Marie nahm ich nun völlig bewusst und dankbar die so scheinbar mühelose Entwicklung meines Sohnes wahr. Jeder Tag war wieder ein Geschenk. Ich war so stolz auf meine drei wunderbaren Kinder. Auf einmal empfand ich einen inneren Frieden mit der Tatsache, dass Julia behindert war. Es war in Ordnung, so wie es war. Obwohl die Sorgen um Julia nie aufhörten, sondern nur ihren Schwerpunkt verlagerten, konnte ich den ganzen Stress rund um meine kleine Familie gut tragen. Marie hatte nun einen Bruder, auf den sie nur wegen seines Alters Rücksicht nehmen musste und Julia war nun gezwungen von ihrer Sonderrolle in unserer Familie etwas Abstand zu nehmen, weil da jemand war, der noch hilfloser war, als sie. Sie war nun eine große Schwester. Die Kinder ergänzten sich fantastisch. Mit Hannes verschwand die Traurigkeit aus unserem Leben und die Normalität, auch wenn sie etwas anders war, hielt bei uns Einzug. Ich war mir um unser Glück, so eine besondere Familie zu sein, in der eben andere Werte wichtiger waren, als in der von mir so innig gewünschten »Barbie-Familie«, absolut bewusst. Und dieses Bewusstsein verlieh mir ungeahnte Kräfte.

Im Sommer 2001 brach dann die bisher größte und unfassbarste Katastrophe über unsere Familie herein. Es begann damit, dass Hannes kurz nach einer gigantischen Hüftoperation von Julia plötzlich nächtliche Bauchschmerzen bekam. Tagsüber war alles wieder in Ordnung. Aber diese nächtlichen Schmerzattacken wiederholten sich. Anfangs nur einmal in der Woche, dann alle paar Tage, dann täglich und zum Schluss ohne Unterbrechung sowohl am Tag als auch in der Nacht. Die Schmerzintensität wurde von Anfall zu Anfall immer stärker, so dass er zum Schluss ohne Schmerzzäpfchen gar nicht mehr in der Lage war, den Alltag zu bewältigen. Durch die ganze Vorgeschichte mit Julia habe ich gelernt, mich auf mein Gefühl zu verlassen, auch wenn das häufiger schon belächelt wurde. Aus irgendeinem Grund war ich schon bei der ersten Nacht, in der Hannes über Bauchschmerzen klagte, in höchster Alarmbereitschaft. Irgendetwas stimmte nicht. Als die Schmerzen von Hannes einige Tage später wieder auftauchten und sich wieder dieses Gefühl von drohendem Unheil in mir ausbreitete, brachte ich ihn zum Kinderarzt. Der nahm Blut und Urin ab, um nach Hinweisen zu suchen. Sicherheitshalber schickte er uns noch zu einer Kollegin, die bei Hannes einen Heliobaktertest durchführen sollte. Von dieser Person musste ich mir nach Auswertung des Testes, der im Übrigen negativ war, sagen lassen, dass ich schuld an den Bauchschmerzen meines Sohnes sei, da ich ihn völlig falsch ernähre und außerdem zu sehr verwöhne. Zu diesem Zeitpunkt war Hannes schon nicht mehr in der Lage, längere Strecken zu gehen. Seine Kräfte schwanden zusehends. Für jemanden, der meinen Sohn nicht kannte, war das nicht sichtbar. Hannes war selbst in seinem dramatischsten Zustand lebhafter, als die meisten Kinder. Aber für mich war diese Veränderung sehr deutlich und furchtbar erschreckend. Nachts, als Hannes vor Schmerzen schrie, fuhr ich mit ihm in die Uniklinik, wo ich mir von einem dilettantischen Assistenzarzt anhören musste, »das Kind hat Blähungen oder einen Magen-Darminfekt, aber ganz sicher hat es eine hysterische Mutter«.

Der Kinderarzt entdeckte im Blut von Hannes zu viele Leukozyten und einen auffällig niedrigen Hämoglobinwert, außerdem Antikörper vom Pfeifferschen Drüsenfieber, was uns in diesem Augenblick als Erklärung für den schlechten Gesundheitszustand genügte. Bei Pfeifferschem Drüsenfieber haben die Kinder ähnliche Symptome wie Hannes. Mit dem Gefühl, nun endlich zu wissen, was mit meinem Sohn los war, bin ich mit den Kindern an die Nordsee in den Sommerurlaub gefahren. Ich dachte, dass sich Hannes bei der guten Landluft schnell wieder von seiner Krankheit erholen würde. Aber leider verschlechterte sich sein Zustand drastisch. Er benötigte jetzt alle sechs Stunden ein Schmerzzäpfchen, und die Wirkung ließ schon nach vier Stunden nach. Bewegen konnte er sich gar nicht mehr. Essen tat er wie ein Spatz und er wurde immer »durchscheinender«. Diesen Urlaub verbrachte ich mit den Kindern alleine, da mein Mann gerade die Firma gewechselt hatte und keinen Urlaubsanspruch hatte. Als er in der letzten Woche nachkam, um noch ein verlängertes Wochenende mit uns dort zu verbringen, wartete ich schon mit gepackten Koffern auf ihn, weil ich so schnell wie möglich mit Hannes in die Klinik wollte. Für mich war jetzt so klar, dass mein Sohn in Lebensgefahr war.

Nach Ultraschall und anderen Untersuchungen teilte mir die Stationsärztin mit: Bei Hannes sei ein Tumor in gigantischer Größe festgestellt worden und man müsse davon ausgehen, dass er bösartig sei. Ob man es glauben möchte oder nicht, ich war unendlich erleichtert, als die Diagnose fiel. Einfach deshalb, weil ich nun endlich wusste, was meinen Sohn seit inzwi-

schen elf Wochen quälte. Eine Chemotherapie sollte angesetzt werden. Aber dazu war es notwendig den Haupttumor auszumachen. Der war aber durch die starke Metastasierung nicht mehr zu erkennen. Es dauerte noch einige Tage, bis die genaue Diagnose feststand. Hannes hatte ein Neuroblastom, ein Tumor der Nebenniere, im dritten Stadium — d.h. er war im gesamten Bauchraum überallhin metastasiert. Aber Gott sei Dank nur im Bauchraum und nicht im Knochenmark, Gehirn oder Lunge, wenigstens eine gute Nachricht. Bevor Hannes auf die Kinderonkologische Station verlegt wurde, um seinen ersten Chemoblock anzutreten, wurden wir noch einmal für eine Woche nach Hause entlassen, um alles, was die Familie betraf zu organisieren. Denn es gab da noch immer Julia mit ihren besonderen Ansprüchen und Mariechen, die vor Kummer über ihren Bruder ganz krank war. Eine Gruppe von Helfern wurde von mir auf die Beine gestellt, um das Tagespensum meiner Kinder zu bewältigen, was ich normalerweise alleine zu absolvieren hatte, während ich mit Hannes im Krankenhaus war.

In den vier Monaten, in denen Hannes alle zwei Wochen für je acht Tage eine 24-Stunden-Chemo auf der Station erhielt, wurde jeder in unserer kleinen Familie zum Einzelkämpfer. Obwohl ich diese Veränderung sah, konnte ich nichts dagegen unternehmen. Der Gesundheitszustand von Hannes war zu ernst und kostete meine gesamte Kraft. In den 14 Tagen, die zwischen den einzelnen Chemoblöcken lagen, war ich zwar bemüht eine Normalität aufkommen zu lassen, aber es gelang mir immer weniger. In der ersten Woche auf der Onkologischen Abteilung für Kinder, wollte ich unser Zimmer nicht verlassen, weil mich der Anblick dieser todkranken, leichenblassen und kahlen Kinder fast um den Verstand brachte. Ich wollte nicht wahrhaben, dass mein Sohn nun das gleiche Schicksal teilte, wie diese »vergessenen« Kinder. Ich habe diese Kinder so genannt, weil sich kein Mensch ihrer Existenz wirklich bewusst ist. Man sieht sie, anders als behinderte Kinder, nie im Alltag, sondern hört von ihnen nur anlässlich der alljährlichen Benefizsendungen im Fernsehen zur Weihnachtszeit.

Trotz allem war ich voller Zuversicht und diese übertrug sich auch auf Hannes. Mein kleiner Held war damals drei Jahre alt, fast schon vier. Ich wollte ihm keine Angst vor seiner Krankheit machen und versuchte ihm mit einer Geschichte, die ich mir ausdachte, seine Situation zu erklären: »Mein Schatz, bei dir im Bauch wächst eine wunderschöne Zauberblume. Aber du weißt ja, dass Blumen das Sonnenlicht brauchen und im Dunkeln Angst haben. Deshalb schicken dir die Ärzte kleine Chemoritter (es gab auch Chemoindianer und Chemochinesen, je nach Substanz und dazuge-

höriger Färbung), die mit kleinen Schippen versuchen die Wurzeln aus deinem Bauch zu befreien. Manchmal sind sie dabei ziemlich übereifrig und können dir ein wenig weh tun. Dabei kann es vorkommen, dass du all deine Haare verlierst, aber die wachsen auch wieder nach. Wenn die kleinen Chemoritter ihre Arbeit getan haben, wirst du operiert, damit die Ärzte deine Zauberblume auspflanzen und irgendwo in einem Garten wieder einpflanzen können.« Diese kleine Geschichte machte auch meiner Marie wieder Mut. Mit ihren sieben Jahren begriff sie den Ernst dieser Krankheit natürlich ganz anders als ihr Bruder. Um so dankbarer war sie für meine »harmlose« Geschichte, an der sie sich festhalten konnte.

Der 11. September 2001 war auch mein persönlicher Weltuntergang. Während die ganze Welt wie gebannt vor dem Fernseher saß und die Tragödie in den USA mitverfolgte, konnte ich nur hilflos mit ansehen, wie mein kleiner Sohn mit den Folgen seines ersten Chemoblocks kämpfen musste. Hannes ging es lausig schlecht. Er übergab sich am laufenden Band und hatte unheimliche Schmerzen im Bauch, weil ihm als Folge der Chemo ein Darmverschluss drohte.

Während eines unserer zahlreichen Aufenthalte auf der onkologischen Kinderstation, sahen Hannes und ich uns eines Tages einen alten »Flipper-Film« auf Video an. Die Wirkung, die dieser Film auf meinen Sohn hatte, war überwältigend. Obwohl er zu diesem Zeitpunkt kaum noch über große Energiereserven verfügte und die meiste Zeit in seinem Bett verbrachte, schien der Anblick von diesem Superdelphin etwas tief in seinem Inneren in Bewegung zu setzen. Er lachte und war so fröhlich und ausgelassen, wie schon lange nicht mehr. Von nun an gab es in seinem Leben zwei Themen, die ihn mit einem inneren Feuer erfüllten und seine Lethargie vertreiben konnte. Sein Baumhaus und Delphine! Durch diese Beobachtung entwickelte sich in meinem Kopf die Idee, Hannes eine Delphintherapie in Florida zu ermöglichen um seine Selbstheilungskräfte zu aktivieren. Endlich hatte ich wieder einen Traum, an dem ich mich festhalten konnte, wenn die Verzweiflung und Panik in mir überhand nahm. Dass dieser Traum eines Tages wahr werden sollte, darauf habe ich, realistisch betrachtet, nie zu hoffen gewagt. Zunächst aber mussten Hannes und mir in dieser Zeit die Tagträume reichen, in denen wir uns stundenlang ausmalten, wie Hannes mit den Delphinen im Wasser herumschwamm und wieder ganz gesund war. Eines Tages telefonierte ich mit einer lieben Freundin von mir und erzählte ihr von unserem neuen Zeitvertreib. Nebenbei erwähnte ich, dass Julia schon seit einer längeren Zeit auf der Warteliste von dolphin aid *für eine Delphintherapie stand und dass es doch fantastisch wäre, wenn beide Kinder an diesem Programm teilnehmen könnten.*

Schon wenige Wochen später erhielt ich von dolphin aid *die erfreuliche Nachricht, dass im November zwei Therapieplätze für meine Kinder zur Verfügung stünden. Zum damaligen Zeitpunkt war daran leider noch nicht zu denken, da Hannes noch mitten in einem Behandlungsblock der Chemotherapie steckte und auch noch einiges vor sich hatte. Trotz allem – der Anruf von* dolphin aid *gab uns enormen Mut, weiter nach vorne zu sehen, weil dort am Ende unseres langen Tunnels die ersehnte Belohnung für all unsere Strapazen lag.*

Im Dezember 2001 war es dann so weit. Die Chemoritter hatten erfolgreich vorgearbeitet und nun sollte in einer OP die Zauberblume aus Hannes' Bauch entfernt werden. Tatsächlich gelang das auch mit dem größten Teil des Tumors. An einer Stelle allerdings hatte sich der Tumor in die Gefäßwand der Vena Cava (große Hohlvene) infiltriert, so dass aufgrund des hohen Risikos ein Resttumor von ca. 10 ml Größe dort zurückgelassen werden musste. Noch lange Zeit hat uns dieser Resttumor große Sorgen bereitet, da bekanntermaßen jede Tumorzelle eine Zeitbombe darstellt. Daher wurde gleich im Anschluss an die OP ein weiterer Chemoblock rangehängt. Leider hatte sich Hannes auf der Intensivstation eine Infektion im Narbenbereich der Wundschläuche geholt, die wieder mal keiner außer mir zur Kenntnis nahm. Erst als die Chemolösung schon einige Stunden durch den schwachen Körper meines Sohnes lief und Hannes vor Schmerzen schrie, war man bereit unter das Pflaster zu schauen, und entdeckte dort den Eiter. Aus Panik vor einer drohenden Sepsis wurden nun noch zusätzlich zu der Chemokeule diverse Antibiotika in dieses Kind gepumpt.

Hannes gewann diesen Wettlauf mit der Zeit. Aber der Preis war hoch. Niemand wusste, ob Hannes es schaffen würde, nach einer nicht erfolgreichen OP und einer derartigen postoperativen Komplikation wieder die Kraft zu finden, um gesund zu werden. Ein Oberarzt, der an der Operation maßgeblich beteiligt war, sprach sehr lange mit mir. Er sagte mir ehrlich, dass es jetzt nicht mehr in den Händen der Ärzte liege, für welchen Weg sich Hannes entscheidet. Aus schulmedizinischer Sicht wurde alles unternommen, was möglich war. Jetzt lag die Entscheidung woanders.

Auch Hannes spürte die drohende Gefahr. Immer wieder fragte er mich, wie es wohl im Himmel aussähe und ob ich ihn dort oben auch mal mit einem Flugzeug besuchen könnte. Er malte sich in den schillerndsten Farben aus, wie es wohl wäre ein Engel zu sein. Nur Sorge bereitete ihm die Frage, wie er als Engel auf seine Spielsachen aufpassen soll, damit sie ihm keiner wegnimmt. Kann man sich vorstellen, wie sich eine Mutter fühlt, wenn sie mit solchen Fragen von ihrem Sohn konfrontiert wird? Und dabei weiß, dass diese Fragen ernst gemeint sind. Ich sagte mir damals, dass ganz egal für welchen Weg sich mein Hannes entscheidet, ich dazu verpflichtet bin, ihm bei seinem Weg beizustehen. Nur hoffte ich damals, dass er wenigstens nicht in dieser sterilen Umgebung Abschied von dieser Welt nehmen muss. Plötzlich bekam für mich die Aussicht mit meinem so kranken Sohn nach Florida zu den Delphinen zu fliegen, eine doppelt tröstende Bedeutung. Entweder er wird dort wieder ganz gesund oder aber hat die Möglichkeit sich im Angesicht eines lächelnden Delphins von uns zu verabschieden.

Wir begannen das Jahr 2002 mit dem festen Vorsatz, dass jetzt endlich alles gut werde.

Die Chemotherapie war beendet, die OP hatten wir hinter uns und die Medikamente wurden nach und nach abgesetzt. Jetzt musste dieses kleine Häufchen Elend seelisch und körperlich wieder aufgerichtet werden. Abgesehen von seinem Gewichts- und Haarverlust hatte Hannes das Sprechen auf ein Minimum reduziert und teilweise sogar völlig eingestellt. Wegen des enormen Kräfteverlustes und der Wundschmerzen musste ich Hannes ständig tragen – das Laufen war ihm kaum noch möglich. Wenn seine Freunde oder die Kindergartengruppe zu uns kamen, um unter unserem Küchenfenster ein Lied für Hannes zu singen oder um ihn einfach durch das Fenster zu sehen, versteckte er sich hinter dem Sofa im Wohnzimmer. Niemand aus seinem »früheren Leben«, wie er die Zeit vor seiner Therapie benannte, sollte ihn sehen. Die meiste Zeit des Tages verbrachte mein Kleiner auf dem Sofa oder auf meinem Arm.

Die Rückkehr in den Alltag fiel uns allen viel schwerer, als gedacht. Wir mussten langsam wieder lernen uns wie eine Familie zu fühlen. Die Erlebnisse der letzten sieben Monate hatten bei uns allen ihre Spuren hinterlassen.

Mitte Februar kam dann der von uns allen so sehnlichst erwartete Anruf von dolphin aid. *Mit den Worten »Frau Lindner – sind Sie spontan?«, begann unser Telefonat und endete damit, dass ich natürlich völlig spontan und zusätzlich noch begeistert zusagte, dass unsere ganze 5-köpfige Familie in kaum vier Wochen nach Florida fliegen würde. Alles musste jetzt ganz schnell gehen – Pässe beantragen, Arztbesuche, nochmals ein kleiner ärztlicher Eingriff bei Hannes.*

Dann war es endlich so weit. Unser Abreisetag stand vor der Tür. Seit Monaten hatte ich unsere Kinder nicht so glücklich und ausgelassen gese-

hen, wie auf dem Hinflug. Sie hatten das Ziel ihrer Träume vor sich, was sich seltsam beruhigend auf das Gemüt von Marie, Julia und Hannes legte. Jeder Mitreisende im Flugzeug wusste innerhalb von kürzester Zeit, dank Hannes' plötzlichen Mitteilungsdranges, dass unsere Familie zu den Delphinen flog. Und wirklich jeder freute sich mit uns.

Entgegen der Befürchtungen der Onkologen, hatte Hannes keine Probleme mit der Fluglänge, der Menschenmasse und der Klimaanlage im Flugzeug und dem damit verbundenen Kontakt mit den für ihn so gefährlichen Keimen sowie der Klimaumstellung vor Ort. Alles was wir seit Monaten gemieden hatten, um das schwache Immunsystem von Hannes nicht zu gefährden, war wie durch ein Wunder nicht mehr bedrohlich.

Unser Aufenthalt in Key Largo dauerte 2 1/2 Wochen. Julia erhielt eine zweiwöchige Therapie, Hannes' Therapie wurde einwöchig angesetzt. Was mich vom ersten Tag unseres Aufenthaltes am meisten fasziniert und beeindruckt hat, war die spontane Freundlichkeit der Mitarbeiter des gesamten Teams von Dolphin Human Therapy. *Nach Monaten, während derer ich als Mutter immer stark sein musste – sowohl für meinen Sohn als auch für die sich sorgenden Geschwister, Großeltern und den Ehemann –, konnte ich tatsächlich das erste Mal loslassen und an mich denken. Dee-Dee, die »Mutter des Teams«, saß oft mit mir zusammen am Wasser und hörte mir einfach nur zu oder erzählte mir von ihrer behinderten Tochter. Sie gab mir mit ihrer liebevollen Art das Gefühl, das ein Seemann empfinden muss, der nach einer langen Zeit auf stürmischer See endlich wieder in einen sicheren Hafen kommt. Eine Mischung aus Frieden, Zufriedenheit und das beruhigende Gefühl, dass alles wieder gut wird. Aber auch die anderen Teammitglieder haben erheblich dazu beigetragen, dass sich meine Seele wieder entspannen konnte. Meine drei Kinder, die alle auf ihre Weise unter den Strapazen des vergangenen Jahres gelitten hatten, erholten sich zusehends.*

Julia war so verliebt in ihre beste Freundin und Therapeutin Lee Ann und in Spunky, ihren Delphin, dass sie fast alles widerspruchslos mitmachte, was ihre Therapeutin von ihr verlangte. Ihr Ehrgeiz wuchs von Tag zu Tag und damit verbesserten sich automatisch und scheinbar wie von alleine, ihre Leistungen. Das für sich war schon unfassbar für mich, wenn ich an all die mühseligen Therapieansätze der vergangenen sechs Jahre zurückdachte, die immer mit Kampf verbunden waren, weil Julia sich generell nicht gerne sagen lässt, was sie zu tun hat. Aber den »Argumenten« von Spunky hatte selbst meine widerspenstige Tochter nichts mehr entgegenzusetzen.

Wie schon berichtet, tat Hannes den ersten Schritt zurück in sein »neues altes Leben« in dem Moment, in dem er in Berlin das Flugzeug betrat. Von diesem Moment an öffnete er sein Herz für alle neuen Eindrücke, die auf ihn einwirkten. Fasziniert beobachtete er in der ersten Woche, wie geschickt und zärtlich die Delphine mit seiner Schwester Julia umgingen. Dadurch war seine Scheu vor den doch sehr imposanten Zauberwesen nicht mehr ganz so groß, als er dann in der zweiten Woche seinen ersten Therapietag hatte. Man kann sagen, dass Hannes am Anfang einen richtigen Harem um sich herum hatte. Da waren Christina und Elke als Therapeuten, DeeDee und Christin als Verstärkung und natürlich Brigitta, die Delphintrainerin. Vor allem aber war da Genie – Hannes' Delphin. Zwischen den beiden war es Liebe auf den ersten Blick. Zusammen mit den Therapeuten schaffte Genie es, meinem Sohn die Angst zu nehmen und ihm neue Lebensfreude und neuen Mut zu geben.

Als Hannes zum ersten Mal zu Genie ins Wasser stieg, streckte er seine Hände, die er sonst immer schützend vor seinen Bauch hielt, sehnsüchtig nach dem Delphin aus und ein verzücktes Lächeln erschien auf seinem Gesicht. In diesem Moment verabschiedete sich Hannes endgültig von seiner Krankheit und den Ängsten , die ihn seither gefangen gehalten hatten. Es war ein klares »Ja« zum Leben! Anders kann ich das, was ich an diesem Montagnachmittag erlebte nicht beschreiben.

Es sei unbedingt erwähnt, dass ein besonderes Augenmerk der Therapeutinnen auch auf meine Tochter Marie gerichtet war. Das arme Mädchen hatte in dem vorangegangenen Jahr mehr Verlustängste durchgemacht, als für ein kleines Mädchen gut ist. Zusätzlich kümmerte sie sich in den Zeiten, in denen ich mit Hannes im Krankenhaus war, rührend um ihre kleinere Schwester, und – um mich zu schonen – erzählte sie mir nichts von ihren eigenen Sorgen und Problemen. Als ich endlich wieder die Zeit fand ein aufmerksames Auge auf mein tolles Mädchen zu richten, erschrak ich zutiefst, als mir bewusst wurde, was für tiefe Furchen ihr kleines Kinderseelchen in den letzten Monaten erhalten hatte. Marie brach sehr schnell in Tränen aus und war sehr nervös. Was mich aber am meisten beunruhigte, war ihr Essverhalten. Marie aß nicht mehr. Sie hatte einfach keinen Appetit mehr. Und obwohl Marie eigentlich nicht für eine Delphintherapie eingetragen war, nahm sich DeeDee ihrer liebevoll an und organisierte es, dass meine Süße entgegen der üblichen Regeln während der Therapiestunden mit Hannes auf dem Dock sitzen konnte, Birgitta, der Delphintrainerin zur Hand gehen und sogar hin und wieder mit Genie schwimmen durfte.

Seit unserer Rückkehr aus Florida sind inzwischen anderthalb Jahre vergangen. In der ersten Zeit danach war Marie noch sehr unruhig und verfiel sofort in Panik , sobald Hannes weinte. Aber sie fing noch in Florida an, wieder mit Freude zu essen. Auch das Gefühl mich beschützen oder schonen zu müssen, wurde immer weniger. Wenn sie jetzt Kummer oder Sorgen hat kommt sie wieder sofort zu mir, weil sie weiß, dass sie wieder von mir beschützt wird – so, wie es sein soll. Ihr Verhalten gegenüber ihren Geschwistern ist so wundervoll normal, dass ich ihrem Rumgezicke und Streiten mit den beiden anderen schon fast begeistert lausche.

Julia geht weiter stur ihren Weg. Sie kann inzwischen für einige Minuten frei an der Bettkante sitzen. Ihrem Traum einmal Balletttänzerin zu werden, ist sie auch schon ein wenig näher gekommen. Sie hat entdeckt, das man auch mit einem Arm und dem Kopf tänzerische Bewegungen machen kann. Außerdem arbeitet sie zur Zeit wild entschlossen an ihrem wohl größten Wunsch: Endlich alleine laufen zu können. Ihr derzeitiger persönlicher Rekord liegt darin, dass sie einige Schritte alleine in ihrem Gehwagen durch unser Haus laufen kann. Trotz intensiver Wutausbrüche, hat sie es nicht geschafft, dass wir ihr einen echten Delphin als Kuscheltier gekauft haben. Ich fand ihr Bett irgendwie nicht groß genug.

Und Hannes? Hannes machte mir ziemlich schnell klar, dass er gedenkt, wieder ein normaler Junge zu sein. Mit den Worten »Mama, mach dir keine Sorgen, ich bin wieder tipptopp in Ordnung« wollte er so schnell wie möglich wieder zurück zu seinen Freunden in den Kindergarten. Sein Bewegungs- und Mitteilungsdrang scheint mir wieder unerschöpflich. Inzwischen ist er in der Schule und ist so frech und unternehmungslustig, dass es mir schon manchmal zu viel wird. Und sein Resttumor? Da ist etwas ganz Unglaubliches geschehen, nachdem wir wieder aus Florida zurück waren. Wir mussten sofort nach unserer Ankunft wieder zur Nachsorge, um alle Werte erneut zu überprüfen. Bei der Ultraschallkontrolle kam heraus, dass der Resttumor um einige Milliliter geschrumpft war. Unfassbar! Auch die Tumormarker im Urin waren im grünen Bereich und sein Blutbild war fast völlig normal.

Inzwischen muss Hannes nur noch alle drei Monate zur Nachsorge ins Krankenhaus. Sein Resttumor wurde von alleine – ohne Chemotherapie – immer kleiner und zeigt keinerlei Durchblutung, so das wir hoffen dürfen, dass er tatsächlich abgestorben ist. Über diesen »Vorfall« wird von ärztlicher Seite beharrlich geschwiegen, da es für sie nicht erklärlich ist.

Natürlich bin ich nicht so vermessen, zu behaupten, dass Hannes geheilt ist – dazu habe ich in den letzten Monaten zu viele Kinder sterben oder mit

Rezidiven zurück ins Krankenhaus kommen sehen. Nein, so verklärt bin ich nicht. Aber egal, wie Hannes' Weg in die Zukunft aussehen mag, er hat von seinem Aufenthalt bei den Delphinen in Key Largo so viel Kraft, Mut und Zuversicht mitgebracht, das er auch weiterhin in der Lage sein wird gesundheitlichen Problemen zu trotzen.

Dass ich persönlich daran glaube, dass wir zu den wenigen Glücklichen auf dieser Welt zählen, bei denen ein Wunder stattgefunden hat, behalte ich am besten für mich! Sie wissen ja, dass man sonst ganz schnell den Stempel einer hysterischen Mutter bekommt. Oder?

Robin, ein unbehütetes Kind

Gerade habe ich den Film *Höllenleben* angesehen. Robin hat ihn mir geschickt. Ich wollte ihn sehen um besser informiert zu sein, wenn man das überhaupt so bezeichnen kann. Nein, viel eher wollte ich mehr verstehen um noch tiefer in Robins Geschichte abtauchen zu können. Ein guter Einstieg dachte ich, und jetzt ist mir schlecht.

Denn die Geschichte von Robin und anderen, die ein ähnliches Martyrium erlebt haben, lässt das Blut in den Adern gefrieren. Man bestaunt in den Medien mit der gebotenen Abscheu Berichte über Kinderpornographie und Kindesmissbrauch, fassungslos und meist froh über die Distanz. Es gibt Hilfsorganisationen, die sich der oft winzigen wehrlosen Opfer annehmen und das ist gut so. Vergessen jedoch werden diese von der Gesellschaft oft, wenn aus den kleinen Opfern Erwachsene geworden sind. Robin ist eine Erwachsene. Ein Opfer von einst.

Seit fast vier Jahren kenne ich Robin nun. Und lange Zeit sind wir uns nie begegnet. Wir haben uns geschrieben. Ihre Diagnose: »Multiple Persönlichkeitsstörung«, die Ursache: »Ritueller und sexueller Missbrauch.«

Das bedeutet unfassbar ertragene Qualen seit frühester Kindheit. Torturen, die das Fassungsvermögen jedes Durchschnittsmenschen überschreiten.

Der erste Brief den ich von Robin bekam, war total verwirrend, fast hätte man sagen wollen, so ganz dicht kann der Verfasser nicht sein. Und dann war da noch etwas ganz anderes. Eine Tiefe, die zwischen den Zeilen lag. Eine Sprachauswahl, die darauf schließen ließ, dass dieser Mensch, diese geschundene junge Frau sich in ihrem Innern etwas bewahren konnte, was trotz allem eine hintergründige Sprache, akzentuierte Pointen und einen umfangreichen Wortschatz möglich werden ließ.

Als Robin sich an mich wandte, nachdem sie mein Buch *Jeden Tag ein kleines Wunder* gelesen hatte, war sie längst kein Kind mehr. Also fiel sie auch aus dem »normalen Rahmen« derer, um die ich mich sonst kümmerte.

»Du kannst nicht allen Menschen helfen, du musst Grenzen ziehen, du hast auch nur beschränkte Kraft, lad dir nicht noch mehr auf, das bringt doch nichts«, sagte Michael, meine bessere Hälfte, im Brustton der Überzeugung, wohl aus Sorge um mich. Ein wenig konnte ich verstehen, was er meinte, schließlich hatte mich auch Dr. Nathanson vor Jahren schon einmal als kubanische Mama bezeichnet, die ihre Arme schützend um den Rest der Welt legen wollte.

Robin ist erwachsen. Doch das was ihr widerfahren ist, passierte in ihrer Kindheit. Wir alle schrecken auf, wenn Worte wie Kindesmissbrauch oder Kinderpornographie fallen. Da schreit die Gesellschaft nach Henkerjustiz. Kurz nachdem die Meldungen verklungen sind, wird es wieder ruhig. Wenn man beginnt, sich mit der weit gefächerten Thematik auseinander zu setzen, lässt einen das Würgegefühl erst einmal nicht mehr los. Und wenn man dann liest, dass es bekanntermaßen in jeder Großstadt so genannte »Pädo-Treffs«, also Kinderschänderstammtische, gibt und der Polizei oftmals, wie es dann im Amtsdeutsch heißt, die Hände gebunden sind, könnte man schon ausrasten. Passiert dann mal eine groß angelegte Aktion, die erfolgreich so um die 500 pädophile Monster entlarvt, bleiben die Täter erst mal auf freiem Fuß, weil »keine Verdunklungsgefahr besteht«. Was sie in der Zwischenzeit anrichten, davon spricht niemand. Als wenn das Beschlagnahmen der in ihrem Besitz befindlichen kinderpornographischen Utensilien ausreichend wäre.

Nun denken wir, wenn wir über kaum aussprechbare Vergehen an wehrlosen Kindern nachdenken, fast immer an Fremdtäter. Vielleicht noch an entfernte Verwandte. Aber dass es Eltern sind, die ihre Kinder selbst quälen oder die ihre Folter wissentlich zulassen, ist das perfideste, das teuflischste Vergehen, das mir in den Sinn kommen kann. Als Mutter, der das Wohl ihrer Kinder das Heiligste ist, möchte ich schreien und mit Fäusten trommeln, um meiner Abscheu vor solchen Vergehen Ausdruck zu verleihen. Aber das alleine hilft niemandem. Viel wichtiger ist es, nicht wegzuschauen, wach zu bleiben und noch viel wichtiger, das wir nicht an irgendeiner Grenze Halt machen, wenn wir um Hilfe gebeten werden.

Für Robin habe ich Grenzen überschritten. Und das war gut so. Auch sie hat, wie so viele andere paralysierte kleine und große Menschen durch die Delphintherapie wieder angefangen zu fühlen, dass sie lebt.

Robins großes Vertrauen, mit mir über ihre Geschichte zu sprechen, empfinde ich als ebensolche Verantwortung und ich habe mich entschieden von ihr zu erzählen, um aufzuzeigen, dass Delphintherapie auch bei der Trauma-Therapie einen unschätzbaren Beitrag leisten kann. (Natürlich ist Robin nicht ihr richtiger Name. Sie lebt nach dem Opferschutzgesetz unter geändertem Namen in einer fremden Stadt. Sie wurde aus dem Kreis der Täter bedroht, mit Mord.)

Hallo, ich bin Robin, wurde Ende der sechziger Jahre in eine kinderreiche Familie hineingeboren, die, sagen wir, ›irgendwie anders‹ ist und zugleich nicht wirklich ›irgendwie anders‹, da es leider Gottes viel zu viele solcher Familien gibt. Familien, in denen Kinder misshandelt und auf die widerlichste Weise missbraucht werden.

Gegründet werden solche Familien von Eltern, die oftmals selbst schon Opfer von Gewalt welcher Art auch immer wurden, aus der Gewaltspirale nicht ausbrechen konnten oder auch nicht wollten und nun ihre Kinder dem, was sie selbst erleben mussten, oder noch Schlimmerem aussetzen. Eltern, die aus Opfern zu Tätern wurden – immer wieder.

Es ist keine Übertreibung, wenn ich sage, das Ende meiner Kindheit begann schon mit meiner Geburt. Ich konnte mit Hilfe von außen aus diesem Teufelskreis ausbrechen, aus der Gewalt flüchten. Nun versuche ich mir mit einer neuen Identität ein selbst- und eigenständiges Leben aufzubauen; trotz des »lebenslänglich«, was mir von meiner Familie mitgegeben wurde. Denn lebenslänglich ist die Erinnerung.

Wichtig ist es für mich vom Opfer zu einer aktiven Überlebenden zu werden. Eine aktive Überlebende ritualisierter und sexualisierter Gewalt.

Ich habe mich selbst oft gefragt, wie ich bis hierher gelangen konnte. Kindergarten, Schule, Ausbildungsversuche – trotz der tagtäglichen Gewalt so etwas wie ein Leben zu führen, dem man nicht unbedingt ansehen konnte, dass etwas nicht stimmt.

Schlimm ist es, dass ich inzwischen weiß, dass es zahlreiche Menschen gab, die von den Zuständen bei uns zu Hause wussten und schlichtweg nichts unternommen haben.

Mein allerwichtigster Überlebensmechanismus, bzw. wohl eher Überlebenswille war die Fähigkeit zu dissoziieren, das ist lateinisch und bedeutet trennen, aufspalten oder auflösen. Bei jeder erfahrenen Gewalt konnte es mir so gelingen, Schmerz und Grauen von mir abzuspalten; Körper und Psyche zu trennen, und in eine andere Person zu flüchten, um das Trauma zu überstehen. So bin ich »multipel« geworden. Was so viel heißt, als dass in meinem Körper mehrere , nein viele verschiedene Persönlichkeiten »wohnen«, die sich einen Körper teilen. Jede mit ihren Eigenschaften, Vorlieben, Bildungsgraden, Wünschen, Erinnerungen, Eigenheiten, Gefühlen und Ängsten. Und das ist nicht selten zum Verrücktwerden.

Es gibt es unzählig viele Erinnerungslücken bei uns; auch was das ganz alltägliche Leben, wie eben Schulbesuche etc. angeht. Unser Zurückschauen ist vergleichbar mit einem großen Puzzlespiel, welches wir nun versuchen so nach und nach zusammenzusetzen. Viele Bausteine haben wir schon schmerzhaft zusammentragen können, was die Lücken kleiner werden lässt. Trotzdem ist vieles noch sehr nebulös. Und immer kämpfen wir mit wieder auftretenden Zweifeln ob der ganzen Gräueltaten. Doch Nebel und Zweifel helfen uns bis heute zu überstehen, auszuhalten. Nichts ist größer, als die Angst, das Bewusstsein nicht mehr ertragen zu können und durchzudrehen.

Wie lief mein Leben nach außen hin ab, bis der große Knackpunkt kam und gar nichts mehr ging?

Ich war ein absolut ruhiges, stilles Kind, das seinen Mund nicht aufbekam und wenn man mich in der Schule aufrief, fing ich an zu stottern, lief rot an, sprach viel zu leise und bekam auf die Bitte der Lehrerin doch lauter zu sprechen schließlich gar keinen Ton mehr heraus. Von der Grundschule ging ich auf die Realschule, verließ diese mit einem recht guten Fachoberschulzeugnis mit Qualifikationsvermerk. Mitte der 80er Jahre ging es dann auf das Gymnasium und der erfolgreiche Abschluss meiner Schulzeit scheiterte hier leider drei Jahre später an den Abiturprüfungen.

Irgendwie war mir immer klar, dass etwas mit mir nicht stimmt und bekam dies auch häufiger von außen gesagt. Ich war eben anders. Es gab keine festen sozialen Kontakte, keine Freundinnen. Besuch zu Hause oder auch jemand anders zu besuchen war verboten, aber es war auch nicht so, dass mich die Mitschülerinnen nicht mochten. Ich lief halt anscheinend irgendwie so mit. Soweit ich mich erinnern kann, hat es da auch noch andere Situationen gegeben. Situationen, von denen mir immer wieder berichtet wurde; Dinge die ich gesagt haben soll, Aufmüpfigkeiten und Ausraster, die von mir vehement bestritten worden sind. So galt ich später immer öfter als notorische Lügnerin. Und ich konnte nur immer wieder sagen; »aber das war ich nicht, das habe ich nicht gesagt oder getan«. Jetzt, seit einigen Jahren, seit ich weiß dass ich ›Viele‹ bin, kann ich versuchen mir das zu erklären.

Obwohl ich immer irgendwie so mitlief, gab es auch andere Auffälligkeiten; extreme Notenschwankungen in Klassenarbeiten, weil zuvor Gewusstes auf einmal gar nicht mehr verstanden wurde, schriftliche Arbeiten, für die ich bloß mit den Worten, ich solle mich doch endlich mal entscheiden wie ich schreiben möchte, getadelt wurde, weil ich meine Arbeit mit wechselnden Schriftbildern ablieferte. Eine Erinnerung habe ich daran, dass eine Schulangestellte mit mir, als ich etwa 13 war, während der Unterrichtszeit zu ihrem Gynäkologen ging, damit dieser mich untersucht. Inzwischen weiß ich, dass ich etwa in dem Alter schwanger gewesen bin und das Kind auf Anordnung der Täter illegal abgetrieben wurde. Auch Verletzungen, die wiederholt auftraten, waren wohl für jedermann sichtbar. Ich hatte auch eine Lehrerin, die mich als psychisch krank titulierte und mir riet, dass ich mich doch mal behandeln lassen solle. Während der Grundschulzeit hatte ich häufig ›entschuldigte‹ Fehlzeiten, weil ich zum Beispiel mal wieder zum Aufpäppeln in eine Kinderkur geschickt wurde. Und die Erfahrungen dort haben sich leider nicht immer von denen zu Hause unterschieden.

Ich war immer zu dünn, kränklich. Na ja, es gab auch nicht wirklich viel zu essen bei uns. So klaute ich Süßigkeiten, aß mit meinem jüngeren Bruder Sauerklee aus dem Wald und Körner vom Feld. Wir stibitzten während des Kindergottesdienstes Hostien – einfach weil wir hungrig waren. (Natürlich war meine Familie nach außen hin eine brave Kirchgängerfamilie – nur bloß nicht auffallen.) In vielen Familien, wo Gewalt an der Tagesordnung ist, gibt es diese beiden Lebensformen. Für mich hieß das sozusagen Tag- und Nachtfamilie.

Inzwischen steht für mich fest, dass während der gesamten Schulzeit Leute immer gewusst haben müssen, dass es bei uns zu Hause nicht in Ordnung ist. Aber sie haben nichts unternommen. Entweder weil sie nicht wollten oder auch nicht konnten.

Mit etwa 16 diagnostizierte ein Arzt, zu dem ich auch nur heimlich gehen konnte, erstmals eine Eierstockentzündung. Und das ist ja noch nicht wirklich etwas Ungewöhnliches. Die erste Erinnerung an sexualisierte Gewalt hatte ich mit etwa 19. Eine Situation kam mir zu Bewusstsein, in der mein ältester Bruder mich mit zwölf Jahren mit seinen Fingern vergewaltigte und mich »überraschte« mit dem Satz ›Huch, da war ja schon mal einer drin‹.

Ich wusste bis dahin immer nur, irgendwas stimmt nicht, mir fehlte Zeit, ich wurde für Dinge und Worte zur Verantwortung gezogen, die ich niemals gesagt oder getan hatte.

Andererseits hatte ich keine Vergleichsmöglichkeiten, wie es in anderen Familien läuft. Ich kann mich bis heute nicht daran erinnern, jemals richtig gespielt zu haben. Für mich gab es nur in der Ecke sitzen und still sein. Als wenn Stille weniger Angriffsfläche bietet.

Ende der 80er bis Mitte der 90er versuchte ich in unterschiedlichen Städten zwei Ausbildungen im pädiatrischen Pflegebereich zu absolvieren und scheiterte hier nicht an mangelnder Intelligenz oder Fleiß. Im Gegenteil, muss ich ganz selbstbewusst sagen, dass ich ziemlich gut war. Der Grund für das Scheitern lag darin, dass ich wiederholt erkrankte und es so zu Fehlzeiten kam, die eine Examenszulassung unmöglich machten. Ein paar Ausbildungswochen wechselten sich mit Krankenhausaufenthalten ab. Die wiederholten Erkrankungen bestanden aus wiederkehrenden Unterleibsentzündungen, Eierstockszysten mit, bis zum heutigen Tage, knapp zwanzig notwendigen operativen Eingriffen. Angstzustände und Depressionen waren an der Tagesordnung.

Ich konnte mir das auch da immer noch nicht alles erklären; okay, anscheinend war bei uns zu Hause nicht alles so in Ordnung; aber dafür dass ich immer krank wurde, hatte ich einfach keine Erklärung.

Die bekam ich mit den Jahren. Aus der Erinnerung an den Missbrauch durch den ältesten Bruder sind inzwischen Erinnerungen an einen »Wohnzimmerholocaust« geworden und das Wissen, schon als Kleinstkind unerträglicher Gewalt ausgesetzt gewesen zu sein, die ich nur überlebt habe, indem ich meine Psyche abspaltete und dadurch neue Personenanteile entstanden. Noch heute kommen mir immer wieder Zweifel und ich denke, meine Familie kann doch nicht so eine Monsterfamilie gewesen sein. Tief innen wissen wir aber: Doch, das war sie. Nicht nur unsere Eltern waren Monster, sonder auch die Großeltern, Tanten, Onkel, zum Teil meine eigenen Brüder. Nicht zu vergessen die lange Liste der Bekannten, Freunde, Kollegen der Eltern, Gemeindemitglieder, Pastoren. Alle Monster. Die immer wieder aufkommenden Zweifel helfen lediglich in der Gestalt, damit das Bewusstwerden des ganzen Ausmaßes nicht zu mächtig wird.

Anfang der 90er Jahre kam ich zum ersten Mal auf eine psychotherapeutische Station in einer Klinik für Psychiatrie. Zwei Jahre später war ich noch einmal dort. Mein Vater musste nach einem gemeinsamen Gespräch mit dem zuständigen Therapeuten aus der Klinik geschmissen werden. Ein Satz des

Therapeuten klingt mir noch heute immer wieder in den Ohren; nämlich, dass ich wenn ich irgendwann beginnen würde zu weinen, Betttücher bräuchte. Weinen hatte ich mir als Kind schon versucht abzugewöhnen. Ist ›nur‹ eine Erinnerung, ein Wissen dass es inzwischen gibt. Mit etwa fünf Jahren erwischte mich meine Mutter dabei, wie ich versuchte mir mit einer Nagelschere die Tränenkanäle auszustechen. Ich wollte einfach nicht mehr weinen. Denn das machte alles – was auch immer dieses beinhaltete— nur noch schlimmer.

Ich versuche inzwischen meine, eigentlich unsere, Erinnerungen zusammenzutragen wie ein Puzzlespiel und es gefällt mir ganz und gar nicht, was da zusammenkommt. Jede noch da gewesene Illusion an ein Stück heile Familie wird so systematisch zerbrochen. Darum helfen manchmal nur Zweifel trotz aller Fakten und Tatsachen, die Erinnerungen durchzustehen, weil die Gefühle zu schlimm sind und du denkst, von den Schmerzen und dem Bewusstsein schlichtweg gesprengt zu werden.

Mit Beginn der ganzen gynäkologischen Erkrankungen fing wohl mein funktionierendes Kartenhaus langsam an zu bröckeln. Eine Klinik jagte die nächste. Die erzielten Erfolge waren immer nur kurzfristig. Meine Seele schrie und schrie, ich hörte nicht drauf, weil ich es noch nicht konnte und so reagierte mein Körper. Mitte der 90er Jahre wurde ich während eines Klinikaufenthaltes vergewaltigt. Es folgten Vernehmungen, der Täter kam in U-Haft, es kam zu Gerichtsverhandlungen, die leider nicht mit einer Verurteilung endeten, da der Täter fliehen konnte. Das heißt, der Haftbefehl wurde aufrechterhalten, es kam jedoch zu keiner Verurteilung.

Nach dieser Traumatisierung fielen ganze Mauern dieses Kartenhauses ein. Zudem stand ich noch immer unter der »Fuchtel« der Erzeugerfamilie und dem, wie ich inzwischen weiß, gesamten Täterkreis. Mit Beginn der Ausbildungen war ich von ›zu Hause‹ ausgezogen, stand aber immer noch unter der Kontrolle der Täter.

Ich entwickelte eine Essstörung. Fraß zunächst wie ein Scheunendrescher, wurde dann magersüchtig. Jede Kalorie musste sich durch exzessive Gymnastik erst verdient werden, ich verletzte mich selbst, bzw. bemerkte Schnitte an Armen und Beinen und Brüsten, von denen ich keine Ahnung hatte wie die dorthin kamen, zwei Suizidversuche folgten. Oftmals war es unmöglich auch nur einen Schritt vor die Tür zu tun.

Während eines erneuten Psychiatrieaufenthaltes wurde zum ersten Mal die Diagnose Multiple Persönlichkeitsstörung bzw. Dissoziative Identitätsstörung gestellt und im Laufe der Zeit wiederholt bestätigt.

Ende der 90er gelang mir mit Hilfe einer Klinik die Flucht aus dem Täterkreis. Ich zog in eine neue Stadt, wechselte diese kurze Zeit später erneut und ergriff mit therapeutischer und anwaltlicher Hilfe weitere Sicherheitsmaßnahmen. Denn die Täter versuchen nach wie vor mich zu finden, was ihnen auch schon gelang. Das bedeutet sie bedrohen mich subtil. Körperlich werden sie mir/uns nichts mehr tun. Doch je mehr wir tun, um sicher zu sein und unser Leben in die Hand zu nehmen, um so gefährlicher könnten wir ihnen werden. Bis heute haben sie es immer wieder geschafft uns durch solche Aktionen zu treffen, ins Schlingern zu bringen, an uns selbst zu zweifeln. Aber schon durch die Mitarbeit an diesem Buch bieten wir ihnen Widerstand. Und sie werden uns nicht dazu kriegen jetzt an den Folgen der Gewalt zu sterben – NIEMALS. Das sollen sie wissen.

Ich zog zunächst in zwei verschieden Wohngruppen für Frauen, wohne jetzt aber seit gut zwei Jahren wieder in einer eigenen Wohnung und werde ambulant betreut. Dazu sind im Hinblick auf eine traumatherapeutische Arbeit die psychotherapeutische Begleitung ambulant und stationär dringend notwendig. Leider gibt es auch hier, was die Kostenübernahme angeht, bislang immer kräftezehrende Kämpfe – trotz Anerkennung durch das Bundes-Opferentschädigungs-Gesetz.

Ein Überlebenstraum hatte sich in den letzten Jahren immer mehr manifestiert. Nämlich die Teilnahme an einer Behandlung in einem Delphintherapiezentrum erleben zu können. Delphine sind unsere absoluten Schutztiere. Wie gesagt es war ein Überlebenstraum. Und ein tiefes Wissen, woher auch immer, dass uns solch eine Therapie Erleichterung bringen wird, Blockaden lösen kann.

Ich habe davon geträumt, dass die Angstzustände sich verbessern und wir alltagstauglicher sind; einfach ein Gefühl zu bekommen nicht mehr nur zu überleben, sondern zu leben.

Anfang 2000 bekam ich Kontakt zu Kirsten Kuhnert. Durch einen spontanen Brief, den wir ihr schrieben, nachdem ihr Buch Jeden Tag ein kleines Wunder *verschlungen wurde. Zwei Wochen später rief sie uns aus Amerika an mit den Worten ›Robin, wir schaffen es, Sie dorthin zu bekommen‹. Und sie hat es geschafft – mit ihrer superliebenswerten Hartnäckigkeit und permanentem Einsatz.*

So durften wir Ende 2001 zu einem ›special swim‹ nach Key Largo; sozusagen als Test – ob ich, ob wir es durchstehen.

Diese Therapie beinhaltete ein eher zwangloses Schwimmen mit den Delphinen unter der Leitung einer wirklich bewundernswerten Therapeutin.

Nach der ersten Erfahrung wollte sich das Therapieteam beraten und entscheiden, ob sie mich mit meiner sehr speziellen Diagnose und Problemstellung in ihre reguläre Therapie aufnehmen können. Ende Mai 2002 kam dann das erlösende JA, kombiniert mit einer Therapiezusage für Ende 2002.

Was soll ich sagen: Nach der ersten Therapie hatte ich etwa sechs Wochen lang keine einzige Panikattacke. Und was der allergrößte Erfolg ist: Es gibt keine Selbstverletzungen mehr. Im Jahr 2001 war auch die letzte Unterleibsoperation, unser Gewicht hält sich im normalen BMI-Index und wir rücken immer mehr in die Nähe konkreter Traumabearbeitung.

Unser Alltag ist nach wie vor eingeschränkt und es gibt die Erwerbsunfähigkeit, aber seit dem Beginn meiner Delphintherapie ist es anders. Und ich bin überzeugt, dass sie auch anderen Opfern von sexualisierter und ritueller Gewalt helfen kann.

Vor uns liegt noch ein langer, langer Weg. Jedoch ist aus dem schmerzverzerrten Dunkel dank der Delphintherapie, inzwischen ein heilsamer Trampelpfad geworden, den wir laufen können, mit Menschen, die für uns ungefährlich sind. Und mit der täglichen Erinnerung an die Erfahrung mit den Delphinen.

Den Delphinen und den mit ihnen arbeitenden menschlichen Therapeuten ist es gelungen, uns an Punkten zu erreichen, wohin niemals vorher ein menschlicher Therapeut durchdringen konnte. Wir erhalten ganz langsam und behutsam ein Gefühl davon, was es bedeuten kann, ein Stück Urvertrauen zu bekommen.

Leider ist die Therapie sehr, sehr teuer und wird immer noch nicht von den Krankenkassen finanziert. Trotzdem würden wir alles dafür geben, so schnell wie möglich wieder eine Delphintherapie bei Dolphin Human Therapy *machen zu können – um weiter daran zu arbeiten, aus unserem Überleben ein lebenswertes Dasein zu machen. Natürlich hoffe ich, dass die Menschen, die mir schon zwei Mal geholfen haben, mich wieder unterstützen können und uns helfen, an unserem Ziel festzuhalten, dass es uns irgendwann einmal so gut geht, dass andere von unseren Erfahrungen profitieren und wir helfen und unterstützen können.«*

Was für eine herrliche Vorstellung ist dieses Ziel, das Robin sich gesetzt hat. Sie ist stark. Deshalb bin ich überzeugt, dass sie es schaffen wird, eines Tages als Advokat, als Sprecher derer, die als geschundene Kreaturen perverser Täter zurückgelassen wurden, den Kampf aufzunehmen, gegen die widerlichste Art von Verbrechen.

»Gerade, wenn du schon fast aufgeben willst, gerade wenn du glaubst, dass das Leben zu hart mit dir umspringt; denk daran wer du bist. Denk an deinen Traum.« Dieses Zitat von Sergio Bambaren stammt aus einem meiner Lieblingsbücher, das auch zu der Lieblingslektüre von Robin gehört. Vielleicht hilft es ihr, denn bis dahin hat sie noch viel vor sich. Dabei unterstützen wird sie sicherlich ihre Freundin Ragnhild (Name geändert). Ragnhild, damals noch als professionelle Beraterin beim sozialpsychiatrischen Dienst für sie zuständig, war es, die Robin geholfen hat aus ihrem Peinigerumfeld zu entfliehen. Sie war es auch, die Robin zu ihrer Delphintherapie begleitet hat, denn schließlich galt es gerade diese Patientin und ihre Therapieerlebnisse bei *Dolphin Human Therapy* auch nach getaner Arbeit im Zentrum besonders verantwortungsvoll zu betreuen. Deshalb waren wir alle sehr dankbar für Ragnhilds Zusage Robin zu begleiten.

Auch für sie, die durch ihren Beruf täglich in die Betreuung von Gewaltopfern eingebunden ist, war das Erleben einer Delphintherapie beeindruckendes Neuland: »*Ich erinnere, wie groß ihre Angst vor der ersten Therapiestunde war, dass die Delphine sicher die Flucht ergreifen würden, nichts mit ihr zu tun haben wollten. Das genaue Gegenteil passierte: Die Delphine kamen neugierig, sanft, spielerisch auf sie zu und genossen offenbar das Zusammensein genauso, wie Robin selbst. Ein Kind aus dem »System« von Robin hat mir anschließend erklärt: wenn alles schrecklich ist, denkt sie an die Delphine und fühlt sich sofort wieder besser. Sie sagt: »Bei den Delphinen passieren nicht diese schlimmen Sachen.« Die Erwachsenen im System sagen, es sei eine Ahnung davon, was Urvertrauen bedeutet. Die Begegnung mit den Delphinen bedeutet das Eintauchen dürfen in deren Welt, sozusagen eingeladen zu sein in deren vier Wände. In eine Welt, die frei ist von jeglicher Vorerfahrung und damit Raum hat für Neues. Und Delphine gehen auf ganz einzigartige Weise auf die Bedürfnisse, Empfindungen, auf die Besonderheit und Verschiedenheit der Innenpersonen ein.*

So habe ich Therapiestunden gesehen, die unendlich facettenreich waren. Es gab ganz zarte Kontakte, große Vorsicht und Respekt, es gab kraftvolle Begegnungen, die die Mutigsten herausforderten, es gab viel Spiel, einen herrlichen Humor. Die verschiedensten Innenpersonen so zu erreichen, »anzusprechen«, ihnen zu begegnen, sie zu ermutigen, gelingt in jahrelanger Therapie nicht. In Robins Fall, würde man therapeutisch sagen: In der Begegnung mit den Delphinen konnte erstmalig »gute Nähe« erlebt werden. Die Therapie mit diesen wunderbaren Tieren bedeutete eine erste positive Bindungserfahrung. Die Delphintherapie hat etwas erlebbar gemacht, ohne das wir alle nicht sein können, das aber Menschen mit schwersten Traumatisierungen so sehr entbehren müssen, nämlich ungefährliche Nähe, sich angenommen fühlen und sicher sein zu dürfen. Und diese Dinge sind nur erfahrbar, erlebbar; man kann sie nicht durch viele Gespräche und noch so gute Einfühlung erschaffen. Daher geht mein besonderer Dank an dolphin aid, *dessen Mitarbeiter unbeirrt an der Idee festgehalten haben, dass Delphine eben auch in diesem Fall helfen können.*

Der Fall Felix

Wenn mich heute jemand fragen würde, welcher Fall mich im Laufe der Jahre am meisten bewegt hat, so wüsste ich mich nicht zu entscheiden. Zu groß ist die Zahl der Begebenheiten, die mich zu Tränen gerührt haben. Und ich habe diese Tränen der Rührung und des Glücks gerne geweint. Nur als Zuschauer, als jemand der die Freude haben durfte, dabei zu sein, wenn bei ganz fremden Kindern und Erwachsenen so manches kleine oder auch große Wunder passierte. Wenn mich dann aber jemand fragen würde, welcher Fall mich am meisten beeindruckt hat, dann wäre meine Antwort schnell gegeben. Es ist der »Fall Felix«.

Um diese Geschichte zu erzählen muss ich ein wenig ausholen, denn das Beeindruckende an ihr ist, was das neudeutsche Wort »network« bedeuten kann. Zeigt sie doch eindrucksvoll, wie einmalig Hilfe funktionieren kann, wenn wirklich alle Beteiligten unbürokratisch und zeitnah an einem Strang ziehen.

Eines Tages bekam ich einen Anruf aus der Nähe des Starnberger Sees und dieses Mal war es nicht *dolphin aid*-Schirmherr Seine Königliche Hoheit Prinz Leopold von Bayern, sondern seine Frau, Prinzessin Ursula, die sich sonst an ganz anderer Front mit großem Einsatz für hilfebedürftige Kinder engagiert. Sie erzählte mir von dem Anliegen eines befreundeten Chefarztes, den Kontakt zu *dolphin aid* herzustellen, um die Möglichkeit zur Teilnahme an einer Delphintherapie für einen kleinen Patienten aus seiner Klinik möglichst kompetent zu erörtern.

Mittlerweile sind Anfragen nach Informationsmaterial aus dem Kreis der Ärzteschaft fast an der Tagesordnung, zu diesem Zeitpunkt, vor fast vier Jahren, war dies jedoch noch recht ungewöhnlich. Natürlich rief ich den Professor umgehend an und dieser erzählte mir die ziemlich entmutigende

Geschichte des kleinen Felix. Dank der Überzeugungskraft und Durchsetzungsfähigkeit der behandelnden Ärztin von Felix, so sagte er fast entschuldigend, würde man nun ernsthaft die Möglichkeit einer Delphintherapie ins Kalkül ziehen und hoffte auf die Kooperation mit *dolphin aid*.

Das war ja wirklich ein Meilenstein und ich war unglaublich stolz und glücklich darüber, wie die Dinge sich dann entwickelten. Von Frau Dr. Mayer-Rosa erhielt ich den Brief, in dem sie die Befunde des kleinen Patienten schilderte: »*1996 habe ich zum ersten Mal zufällig den Artikel über eine Delphintherapie gelesen und war von dieser Therapieform sofort fasziniert. Ich arbeite als Ärztin in einer Klinik für Kinder- und Jugendpsychiatrie auf der Station der sechs- bis zehnjährigen Kinder. Unter ihnen befindet sich auch Felix, ein mittlerweile neunjähriger Junge. Felix wurde im Mai vergangenen Jahres von seiner völlig verzweifelten Mutter zu uns gebracht. Die junge Mutter sah sich nicht mehr in der Lage, mit ihrem Sohn zurecht zu kommen, da er sowohl Nahrung als auch Flüssigkeit vollkommen verweigerte. Zudem zeigte er sehr skurrile Verhaltensweisen:*

Felix kratzte sich mit den Fingernägeln an den Augäpfeln, so dass diese stark entzündet waren. Oft weinte er stundenlang ohne ersichtlichen Grund und ließ sich durch nichts beruhigen, dann fing er hysterisch zu lachen an. Er ging auf Erwachse und Kinder los, um diese zu kratzen und zu beißen. Wenn er überhaupt sprach, waren seine Sätze unzusammenhängend.

In seinem gesamten Erscheinungsbild erinnerte der kleine Junge an ein verängstigtes, wildes Tierchen.

Die Mutter berichtete, Felix habe wenige Tage vor der Aufnahme ein Messer an seinen Hals gehalten und geäußert, sich umbringen zu wollen. Von der Mutter erfuhren wir die schwierige Vorgeschichte von Felix:

Die damals erst 20-jährige Mutter wurde im zweiten Schwangerschaftsmonat von dem leiblichen Vater des Kindes verlassen. Die verzweifelte junge Frau sah sich aufgrund ihrer schwierigen Situation dazu gezwungen, Felix in seinem vierten Lebensmonat zu einer Tante zu geben. In den darauf folgenden Jahren wechselte der Junge fast halbjährlich die Bezugspersonen. Er wurde von verschiedenen Tanten, der Großmutter, der Mutter und deren jeweiligen Lebenspartnern aufgezogen.

Im Juni 1998 zog die Mutter mit Felix nach M, was für den Jungen einer völligen Entwurzelung gleichkam. Im September 1998 wurde er eingeschult, konnte sich jedoch nur schwer in die Klassengemeinschaft integrieren. Im November 1998 begannen erste Verhaltensauffälligkeiten, die sich in Form von stereotypen Bewegungen, Heulanfällen und zunehmenden

Kontaktschwierigkeiten äußerten. Bis zur stationären Aufnahme nahmen die Auffälligkeiten drastisch zu und es war schließlich nicht mehr möglich, ihn im häuslichen Umfeld zu integrieren.

Im Verlaufe des stationären Aufenthaltes behandelten wir Felix ausgehend von einer frühkindlichen Schizophrenie mit verschiedenen neuroleptischen Medikamenten. Darüber hinaus erhielt er mehrfach wöchentlich kunsttherapeutische und musiktherapeutische Einzeltherapie. Im stationären Bereich kümmerten sich die Erzieher intensiv um ihn und er bekam regelmäßig Einzelbetreuung. Obwohl er diese intensive kinder- und jugendpsychiatrische Behandlung erfahren hat und sich auch hierunter insgesamt deutlich stabilisiert hat, zeigte er im stationären Bereich sexualisiertes Verhalten. Auch in der Kunsttherapie wurde deutlich, dass vermutlich ein sexueller Missbrauch stattgefunden hat. Felix hat zeitweise fast gar nicht mehr gesprochen und zeigt in seinem Kontaktverhalten autistische Züge. Oft wirkt Felix, als habe er seinen ganzen Lebenswillen verloren.

Nachdem wir nunmehr alle uns zur Verfügung stehenden therapeutischen Mittel ausgeschöpft haben, wäre für uns die Delphintherapie eine große Hoffnung, um Felix ein menschenwürdiges Leben zu ermöglichen.«

Nach Rücksprache mit allen Beteiligten konnte *dolphin aid* die Übernahme der Therapiekosten durch unsere Organisation zusichern. Trotz der ablehnenden Stellungnahme des medizinischen Dienstes der Krankenkasse bewilligte diese, Felix auch während der Zeit seines Aufenthaltes in Amerika, als Patienten der Klinik zu betrachten. Was so viel bedeutete, als dass die Kosten für die mitfliegenden Betreuer geregelt waren. Der Förderverein der Klinik stellte kurzerhand die Mittel für die Reisekosten zur Verfügung. Wahnsinn! So konnte Felix nach Florida zu *Dolphin Human Therapy* fliegen, betreut von zwei Therapeuten und seiner weitsichtigen Ärztin, die es sich, obwohl hochschwanger, nicht nehmen ließ, ihren Patienten zu begleiten. Ihr hat Felix es zu verdanken, das ihn heute niemand mehr für schizophren hält.

Ihre Eindrücke von der Therapie hat Frau Dr. Mayer-Rosa uns mitgeteilt: »*Nach der Delphintherapie zeigte Felix unter anderem eine erhöhte Aufmerksamkeit und Konzentration, so dass wir ihn im Einzelunterricht beschulen konnten. In seinen Wutanfällen war er viel lenkbarer geworden und es war eher möglich ihn zu beruhigen. Die Weinanfälle waren insgesamt weniger und dauerten nicht mehr so lange. Er konnte viel besser mit anderen in Interaktion treten, dies hat er vor allem auch mit den Delphi-*

nen getan. Auf einem Video sieht man zum Beispiel, wie er statt einen Ball aufzunehmen, die Schnauze des Delphins berührt. Das ist schon die Verhaltensweise eines »normalen« Kindes.

Von Leuten, die Felix nicht kannten, höre ich häufiger, er wirke wie ein normaler, fröhlicher Junge. Wäre da nicht die Vorgeschichte.

Mittlerweile hat sich dank der durch die Delphintherapie erzielten Erfolge unsere große Hoffnung erfüllt: Felix befindet sich nicht mehr in der Klinik, sondern in einer Heimeinrichtung, in der dieses so oft hin- und hergerissene, angeblich schizophrene, autistische Kind hoffentlich für die nächsten Jahre einen geschützten Platz gefunden hat und sich nach seinen positiven Erfahrungen bei der Delphintherapie weiter in Ruhe entwickeln kann.«

Inzwischen ist Frau Dr. Mayer-Rosa im Medizinischen Beirat von *dolphin aid* tätig, und wer könnte eindrucksvoller für die Anerkennung der Delphintherapie kämpfen, als eine Ärztin, die wie sie selbst sagte, bei einem Patienten wie Felix, irgendwann schlicht mit ihrem Latein am Ende war? Trotzdem gab sie sich mit der Schlussfolgerung »nicht therapierbar« oder »therapieresistent« nicht zufrieden. Ihr Mut einen anderen Weg zu gehen, als ihn die Schulmedizin normalerweise vorsieht, ist durch die unglaublichen Fortschritte ihres kleinen Schützlings belohnt worden. Ich denke, sie ist ein Beispiel das es nachzuahmen gilt. So kann es nämlich auch gehen.

Kommunikation zwischen Delphin und Kind

Zita Stenczel

Mein Weg zu den Delphinen

Ich arbeitete gerade als Sprachtherapeutin mit schwerstmehrfachbehinderten Kindern und Jugendlichen in einer heilpädagogischen Einrichtung, als ich den folgenden Satz hörte: »Die Eltern fahren mit Phillip zur Delphintherapie!«

Ich muss gestehen, im ersten Augenblick empfand ich die Delphintherapie als Konkurrenz. Waren die Eltern unzufrieden mit meinen Bemühungen, Phillip, der an einer sehr ausgeprägten Form des Angelman Syndroms leidet, kommunikative Fertigkeiten beizubringen? Zugegeben, die Arbeit mit Phillip war damals an einem toten Punkt angekommen. Die Eltern stellten sehr hohe Erwartungen an uns Therapeuten und ich selbst zweifelte schon lange, ob meine therapeutische Arbeit mit Phillip in der gegebenen Situation sinnvoll war.

Vielleicht helfen Delphine doch – dieser Gedanke ließ mich nicht mehr los und hinderte mich daran, die Delphintherapie einfach als Unsinn abzutun. So sah ich mir hin und wieder Berichte im Fernsehen über diese »Wundertherapie« an und hielt meine Ohren offen, wenn es um dieses Thema ging. Meine Einstellung dazu war ziemlich ambivalent: Wieso sollten Säugetiere, die im Meer leben, Fähigkeiten haben, die andere Tiere oder gar ausgebildete Therapeuten nicht haben? Gleichzeitig hielt ich die Möglichkeit für durchaus realistisch, dass es mit dieser Therapie mehr auf sich hatte als nur Geldmacherei. Da ich jedoch weder die finanziellen Möglichkeiten noch die fachlichen Kenntnisse hatte, mich näher mit Delphinen zu beschäftigen, blieb dieses Thema zunächst eine nette Nebenbeschäftigung. Das sollte sich jedoch bald ändern.

Ich hatte mich entschlossen, neben meiner Anstellung als Sprachtherapeutin Psychologie zu studieren. Als es darum ging, ein Thema für meine Diplomarbeit zu finden, überlegte ich lange hin und her, bis ich eines Tages regelrecht über einen Diplomarbeits-Aushang von Prof. Rolf Oerter stolperte. Darin hieß es, dass Nicole Kohn und Rolf Oerter Diplomandinnen suchten, die an einer Videoanalyse über Delphintherapie mit behinderten Kindern interessiert seien, um damit die Wirksamkeit oder Unwirksamkeit der Delphintherapie in Israel und Florida zu belegen. Obwohl ich keine Ahnung von Videoanalysen hatte und mir damals auch nicht vorstellen konnte, wie aufwändig und zeitintensiv diese Arbeit werden würde, hatte ich sofort das sichere Gefühl: Das ist *meine* Diplomarbeit!

An diesem Tag begann ein sehr arbeitsamer, mit vielen scheinbar unlösbaren Problemen gepflasterter Weg. Die Schwierigkeiten wurden jedoch durch die Reisen nach Florida und Israel und die damit verbundenen tiefen Erfahrungen mehr als aufgewogen. Nicole Kohn, die die umfangreiche Studie über die Effektivität der Delphintherapie in Gang gesetzt hatte, um darüber ihre Doktorarbeit zu schreiben, kooperierte im Rahmen ihrer Untersuchung mit *dolphin aid* und ermöglichte so ihren Diplomandinnen, mit großzügiger Hilfe von *dolphin aid* die Delphintherapie vor Ort zu beobachten und zu studieren.

Nun hatte ich ganz real die Gelegenheit zu untersuchen, was es mit der Delphintherapie auf sich hat. Dass die Delphine eine Wirkung haben, konnte ich z.B. in Israel am eigenen Leib erfahren. Neben der Überraschung der besonderen Schönheit von *Dolphin Reef* hatte ich gleich am ersten Tag ein zutiefst beeindruckendes Erlebnis, als mir ein Delphin in die Augen sah – es war für mich wie ein Blick in eine andere Welt und als würde der Delphin ganz tief in mich hineinschauen.

Die Studienaufenthalte in Israel und Florida waren für die Einschätzung der für mich neuartigen Therapie äußerst wichtig, da das Therapiekonzept und auch die äußere Umgebung der beiden Orte völlig verschieden sind. Das Konzept von *Dolphin Reef*, bei dem die Begegnung zwischen Mensch und Delphin für beide freiwillig ist, basiert nach Sophie Donio auf der Überlegung, dass das Zusammenspiel des Mediums Wasser mit den besonderen Eigenschaften des Delphins und den daraus resultierenden Glücksgefühlen den Therapieerfolg herbeiführt. Demgegenüber beruht nach Ansicht von Dr. Nathanson die Effektivität von *Dolphin Human Therapy* in Florida auf dem verhaltenstherapeutischen Prinzip der Belohnung. Seinen Untersuchungen liegt die Aufmerksamkeits-Defizit-Hypothese zugrunde, nach der das Hauptproblem der behinderten Kinder die fehlende Fähigkeit ist, ihre Aufmerksamkeit zu lenken.

Studie zur Delphin-Kind-Interaktion

Auch wenn sich die Einrichtungen in Israel und Florida in vielen wesentlichen Punkten unterscheiden, so gibt es für die kleinen Patienten doch eine Übereinstimmung: die Interaktion mit einem Delphin. Das Kind nimmt in beiden Einrichtungen erstens die äußere Gestalt und die Körpersprache des Delphins wahr, zweitens erfährt es die Zuwendung des Tieres und erhält die Chance, zu diesem ungleichen Partner eine Beziehung aufzubauen. Drittens hat es die Möglichkeit zu Körperkontakt mit dem Delphin als sensorisches und psychologisches Erlebnis. Die Rolle des Trainers in Israel bzw. des Therapeuten in Florida beschränkt sich während der In-Water-Sessions, also während des Aufenthalts der Kinder im Wasser, in beiden Ländern darauf, dem Kind Sicherheit und Schutz zu bieten.

Die aus meiner Sicht interessanteste Frage war, wie jeweils die Begegnung zwischen einem oder mehreren Delphinen und einem Kind im Laufe einer Therapie unabhängig vom therapeutischen Konzept aussieht und ob sich während der einzelnen Therapien Veränderungen im Verhalten der beiden Interaktionspartner beobachten lassen.

Theoretischer Hintergrund

Grundsätzlich gehe ich davon aus, dass Interaktion und Kommunikation für die Entwicklungsförderung zentral sind, was auch wissenschaftlich belegt ist. Kommunikation kann als Produktion von Signalen verstanden werden, die wahrgenommen, im Nervensystem verarbeitet und mit Bedeutung versehen werden. Demgegenüber bildet Interaktion den weiteren Begriff. Sie umschließt alles gemeinsame Handeln zwischen Partnern, einschließlich der sprachlichen und nonverbalen Kommunikation.

Die Fähigkeit, Kontakt mit der Umwelt aufzunehmen, ist besonders wichtig für die Entwicklung eines Kindes. Nach bisherigen wissenschaftlichen Befunden ist es eine angeborene Neigung des Menschen, in der Begegnung mit einer Bezugsperson die Aufmerksamkeit und das Verhalten aufeinander zu beziehen, zu synchronisieren und eine Beziehung aufzubauen. Wenn ein Kind nicht in der Lage ist, ausreichend mit der Umwelt in Kontakt zu treten, dann kann es keine zwischenmenschlichen Beziehungen aufbauen. Eine solche Beziehungslosigkeit beeinträchtigt die sozioemotionale, psychomotorische und kognitive Entwicklung des Kindes grundlegend.

Wenn Eltern und Kind ihr Verhalten wechselseitig abstimmen, dann entsteht eine harmonische Interaktion, in der das Kind erfährt, dass seine Signale beachtet und seine Initiativen angenommen werden. Das gilt für die Freude und das Interesse im Spiel ebenso wie für Situationen, in denen sich das Kind unsicher fühlt. Wichtig bei der Interaktion sind auch die Qualitäten häufiger körperlicher Kontakte und die Sensibilität für die kindlichen Signale. Papousec spricht vom »intuitiven Elternverhalten«. Die Eltern sehen ihr Kind als potenziellen Kommunikationspartner an. Indem sie entsprechend kommunikativ mit ihrem Verhalten auf ihr Kind eingehen, entsteht ein Dialog, der zunächst mehr von den Eltern ausgeht. Durch initiative und komplementäre Handlungen laden sie das Kind in eine Interaktion bzw. Kommunikation ein, um diese dann aufrechtzuerhalten. Dieses dialogische Abwechseln kann als Anpassungsleistung der Eltern angesehen werden. Sie gestalten intuitiv den »Konversationsrahmen«, indem sie das Kind von Anfang an als aktiven Gesprächspartner behandeln. Die Eltern lenken die Interaktion angemessen, passen sich in ihrem Verhalten an die spontanen Äußerungen des Kindes an, gehen auf sie ein und bauen sie allmählich zu einfachen Verhaltenssequenzen aus.

Erschwerte Kommunikation führt zu Beziehungsproblemen

Kinder, die zur Delphintherapie kommen, sind in ihrer Interaktion mit der Umwelt beeinträchtigt. Ihre Eltern erhoffen sich besonders in diesem Bereich Hilfe. Die Behinderungen beginnen meist in der frühen Kindheit oder im Kleinkindalter, wo Sprache, Wahrnehmung, Motorik, Kognition und soziales Verhalten einsetzen. Man kann davon ausgehen, dass bei behinderten Kindern die grundlegenden Funktionen für die Entwicklung mehr oder weniger beeinträchtigt sind. Als Folge davon zeigen sie Auffälligkeiten in der Sprache und Sprachentwicklung, wobei die Ursachen und die Schwierigkeiten unterschiedlich sein können. Die Entwicklungsverzögerung wirkt sich nicht nur auf die Sprache aus, sondern auch auf die Aufmerksamkeitssteuerung und die Spielentwicklung, so dass die Kinder als Nebenwirkung ihrer primären Störung mehr oder weniger ausgeprägte emotionale, Verhaltens- und andere Störungen aufweisen.

Ein behindertes Kind verlangt von der Familie großes Anpassungsvermögen. Behinderte Kinder zeigen in sozialen Situationen seltener positive und häufiger negative und gedämpfte Gefühlsäußerungen. Sie initiieren seltener eine Interaktion und unterbrechen bzw. vermeiden diese häufig, indem sie die Augen, den Kopf oder den ganzen Körper abwenden. Durch das mangelnde und spät einsetzende Lächeln, das häufige, exzessive und schwer zu beruhigende Schreien der »Schrei-Babys« und die anderen interaktiven Versorgungsprobleme wird das intuitive Zusammenspiel zwischen Eltern und Kind erschwert. Darüber hinaus fühlen sich die Eltern oftmals frustriert, hilflos und schuldig. Je mehr das behinderte Kind von den Erwartungen abweicht, umso stärker ist sein Einfluss auf die Familie und auch auf das Verhalten der Eltern ihm gegenüber.

Entwicklungsförderung

Betrachtet man Entwicklung als Veränderung und als Ergebnis der Interaktion von Mensch und Umwelt, dann können Veränderungen des Kindes, der Situation und der Umwelt die Entwicklung beeinflussen. Diese Veränderungen führen zu anderen Akzentuierungen in der Qualität, Struktur und im Inhalt der Beziehungen mit den Mitmenschen. Mit dem ersten Blickkontakt, dem ersten Lächeln, dem ersten Wort beginnt eine qualitativ andere Umgangsweise mit dem Kind. In der Phase, in der das Kind mit seiner Umwelt Kontakt aufnimmt, steht das emotionale Fundament im Vordergrund. Die emotionalen Erfahrungen in der Kindheit bestimmen die kognitive Entwicklung und das Lernen entscheidend mit. Emotionen sind allen Menschen gemeinsam, sie kennen keine Altersunterschiede, keine sozialen Schranken und keine Differenzierungen durch die Intelligenz.

Nach Wygotski braucht ein Kind einen Partner, der es unterstützt, die »Zone der nächsten Entwicklung« zu erreichen. Die jeweilige Person führt das Kind an Probleme heran, die es unter deren Anleitung löst. Der Helfer baut gewissermaßen eine Brücke zwischen den bereits vorhandenen Fähigkeiten des Kindes und den neu zu erwerbenden Kompetenzen.

Auf diese Weise entwickeln sich im gemeinsamen Spiel von Mutter und Kind neue Fähigkeiten, etwa wenn ein Spielzeug im Mittelpunkt des Interesses steht: Kinder, die häufig eine harmonische Interaktion mit einer Bezugsperson mit hoher Sensibilität haben, erforschen von sich aus mehr Spielzeuge und zeigen mehr Verhaltensvariationen beim Spielen als andere. Diese Sensibilität umfasst die Reaktionsbereitschaft, Angemessenheit und

Kontingenz, d.h. die Bindung bietet dem Kind eine emotionale und instrumentelle Basis für die Erforschung der Umwelt.

Die gemeinsame »Sprache« von Delphin und Kind

Bei der Interaktion zwischen einem Kind und einem Delphin agieren zwei Partner miteinander, die über keine gemeinsame verbale Sprache verfügen. Ihre Kommunikationsebene ist die nonverbale, vor allem die visuelle und die taktile Ebene. Nonverbale Kommunikation ist die nichtsprachliche bzw. analoge Kommunikation. Als wichtigste Bausteine nonverbaler Kommunikation gelten äußeres Aussehen, räumliche Distanz, Körperhaltung, Körperkontakt, Blickrichtung, Gefühlsäußerungen, Gestik und Mimik, also nichtsprachliche Signale, die von anderen wahrgenommen und entschlüsselt werden können. Auf der Ebene der analogen Kommunikation sind Kontakte leicht herzustellen und die Tiere erlauben uns so emotionale Regression, für die unsere moderne Gesellschaft kaum noch Raum lässt. Watzlawick et al. gehen davon aus, dass Zeichen menschlicher Kommunikation das Tier erreichen und es entsprechend seines stammesgeschichtlichen Entwicklungsstandes analog darauf reagiert: Verstehen ohne Worte.

Nach Watzlawik et al. ist es unmöglich, ›nicht zu kommunizieren‹. Das gilt auch für den Delphin. Sein Körper ist ein Instrument der Kommunikation. Zu den verschiedenen Ausdrucksmöglichkeiten gehören die Schwimmbewegungen des Delphins, die Orientierung im Raum, die räumliche Beziehung zu einem Partner. Gruppenformationen und -gebilde erweitern die Ausdrucks- und damit Kommunikationsmöglichkeiten ungemein. Neben dem Kommunikationsaspekt kann das Erleben von Gruppenbewegungen sehr anregend wirken und das Interesse für das Gegenüber und die eigene Bewegung wecken.

Der Kontakt zu Tieren ist ein menschliches Grundbedürfnis. Entscheidend für die Verbundenheit mit dem Tier ist die Du-Evidenz, die uns das Tier als Partner sehen lässt. Darunter versteht man die Tatsache, dass Menschen und höhere Tiere eine Beziehung knüpfen können, die der zwischen Menschen ähnlich ist. Nach Greiffenhagen ist dabei die subjektive Gewissheit, dass es sich bei einer solchen Beziehung um Partnerschaft handelt, von größter Wichtigkeit. Darin liegt auch der therapeutische und pädagogische Nutzen. Daher wählt der Mensch solche Tiere als Heim- oder Therapietiere, in deren Körpersprache er Furcht, Neugierde oder Freude wieder zu erkennen glaubt. Dies trifft in höchstem Maße auf den Delphin zu. Der Mensch sieht das Tier als seinen Kameraden. Dafür spricht auch die Tatsache, dass Menschen ihren Tieren Namen geben. Dadurch wird das Tier zu etwas Besonderem.

Der Gedanke von Levinson ist denkbar einfach: »Tiere sind in der Lage, unsere emotionale Welt anzusprechen, und wir sind in der Lage, darauf zu reagieren.« Genau das macht man sich in Therapien zunutze, denn häufig sind es gerade Kinder und kranke Erwachsene, die sehr bereitwillig intensive Bindungen zu Tieren eingehen – eben das, was sie bei ihren Mitmenschen nicht können. Bindungsfähigkeit ist jedoch Grundvoraussetzung für den Genesungsprozess. In diesem Sinne üben Tiere in zweifacher Hinsicht die Funktion eines »Eisbrechers« aus. Sie erleichtern den ersten Kontakt zwischen fremden Menschen. Über das Tier als Mittler können sich die beteiligten Personen einander annähern und ein Vertrauensverhältnis aufbauen. Tiere ermöglichen den Menschen, sich zu öffnen, und sie eröffnen damit die Chance, dass sich vor allem in therapeutischen Kontexten Erfolge einstellen.

Fragestellungen

Das Ziel meiner Arbeit bestand darin zu untersuchen, wie sich die Verhaltensweisen von Kind und Delphin im Laufe der Therapie verändern und inwieweit sie aufeinander abgestimmt sind. Auf der Basis der Entwicklungspsychologie und der Kommunikationstheorie stellte ich folgende Forschungshypothesen auf:

- Die Anwesenheit eines Delphins wirkt sich auf den emotionalen Ausdruck des Kindes aus. Es wird erwartet, dass das Kind im Verlauf der Therapie häufiger und andauernder einen entspannten Gesichtsausdruck bzw. Lächeln oder Lachen zeigt.
- Es wird angenommen, dass durch eine Delphintherapie die Fähigkeit zur Aufmerksamkeit beim Kind gefördert wird. Das Interesse des Kindes am Delphin steigt, das Kind blickt im Laufe der Therapietage häufiger und länger zum Delphin hin.
- Ferner wird angenommen, dass im Verlauf der Therapie die aktiven Körperkontakte des Kindes mit dem Delphin häufiger und länger und gleichzeitig die vom Delphin initiierten Körperkontakte seltener und

kürzer werden. Das Tier gewährt so dem Kind nach und nach einen größeren Handlungsspielraum.

- Es wird eine Verhaltensanpassung des Delphins vermutet, und zwar dergestalt, dass dieser in unmittelbarer Nähe der meist schwerstbehinderten Kinder häufiger einen ruhigen und gleichmäßigen Schwimmstil als einen dynamischen zeigt.
- Es wird erwartet, dass sich im Verlauf der Therapie ein Dialog zwischen Delphin und Kind etabliert, der durch einfache Kommunikationsmuster definiert ist.

Durchführung der Untersuchung

Die Daten der gesamten Untersuchung wurden im Zeitraum von Oktober 2001 bis Juni 2002 in Eilat, Israel, und in Key Largo, Florida, unter Leitung von Nicole Kohn erhoben. Dazu wurde das Geschehen zwischen Kind und Delphin während der einzelnen Delphintherapien gefilmt. Das dabei entstandene Videomaterial ist sehr umfangreich. Da es aber sehr unterschiedlich in der Qualität, in der Anzahl der erfassten Therapiestunden und hinsichtlich sonstiger Kriterien ist, erforderte die Auswahl der an meiner Videoanalyse teilnehmenden Kinder sehr viel Sorgfalt. Ich wählte letztendlich die Videos von lediglich acht Kindern aus Israel und Florida aus, von denen vollständige Videoaufnahmen gemacht wurden. Alle Kinder waren zum Zeitpunkt der Therapie zwischen sechs und elf Jahre alt. Sowohl in Israel als auch in Florida nahmen jeweils vier mehrfachbehinderte Kinder – drei Jungen und ein Mädchen – teil. Die Krankheitsbilder der Kinder sind in beiden Ländern gleich verteilt und reichen von Entwicklungsverzögerung und Downsyndrom über Autismus bis hin zur Schwerstmehrfachbehinderung. Zusätzlich wurden die Therapien in Israel von zwei angehenden Tiermedizinern differenziert protokolliert. Sie schrieben anhand von festgelegten Kriterien die entsprechenden Beobachtungen im 15-Sekunden-Takt mit. Um meine Untersuchung auf eine breitere Basis zu stellen, wählte ich die Protokolle von zwölf Kindern im Alter von sechs bis 18 Jahren aus, von denen ich vollständige Unterlagen hatte. Neben den oben genannten Krankheitsbildern finden sich hier auch Kinder mit Aufmerksamkeitsdefizit und Mutismus. Die Gesamtstichprobe umfasste somit acht Personen für die Videoanalyse und zwölf Personen für die Protokollanalyse.

Um das Geschehen zwischen Kind und Delphin systematisch beobachten zu können, benötigte ich ein Kategoriensystem. Da es in der Wissenschaft bislang noch keine erprobten Beobachtungssysteme für die hier stattfindende Mensch-Tier-Begegnung gab, bestand der erste Schritt meiner Arbeit darin, anhand der Videofilme und der wissenschaftlichen Theorie vorhandene Kategoriensysteme so weit zu modifizieren, bis sie auf die Interaktionen zwischen Delphinen und mehrfachbehinderten Kindern zugeschnitten waren.

Für die eigentliche Analyse wählte ich pro Therapietag jedes Kindes vier Minuten natürlich verlaufende Videosequenzen aus. Für die Datenerhebung stand mir ein Computer mit Monitor usw. zur Verfügung, der mit einem Videorekorder und einem Fernsehgerät verbunden war. Speziell für Interaktionsanalysen konnte nun mit INTERACT, einer entsprechenden Software, eine Mikroanalyse gemacht werden.

Danach konnte ich endlich die ausgewählten Videosequenzen im Zeitlupentempo abspielen und die einzelnen Szenen nach dem entstandenen Kategoriensystem Schritt für Schritt per Tastendruck markieren. Auf diese Weise wurden von mir insgesamt acht Minuten Videomaterial pro Kind im Zeitlupentempo mit einem Zeitaufwand von 30 bis 60 Minuten pro Minute Echtzeit mikroanalytisch untersucht. Analog zu dem Kategoriensystem für die Videoanalyse wertete ich zusätzlich die entsprechenden Kriterien der erwähnten Therapieprotokolle aus. So erhielt ich umfangreiche Daten, die meine Hypothesen stützen konnten.

Um die Meßgenauigkeit, die interne Konsistenz und die Objektivität des Kategoriensystems zu überprüfen, untersuchten nicht nur ich selbst, sondern auch zwei weitere Personen zufällig ausgewählte Videosequenzen. Die daraus berechneten Reliabilitätswerte – der niedrigste Wert liegt bei 0,7 – waren durchweg sehr zufrieden stellend, so dass die Aussagekraft der daraus resultierenden Daten als hoch zu bezeichnen ist.

Ergebnisse

Für meine Auswertung der Videoanalyse stellte ich nun Daten gegenüber, die jeweils am ersten und fünften Therapietag der acht Kinder gewonnen wurden. Da es sich um eine Stichprobe von nur wenigen Versuchspersonen handelt, wurden die Mittelwertsvergleiche mit einem non-parametrischen Verfahren, dem Vorzeichenrangtest von Wilcoxon, durchgeführt.

Dieses Verfahren gestattet es, trotz der geringen Anzahl der Kinder Angaben über die Sicherheit von beobachteten Veränderungen zu machen. Es wurden jeweils die durchschnittliche Häufigkeit und die mittlere Dauer (in Sekunden) berechnet. Zusätzlich wertete ich die Protokolle von zwölf Kindern aus Israel aus, indem ich die beobachteten Verhaltensweisen des ersten und vierten Therapietages miteinander verglich.

Tabelle 1 gibt eine Zusammenfassung aller gefundenen Ergebnisse hinsichtlich der unterschiedlichen Stichproben wieder. Die angegebenen Werte (p-Werte) beziehen sich auf die Wahrscheinlichkeit, mit der die Ergebnisse zufällig sind. Je niedriger der Wert, desto sicherer und eindeutiger ist das Ergebnis. Eine Signifikanz von $p < 0,05$ bedeutet somit, dass das Ergebnis mit einer Wahrscheinlichkeit von 95 Prozent gesichert und nur mit einer 5-prozentigen Wahrscheinlichkeit zufällig ist.

Die einzelnen Ergebnisse zeigen ein sehr differenziertes Bild:

Tab. 1: Übersicht über die Ergebnisse

	VIDEOANALYSE				PROTOKOLL-ANALYSE		
STICHPROBE	Israel und Florida N= 8		Israel N=4		Florida N=4		Israel N=12
PARAMETER	*Häufigkeit*	*Dauer*	*Häufigkeit*	*Dauer*	*Häufigkeit*	*Dauer*	*Häufigkeit*
EMOTION	0,215#	0,049*	0,563#	0,126	0,186#	0,314	
AUFMERKSAMKEIT	0,486	0,03*	0,442#	0,057	0,491	0,063	
INITIATIVE KIND	0,109	0,007*	0,179	0,057	0,201	0,062	0,049*
INITIATIVE DELPHIN	0,015*	0,223	0,059	0,123	0,069	0,229	0,079

* signifikantes Ergebnis ($p < 0,05$)
# nicht hypothesenkonformes Ergebnis

Emotion

Als emotionalen Ausdruck definierte ich die Veränderung des Gesichtsausdrucks des Kindes in Richtung Entspannung, Lächeln und Lachen. Emotionen beeinflussen die Wahrnehmungsprozesse. Sie können den Blick für Neues öffnen und die dazu nötigen Kräfte mobilisieren. In meiner Untersuchung konnte ich zeigen, dass im Vergleich von erstem und fünftem Therapietag die Dauer der positiven Emotionen steigt.

Dass die Häufigkeit der Emotionen entgegen der Erwartung bei allen Gruppen abnimmt, hängt vermutlich einerseits mit der teilweise mangelhaften Bildqualität und andererseits mit dem Temperament, der Symptomatik und damit der Auswahl der jeweiligen Kinder in der Stichprobe zusammen. Nach meiner Einschätzung werden besonders hyperaktive Kinder im Laufe der Therapie zunehmend ruhiger und konzentrierter, so dass die verminderte Häufigkeitsrate des Affektausdrucks sich zugunsten der Verlängerung der gezeigten Emotionen auswirkt.

Die Hypothese über die Dauer der Emotionen kann somit bestätigt werden. Die Zeitspannen, während der die Kinder Emotionen zeigen, verlängern sich im Lauf der Therapie. Das ist ein bedeutender Faktor beim Übergang von einem Entwicklungsstadium zum nächsten.

Aufmerksamkeit

Die Aufmerksamkeit machte ich an der Kopfhaltung des Kindes in Richtung des Delphins fest. Augen- und Blickrichtung spielen als visuelle Signale in sozialen Situationen eine wichtige Rolle und sind als Indikatoren für die Aufmerksamkeitsfähigkeit anzusehen. Im zeitlichen Verlauf erhöht sich die durchschnittliche Dauer im Vergleich zwischen dem ersten und fünften Therapietag.

Anhand meiner Untersuchung lässt sich in Bezug auf die Häufigkeit der Aufmerksamkeit des Kindes bei allen Gruppen im Laufe der fünf Therapietage eine deutliche Zunahme der Blickrichtung des Kindes in Richtung Delphin beobachten. Die nicht erwartungsgemäßen Ergebnisse in Israel sind vermutlich auf die Auswahl der Patientengruppe zurückzuführen. In Israel nahmen eher hyperaktiv wirkende Kinder am Therapieprogramm teil. Insofern ist es nicht verwunderlich, dass sich als positive Wirkung der Delphin-Interaktion ihre Aufmerksamkeitsintervalle verlängert haben, jedoch nicht häufiger wurden. Diese Ergebnisse bestärken die Vermutung, dass der Kontakt mit Delphinen individuell wirkt und die jeweiligen Fähigkeiten des Kindes unterstützt, so dass die Auffälligkeiten der Kinder in den Hintergrund rücken.

Wie erwartet, kann die Hypothese zur Steigerung der Aufmerksamkeit des Kindes hinsichtlich der Dauer bestätigt werden. Die Kinder werden im Laufe der Delphintherapie zunehmend ausdauernder und ruhiger in ihrer

Aufmerksamkeitsausrichtung. Diese Fähigkeit ist eine wichtige Voraussetzung für adäquate Kommunikation bzw. Interaktion.

Initiatives Verhalten

Das initiative Verhalten des Kindes und des Delphins stellte ich anhand des Körperkontakts der beiden Interaktionspartner fest, je nachdem, ob die Initiative zu den gegenseitigen Berührungen vom Delphin oder vom Kind ausging. Im Sinne eines intuitiven Elternverhaltens sollte der Delphin nach anfänglicher Stimulierung des Dialogs die Initiative und die Kontrolle über das Miteinander dem Kind überlassen. Die Ergebnisse der Videoanalyse belegen, dass die mittlere Häufigkeit und auch die durchschnittliche Dauer des Körperkontakts auf Initiative des Kindes vom ersten bis zum fünften Tag für alle untersuchten Gruppen steigen, die durchschnittliche Anzahl und Dauer der vom Delphin initiierten Körperkontakte dagegen erwartungsgemäß bis zum fünften Tag abnehmen.

Die Grafiken 1 und 2 veranschaulichen bezüglich der Gesamtstichprobe, dass die Kinder die Initiative in Bezug auf Körperkontakt im Laufe der Therapie übernehmen und dass die Delphine gleichzeitig ihr initiatives Verhalten zurücknehmen. Diese Ergebnisse lassen sich auch durch die Protokollanalyse stützen.

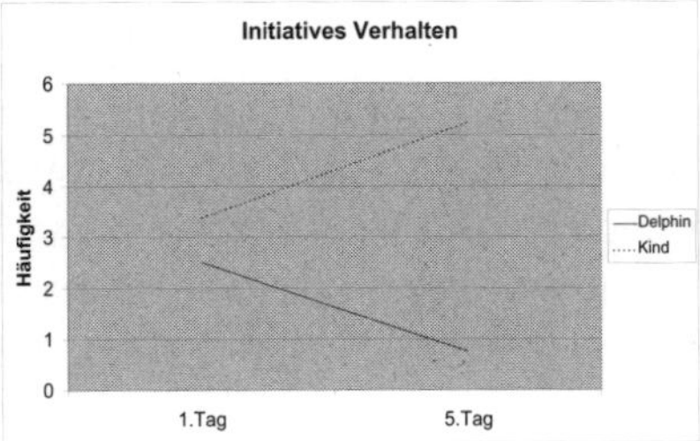

GRAFIK 1: Gesamtstichprobe:
Häufigkeit der Initiative
(1. Tag vs. 5. Tag)

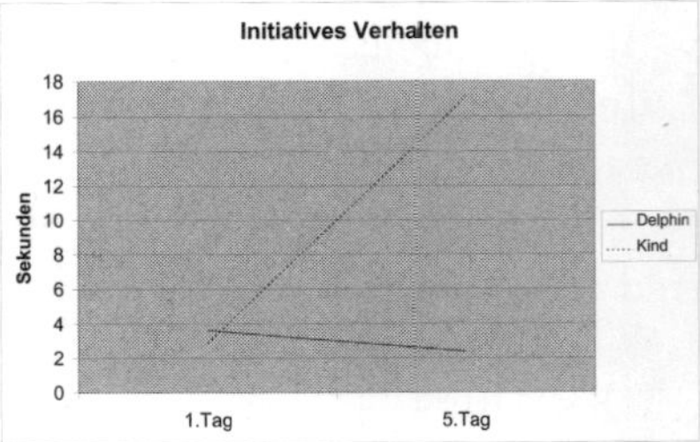

GRAFIK 2: Gesamtstichprobe:
Dauer der Initiative
(1. Tag vs. 5. Tag)

Die Hypothese zum initiativen Verhalten der beiden Interaktionspartner Delphin und Kind kann als bestätigt gelten. Der Delphin verhält sich dem Kind gegenüber so, als ob beide über ausgebildete soziale Kompetenzen verfügten, so dass ein Dialog entstehen kann. Die Aktivitäten des Delphins nehmen im Laufe der Interaktion ab, um dem Kind einen größeren Handlungsspielraum zu gewähren. Der Delphin initiiert lediglich das Miteinander, gibt dann aber die Initiative an das Kind ab. Die Delphine bieten den Kindern eine »Zone der nächsten Entwicklung«, d.h. sie ermutigen sie zu kommunikativen Aktivitäten. Somit wird die Fähigkeit des Kindes zur Initiative, ein Aspekt kommunikativer Fähigkeiten, durch die Delphintherapie gefördert.

Verhaltensanpassung des Delphins

Anhand der Dynamik des Schwimmstils des Delphins, die er in unmittelbarer Nähe des Kindes zeigt, definierte ich das Maß der Verhaltensanpassung des Delphins an das Kind. Ich unterschied dabei den gleichmäßigen Schwimmstil, genannt Floating, von dem dynamischen Schwimmstil, dem Swimming. Da die Dauer dieser Verhaltensweisen in Bezug auf die Aussage nicht relevant ist, liegen diese Daten nur als Häufigkeiten vor. In einer ausgewogenen Interaktion orientiert sich die Bezugsperson an den Signalen des Kindes. Dazu gehören die verlangsamte Darbietung der Angebote und die Berücksichtigung der Aktivität des Kindes. Die Ergebnisse zeigen, dass das Floating im Vergleich zum Swimming erheblich häufiger ist.

Die Hypothese zur Verhaltensanpassung kann somit bekräftigt werden. Die Delphine zeigen häufiger einen ruhigen und gleichmäßigen Schwimmstil in unmittelbarer Nähe behinderter Kinder. Das bedeutet, dass der Delphin seine intensive und wiederholte Zuwendung mittels eines angepassten Schwimmstils dosiert, der auf die Belastbarkeit des Kindes abgestimmt ist.

Dialog

Ein Dialog begann für mich jeweils mit einer Hinwendung des Delphins zum Kind bei gleichzeitiger Kopfausrichtung des Kindes zum Delphin, gefolgt von einem Körperkontakt, der entweder vom Kind oder vom Delphin initiiert wurde. Beendet wurde der Dialog, wenn sich das Kind vom Delphin abwandte oder wenn der Delphin wegschwamm oder abtauchte. Ein Dialog besteht somit aus einer Abfolge verschiedener Sequenzen, die als Interaktion definiert werden können. Er ist durch das reziproke Abwechseln zwischen Zuhören (Zusehen) und Signalisieren charakterisiert. Aufgrund technischer Vorgaben konnte ich lediglich die Häufigkeit dieser komplexen Verhaltensweisen auswerten. Durch die gemeinsame Interaktion sollte sich die Häufigkeit der einfachen Kommunikationsmuster erhöhen.

Im Laufe der fünf Therapietage zeigte sich bei allen Kindern eine Zunahme der dialogischen Abfolgen. Aufgrund der Steigerung kann die Hypothese zum Dialog tendenziell bestätigt werden. Der Delphin nähert sich wiederholt dem Kind, er verweilt in unmittelbarer Nähe, um die Gelegenheit zu Körperkontakt zu geben. Anschließend wird diese Sequenz durch Abwenden oder Wegschwimmen beendet. Im Rahmen der Therapie wird durch das Erleben der wiederholten, ausbalancierten Interaktion für das Kind offensichtlich eine Zone nächster Entwicklung hergestellt. Das Kind macht jeden Tag mit dem Delphin gemeinsame Erfahrungen und erwirbt auf diesem Wege neue Kompetenzen, die ihm eine Weiterentwicklung seiner Fähigkeiten ermöglichen.

Resümee

Die Anzahl der untersuchten Kinder ist streng genommen zu gering, um verallgemeinerbare Aussagen zu machen, auch sind zahlreiche unkontrollierte Störvariablen an meiner Untersuchung zu kritisieren, wie z.B. der Einfluss des Trainers. Dennoch haben die Analysen und Berechnungen aufgrund des mikroanalytischen Vorgehens ihren eigenen Stellenwert. Bei einer Mikroanalyse werden dem Betrachter der Videofilme 25 Bilder pro Sekunde verlangsamt gezeigt, auf denen differenzierte Verhaltensveränderungen des Kindes und des Delphins beobachtetet werden können. Bei dem von mir bearbeiteten Datenmaterial von 64 Minuten ergab sich ein Datenpool von annähernd 100 000 Ereignissen, die als Basis meiner Auswertung dienten. Zusätzlich stützen die Ergebnisse der Protokollanalyse als weiteres Untersuchungsinstrument die Aussagen. Auch die Erhebung der Daten in der natürlichen Umgebung ihres Entstehungszusammenhangs und die zufrieden stellende Reliabilität sprechen für wissenschaftlich durchaus ernst zu nehmende Ergebnisse.

Meine Untersuchung ist folglich ein erster Beleg dafür, dass die Delphintherapie die kommunikativen Fähigkeiten der Kinder fördert, dass sich der Delphin in seinem Verhalten an das Kind anpasst und dessen initiatives Verhalten unterstützt, indem er Impulse setzt und dann dem Kind Raum für eigene Aktivitäten gibt. Das Geschehen zwischen Delphin und Kind kann durchaus als Dialog angesehen werden. Die Auswertungen sämtlicher Fragestellungen bzw. Hypothesen führten zu sehr ähnlichen Ergebnissen, egal ob man nun die Kinder aus Israel oder aus Florida oder die Gesamtgruppe betrachtet. Dies ist insofern erstaunlich, da in Eilat und in Key Largo jeweils nach völlig unterschiedlichen Therapiekonzepten gearbeitet wird. Diese Ergebnisse stützen die Auswertungen von Nicole Kohn, die in diesem Buch bereits an anderer Stelle beschrieben wurden.

Die Anwesenheit des Delphins hat für das Kind offensichtlich einen Aufforderungscharakter. Die Kommunikation des Kindes hängt eng mit Emotionen, Aufmerksamkeitsfähigkeit und gezielten Aktivitäten zusammen. Die Analysen der Videoaufnahmen und der Protokolle zeigen eine deutliche Zunahme der kommunikationsfördernden Fähigkeiten. Dies zeigt sich anhand der signifikanten Erhöhung der Dauer der Emotionen, der Fähigkeit zur Aufmerksamkeit und des initiativen Verhaltens des Kindes. Die Häufigkeit der untersuchten Bereiche scheint dagegen nicht relevant zu sein. Die Kinder sahen im Laufe der Therapie immer länger den Delphin an, wandten sich ihm ausdauernder zu und interessierten sich offensichtlich für ihr Gegenüber, indem sie längere Zeit positive Emotionen und gezielte kommunikative Beiträge zeigten. Die auffälligste Verbesserung liegt im Bereich des initiativen Verhaltens der Kinder.

Der Delphin repräsentiert während der Therapie neben dem Körperkontakt vor allem mit seinem einprägsamen Äußeren und seiner Körpersprache die unmittelbare Umwelt des Kindes. Er verändert seine Zuwendung und seine Bewegungen in solcher Weise, dass er die Fähigkeiten des Kindes stimulieren kann. In diesem Sinne zeigt der Delphin ein »intuitives Delphinverhalten«, er verhält sich empathisch und orientiert sich differenziert an dem individuellen Verhalten des Kindes.

Zwischen dem Kind und dem Delphin entsteht ein kommunikativer Dialog. Die Erfahrungen der Kinder mit der Struktur und dem Mechanismus der Wechselseitigkeit in Interaktionen haben einen wesentlichen Einfluss auf ihre zukünftigen sozialen Beziehungen. Die Berichte der Eltern bestätigen, dass sich die Beziehung der Kinder zu ihnen nach der Delphintherapie deutlich verbesserte.

Diese Veränderungen weisen darauf hin, dass die behinderten Kinder vermehrt eine aktive Rolle in der Interaktion übernehmen und sie dadurch

Autonomie erfahren. In dem ausgewogenen Zusammenspiel von Delphin und Kind liegt offensichtlich die heilende Wirkung der Therapie. Auf der Basis der gegenseitigen Anerkennung als gleichberechtigte und kompetente Partner bekommt das Kind Gelegenheit, weitere Kompetenzen zu erwerben. Der sich vergrößernde Handlungsspielraum ermöglicht neue soziale Beziehungen, die nicht durch starre Rollenmuster vordefiniert sind. Dadurch können nach und nach die defizitorientierten Wahrnehmungs- und Interpretationsmuster, die Inszenierung von Hilfsbedürftigkeit, die Fremdbestimmung und die damit entstandene Hilflosigkeit der Kinder und der Eltern überwunden werden.

Für mich war die Arbeit im Zusammenhang mit der Delphintherapie ein großes persönliches Geschenk. Möglicherweise regen meine Untersuchungsansätze zukünftige wissenschaftliche Projekte an, in dieser Richtung weiterzuforschen. Ganz besonders freut es mich jedoch, dass die Ergebnisse meiner Auswertungen darauf hindeuten, dass sich die Wirksamkeit der Delphintherapie letztendlich in einer Erhöhung der Lebensqualität der Kinder und auch der Eltern – und darin sehe ich einen besonderen Wert – widerspiegelt.

Eine detaillierte Beschreibung der Theorie und der empirischen Untersuchung sowie Hinweise auf die verwendete Literatur finden sich in meiner Diplomarbeit, unveröffentlichte Ausgabe: *Stenczel, Zita, 2000: Delphintherapie. Eine explorative Studie zur Struktur der Delphin-Kind-Interaktion anhand von Videoanalysen.* (Anfragen per E-Mail: zitastenczel@hotmail.com)

Aus anderer Sicht

Kirsten Kuhnert

Irgendwann, an einem dieser ohnehin schon Chaos versprechenden Tage in der Geschäftsstelle von *dolphin aid*, klingelte das Telefon und jemand fragte, ob ich schon gehört habe, dass es in Nürnberg Delphintherapie gebe. Fast hätte ich laut gelacht, ich dachte, der Anrufer wolle mich auf den Arm nehmen. Nein, ganz im Ernst, die Zeitungen seien voll, ob ich es nicht gelesen habe? Kann nicht sein, meinte ich, Nürnberg ist aus ganz anderen Gründen gerade in der Diskussion, aber bestimmt nicht wegen der Delphintherapie.

Als ich Tageszeitungen und das Internet durchforstete, wurde mir klar, dass ich mich getäuscht hatte. Um ehrlich zu sein, war ich nicht sehr begeistert, angesichts der vorangegangenen Berichterstattung und des Volksbegehrens zur Schließung des Delphinariums zu lesen, was dort in Planung war. Hinzu kam, dass meine Versuche, Kontakt aufzunehmen, erfolglos blieben. Als endlich einer der dienstbaren Geister von *dolphin aid* es schaffte, dort jemanden an den Apparat zu bekommen, war das Staunen groß: Von der Existenz unserer Organisation habe man gar nichts gewusst. Und das in einer Zeit, als mindestens wöchentlich etwas über unsere Aktivitäten in der Presse stand. Das produzierte natürlich Fragezeichen und ein bisschen Skepsis. Sehr gut erinnere ich mich an das erste Telefongespräch, das ich mit dem leitenden Tierarzt des Nürnberger Zoos, Dr. Lorenzo von Fersen, geführt habe. Und als ich ihn bat, einen Beitrag für dieses Buch zu schreiben, trug er mir auf, nicht unerwähnt zu lassen, dass ich ihn damals ausgiebigst beschimpft habe. Ganz so schlimm war es gar nicht, aber ich habe ihm schon deutlich meine Meinung gesagt. Und ich beendete unser Gespräch mit dem Versprechen, dass ich ihm den Gefallen tun würde, nicht selbst zu kommen, sondern die ›sachliche‹ Fraktion des *dolphin-aid*-Vorstands zu schicken.

So geschah es und meine beiden Vorstandskollegen waren voll des Lobes über Dr. von Fersen. »Ein netter Kerl«, sagten sie.

Danach hat es eine ganze Zeit gedauert, bis wir uns persönlich kennen gelernt haben. Einige Talkshow- und Interviewanfragen später begegneten wir uns zum ersten Mal und ich erklärte von Fersen, warum ich mich bis jetzt geweigert hatte, öffentlich zu den Plänen in Nürnberg Stellung zu nehmen. Dass ich mich erstens als *dolphin-aid*-Präsidentin politisch korrekt, also neutral, verhalten musste und zweitens in diesem Fall Schwierigkeiten hatte, meine ganz private Einstellung von der anderen zu trennen.

Klar war mir nach diesem ersten Zusammentreffen auf jeden Fall, dass meine Kollegen Recht hatten: Von Fersen ist ein netter Kerl. Ihm ist es gelungen, meinen sprichwörtlichen Dickschädel zu erweichen, um verschiedene Aspekte zu beleuchten. Ich begann ihm zuzuhören und fand heraus, dass unsere Überzeugungen einander sehr ähnlich sind. Von Fersen ist ein Wissenschaftler und Arzt, dem seine Tiere am Herzen liegen, deshalb kämpft er für den Bau der so genannten *Lagune 2000*, die seinen Delphinen zumindest einen größeren und ihrer Art gerechter werdenden Lebensraum bieten kann als das vorhandene Delphinarium. Dort soll dann vielleicht eine Art Delphintherapie stattfinden. Auch wenn ich von diesem Gedanken zunächst nicht begeistert war, so muss ich heute, da ich um die Geschichte des Orkas ›Willy‹ weiß, sagen, dass ich nicht mehr militant gegen dieses Projekt eingestellt bin. Wenn sichergestellt wird – und da halte ich Dr. von Fersen für einen kompetenten Ansprechpartner –, dass es den Tieren gut geht, dann halte ich es für fruchtbarer, wenn sie kranken Menschen helfen, anstatt Kunststücke vorzuführen. Mit Glück könnte es gelingen, Programme zu entwickeln für Personenkreise, die bisher noch nicht zum regulären Patientenstamm der Delphintherapie gehören. Ich denke hier vor allem an Missbrauchte, Misshandelte und Traumatisierte. Vielleicht schaffen wir es ja gemeinsam, im Interesse aller etwas Sinnvolles zu schaffen.

Neben seinem zeitraubenden Beruf als Meeresbiologe tut Lorenzo von Fersen viel für Delphine in freier Wildbahn, die er in Südamerika erforscht. Ich bin sicher, dass er zusammen mit Manuel Garcia Hartmann dazu beitragen kann, meinen Traum vom Therapiezentrum mit den bestmöglichen Lebensumständen für Mensch und Tier zu verwirklichen. Sein Beitrag aus wissenschaftlicher Sicht wird für viele sicher Interessantes über Delphine zutage bringen.

Sinnesleistungen und Intelligenz bei Delphinen

Oder: Wie fühlt es sich an, ein Delphin zu sein?

Lorenzo von Fersen

In unserem Alltag verwenden wir so oft das Wort Intelligenz bei Bewertungen eines Mitmenschen oder bei gewissen Leistungen unseres Haustieres. Wir versuchen, Intelligenz greifbar und verständlich zu machen. Wir haben Tests entwickelt, um sie mit Zahlen zu definieren. Immer wieder stellen wir Vergleiche an, inwieweit das eigene Kind intelligenter als das des Nachbarn ist oder ob der Hund schlauer ist als die Katze. Die Frage ist nur: Was wird dabei verglichen? In den meisten Fällen zeigt sich, dass das, was wir vergleichen, nur ein Bruchteil von dem ist, was einen Menschen oder ein Tier intelligent macht. Bisher hat es noch keiner geschafft, den Begriff Intelligenz mit wenigen Worten genau zu definieren. Wir wissen jedoch, dass Intelligenz zahlreiche kognitive Prozesse umfasst wie z.B. Wahrnehmung, Lernen, Gedächtnis und Problemlösen. Demnach befähigt Intelligenz ein Lebewesen, sich neuen Situationen anzupassen und Lösungen für Probleme zu finden.

Intelligenz und kognitive Prozesse bedeuten jedoch auch Informationsverarbeitung. Mit folgendem Beispiel hoffe ich, dem Leser zu verdeutlichen, was wir unter Informationsverarbeitung und kognitiven Prozessen verstehen.

Ein Delphin schwimmt mit seinen Artgenossen im Meer auf der Suche nach Fischen. Das Wasser ist sehr trüb und so ist er hauptsächlich auf sein Echoortungssystem angewiesen. Der Delphin erzeugt dabei Laute, diese stoßen auf die vorbeischwimmenden Fische und werden als Echo vom Delphin wieder aufgenommen. Obwohl unser Delphin großen Hunger hat, schwimmt er weiter und ignoriert einen ersten Schwarm Fische. Warum hat er diese Fische nicht gefressen?

Es ist bekannt, dass Delphine nicht jede Fischart fressen. Ähnlich wie wir Menschen bevorzugen sie bestimmte Speisen. Diese Präferenz ist möglicherweise nicht angeboren, so dass die Delphine erst im Laufe ihrer Entwicklung durch Probieren testen müssen, welcher Fisch gut schmeckt und welcher nicht. Jeder Fisch hat glücklicherweise eine andere Form und unterschiedliche Konsistenz. Diese kann der Delphin aufgrund des

Echoortungssystems sogar im Dunkeln erkennen. Im oben genannten Fall ist klar, dass der Delphin den Fischschwarm ignoriert, weil er aufgrund des Echos erkennt, dass es sich um eine Fischart handelt, die ihm nicht schmeckt.

Es ist leicht zu erkennen, dass bei dieser Handlung Informationen verarbeitet werden. Mittels des Echoortungssystems nimmt der Delphin Signale auf (Wahrnehmung), die im Gehirn mit vorhandenen, abgespeicherten Daten verglichen werden (Gedächtnis), um anschließend eine Entscheidung zu treffen (Lösung des Problems). Lass bloß das »Maul« von diesem grässlichen Fisch! Dieses einfache Beispiel soll zeigen, was Biologie und Psychologie heute unter Informationsverarbeitung verstehen. Die beteiligten kognitiven Prozesse sind in diesem Fall Wahrnehmung, Gedächtnis und Problemlöseverhalten.

Um Informationen optimal verarbeiten zu können, ist es zunächst wichtig, über gut entwickelte Sinnesorgane zu verfügen. Diese allein reichen jedoch nicht aus. Entscheidend ist eine gut entwickelte Informationsverarbeitungszentrale: das Gehirn. Aufgrund der großen Bedeutung von Sinnesorganen und Gehirn möchte ich unter anderem darauf näher eingehen.

Zunächst aber zurück zum Thema Intelligenz bei Delphinen. Eines steht bereits fest: Keine Tierart wird so oft mit dem Begriff Intelligenz in Verbindung gebracht wie der Delphin. Gleichzeitig ist jedoch bei keiner Tierart die Kluft zwischen dem, was die Wissenschaft unter Tierintelligenz versteht, und dem, was der Laie dem Delphin in Sachen Intelligenz zutraut, so groß wie beim Delphin. Prinzipiell stelle ich immer wieder fest, dass ein Sprung eines Delphins mit einem ca. 1,7 Kilogramm schweren Gehirn durch den Reifen nach drei Monate langem Training als intelligentes Verhalten gilt. Wenn aber eine Biene mit nur einigen tausend Nervenzellen ihren Artgenossen Informationen über Distanz und Richtung einer Futterquelle mitteilt, dann gilt dies lediglich als übliches tierisches Verhalten. Immer wieder werde ich gefragt: Ist der Delphin intelligenter als der Schimpanse? Ich kann dann immer nur antworten: Ist der Jeep mehr Fahrzeug als die S-Klasse? Entscheidend ist doch in diesem Fall, wo ich lebe und wo ich das Fahrzeug einsetzen möchte. Lebe ich in der Stadt, ist die S-Klasse »intelligenter«, lebe ich auf dem Land oder in den Bergen, so werde ich den Jeep bevorzugen. Ähnlich ist es beim Vergleich zwischen Delphin und Schimpanse. Beide sind Säugetiere, haben allgemein gesehen einen ähnlichen Körperbau, verfügen über gut entwickelte Sinnesorgane und über ein voluminöses Gehirn. Sie haben aber vollkommen unterschiedliche Evolutionsschritte vollzogen und sich im Laufe dieser Entwicklung so optimal wie möglich an ihre unterschiedlichen Umgebungen angepasst. Der Delphin lebt im Wasser und ist überwiegend ein akustischer Spezialist. Primaten leben an Land und bei ihnen spielen das Sehen und das Riechen eine wichtige Rolle. Aus diesen ursächlichen Unterschieden haben sich weitere Differenzen ergeben, die viele Aspekte des Verhaltens betreffen. Ich bin der Ansicht, dass Fragen wie: ›Sind manche Tiere intelligenter als andere?‹, uns nicht weiterhelfen, um das kognitive Potenzial eines Tieres zu erfassen. Meistens sind diese Fragen verschwommen und stützen sich auf höchst allgemeine Vorstellungen, die häufig von dem bestimmt sind, was wir Menschen tun. Vor diesem Hintergrund meide ich solche Vergleiche. Prinzipiell lasse ich hier auch bestimmte Geschichten beiseite, die nur Anekdoten-Charakter haben und ausschließlich dazu dienen, den ›Mythos Delphin‹ weiter zu nähren. Vielmehr befasse ich mich mit Fragen, Beobachtungen und Experimenten, die Phänomene wie Lernen, Gedächtnis, Sprache und Kultur bei Delphinen beschreiben. Ich bin davon überzeugt, dass sich besonders diese Aspekte – losgelöst von den Mechanismen menschlichen Denkens – mittels wissenschaftlicher Methoden gut aufzeigen lassen.

Dieser Beitrag soll zeigen, was ein Delphin nach wissenschaftlichen Kriterien wirklich leisten kann. Es ist nicht meine Absicht zu enträtseln, wie intelligent der Delphin ist. Um diese Frage zu beantworten, müsste ich Delphine mit anderen Tieren vergleichen. Wie bereits erwähnt ist dies absurd. Wie fühlt es sich an, ein Delphin zu sein? Es würde mich freuen, wenn dieser Artikel einen kleinen Beitrag zur Beantwortung dieser Frage leisten könnte.

Sinnesorgane und ihre Leistungsfähigkeit

»Sehen« mit den Ohren: die Echoortung und das Gehörsystem der Delphine

Delphine und ihre Verwandten leben seit mehreren Millionen Jahren im Wasser. Der Übergang vom Land zum Wasser hat zahlreiche sowohl anatomische als auch physiologische Anpassungen mit sich gebracht. Während Sehen und Riechen bei landlebenden Säugern besonders entwickelt sind, spielen diese Sinnesmodalitäten bei Waltieren eine eher untergeordnete Rolle. Die wichtigste Informationsquelle der Delphine ist der Hörsinn. Zwar sind Ohrmuscheln zugunsten der Stromlinienform verschwunden, doch ist die Position der Ohren beim Delphin an zwei kleinen Öffnungen hinter den Augen zu erkennen. Delphine produzieren unterschiedliche Laute, einige dienen der Kommunikation, andere der Orientierung. Die Letztgenannten sind besonders wichtig, da sie es einem Delphin in trüben Gewässern nicht nur ermöglichen, Gegenstände unter Wasser zu erkennen, sondern auch, Beute zu jagen. Dieses Orientierungssystem wird Echoortung genannt. Heute wissen wir, dass ausschließlich Fledermäuse, einige Vogelarten und die Zahnwale darüber verfügen. Obwohl die Echoortung bei Delphinen erst im Jahr 1956 bekannt wurde, gibt es nur wenige Verhaltensaspekte dieser Tiere, die so gut untersucht worden sind. Vor allem die amerikanische und die russische Marine haben sich intensiv mit der Echoortung beschäftigt. Ihr Hauptinteresse galt dabei der Verbesserung und Weiterentwicklung der vom Menschen gebauten Sonarsysteme.

Immer wieder wird behauptet, dass die Echoortungslaute der Delphine positive Auswirkungen auf Menschen mit Behinderungen haben. Obwohl es in dieser Richtung immer noch keine wissenschaftlich fundierten Ergebnisse gibt, hört man häufig von Delphintherapien, deren Prinzip und Erfolg auf die Echoortung zurückzuführen sei. Dennoch fällt es schwer zu glauben, dass das Echoortungssystem der Delphine *allein* eine therapeutische Wirkung auf behinderte Menschen haben kann. Wenn diese Behauptung stimmte, hätte man m. E. vermutlich bereits »künstliche, echoortende Delphine« entwickelt. Es sind genügend Daten wie Frequenz, Schallpegel usw. des Echoortungssystems des Delphins bekannt und sie stünden zur Verfügung, um ein Gerät zu bauen, das einen Delphin simulieren könnte. Sicherlich könnte man mit diesem Verfahren mehr Menschen helfen, als das bisher mit der konventionellen Delphintherapie der Fall ist.

Sämtliche Laute der Delphine werden im Kopf im Bereich der Luftsäcke unterhalb des Blaslochs erzeugt. Diese verfügen über so genannte »phonische Lippen«, durch die Luft geblasen wird, wodurch der Delphin die unterschiedlichsten Laute erzeugen kann. Dabei spielen auch der Schädel als reflektierende Fläche und die Melone als akustische Linse eine wichtige Rolle. Im Fall der Echoortung werden Impulse ausgesandt – die so genannten Klicks. Typische Klicklaute sind kürzer als eine Millisekunde und werden viele Male pro Sekunde wiederholt. Für das menschliche Ohr hört sich die Sequenz von Klicklauten oft wie das Knarren einer Tür an. Diese Klicklaute werden von Hindernissen und sonstigen Objekten zurückgestrahlt. Über das auf beiden Seiten des Unterkiefers befindliche »akustische Fenster« werden diese Echolaute empfangen und über einen mit einer Fettsubstanz gefüllten Kanal des Unterkiefers zum Mittelohr und schließlich zum Gehirn zur Verarbeitung und Interpretation übertragen. Das Echoortungssystem der Delphine ist äußerst präzise, da es in einem breiten Spektrum sowohl niederfrequente als auch hochfrequente Laute ausstrahlt. Ähnlich wie beim Sehen – wobei bekannterweise zurückgestrahltes Licht von unseren Augen wahrgenommen wird – werden bei der Echoortung Schallwellen aufgenommen und verarbeitet. Schallwellen jedoch übermitteln im Vergleich zu Licht viel mehr Informationen und so sind Delphine in der Lage, aufgrund der Echoortung dreidimensionale Bilder entstehen zu lassen. Auf ähnliche Weise, wie wir mittels einer Ultraschalluntersuchung inneres Gewebe sichtbar machen können, kann der Delphin nicht nur Form und Größe, sondern auch die Beschaffenheit und den inneren Aufbau des Objekts erkennen.

Einige Untersuchungen zur Leistungsfähigkeit dieses Systems haben gezeigt, dass Delphine – in diesem Fall der Große Tümmler (*Tursiops truncatus*) – eine sieben Zentimeter große Stahlkugel noch aus über 100 Meter Entfernung wahrnehmen können. Bei einem weiteren Versuch, der vergleichbar erstaunliche Ergebnisse lieferte, wurden Delphine erfolgreich trainiert, Stahlzylinder zu erkennen, die äußerlich alle gleich aussahen und nur aufgrund der Materialstärke zu unterscheiden waren. Diese und weitere in Delphinarien durchgeführte Experimente haben deutlich gezeigt, wie und was ein Delphin mittels der Echoortung wahrnehmen kann.

Leistungen dieser Art sind jedoch nur möglich, wenn man gut hören kann. Waltiere (Cetaceen) im Allgemeinen sind dafür bekannt, dass sie über ein äußerst empfindliches Hörorgan verfügen. Ein Hörtest beim Menschen zeigt z.B., dass wir Schall in einem Frequenzbereich von 16 Hz bis 20 kHz wahrnehmen können. Ein vergleichbarer Test beim Großen Tümmler zeigt einen ähnlichen Hörschwellenkurvenverlauf, dessen obere Grenze jedoch bei 150 kHz liegt. Gerade dieser obere Bereich ab 30 kHz – also oberhalb des menschlichen Hörvermögens – ist für Delphine wichtig, da die oben erwähnten Klicks der Echoortung eine hohe Frequenz aufweisen. Diese Frequenzen ermöglichen es dem Delphin, detaillierte Bilder von seiner Umgebung zu bekommen.

Echoortungslaute sind aber nur ein Teil des gesamten Lautrepertoires eines Delphins. Weitere Laute dienen der Kommunikation. Als gesellige Tiere, die im Wasser leben, sind Delphine auf ein akustisches Kommunikationssystem angewiesen. Pfiffe, Quieken, Zwitschern und Grunzen sind einige Begriffe, die wir Menschen benutzen, um diese Laute zu beschreiben. Von allen ist sicherlich der ID-Pfiff (englisch: signature whistle) der bekannteste und am besten untersuchte. Delphinkälber sind in den ersten Monaten nach der Geburt besonders lautfreudig und entwickeln bereits nach einem Monat einen Pfiff – den Identifikationspfiff –, den sie im weiteren Verlauf ihres Lebens nicht mehr ändern werden. Dieser Pfiff dient hauptsächlich der Identifikation einzelner Individuen, aber auch der Bindung zwischen Mutter und Kalb und später auch Bindungen mit anderen Tieren der Gruppe.

Häufig wird der Begriff ›Sprache‹ mit Delphinen in Zusammenhang gebracht. Auch wenn das Kommunikationsverhalten der Delphine bei weitem noch nicht entschlüsselt ist, kann man bereits jetzt sagen, dass es nicht so komplex ist, um den Status einer Sprache zu verdienen. Sprache im engeren Sinne gibt es nur bei Menschen. Viele Tiere, darunter auch der Delphin, verfügen über Systeme der Kommunikation, die in einigen Fällen äußerst komplex erscheinen, aber nur bestimmte Kriterien der menschlichen Sprache erfüllen.

Sehen

In der Vergangenheit wurde immer wieder behauptet, dass der Gesichtssinn bei den Delphinen eine eher untergeordnete Rolle spiele, doch wissen wir heute, dass die Augen der meisten Delphinarten nicht nur gut entwickelt sind, sondern auch eine wichtige Informationsquelle für sie darstellen. Die Fähigkeiten der Delphine, Fische in der Luft zu schnappen, Handbewegungen als Anweisungen zu verstehen und in klaren Gewässern fast nur mit den Augen zu jagen, bezeugen, wie wichtig dieser Sinn ist. Delphine können sowohl über als auch unter Wasser relativ gut sehen. Ihre Sehschärfe ist mit der von Katzen vergleichbar. Durch eine räumlich begrenzte Überlappung beider Sichtfelder wären sie unter Umständen auch in der Lage, binokular, also räumlich, zu sehen, allerdings stehen dieser Fähigkeit vermutlich die gekreuzten Sehbahnen im Wege.

Wer Delphine im Delphinarium beobachtet, wird feststellen, dass sie fast immer das rechte Auge benutzen, um den Besucher zu inspizieren. Verhaltensexperimente haben gezeigt, dass das rechte Auge und die linke Gehirnhälfte dominant sind, wenn es darum geht, visuelle Informationen zu verarbeiten. Somit verfügen Delphine über eine funktionelle Asymmetrie, eine Eigenschaft auch des menschlichen Gehirns.

Ein weiterer wichtiger Aspekt, der hier ebenfalls erwähnt werden soll, ist die Fähigkeit der Delphine, Objekte, die das Tier visuell erfasst hat, mit dem Echoortungssystem wieder zu erkennen, und umgekehrt Objekte, die das Tier via Echoortung erlernt hat, mit den Augen wieder zu erkennen. Diese als Cross Modal bekannten Versuche zeigen nicht nur, dass beide Sinnesmodalitäten – Sehen und Hören – äußerst gut entwickelt sind, sondern auch, dass Delphine Objekte und ihre Umgebung im Allgemeinen nicht entlang einer bestimmten Sinnesmodalität, sondern unabhängig von der Art ihrer Wahrnehmung abspeichern. Diese Erkenntnisse mögen eher belanglos und trocken klingen, doch sind sie letztendlich die Grundlage, um die Vorgehensweise des Gehirns im Sinne der wissenschaftlichen Methodik zu präzisieren. Gleichzeitig liefern sie notwendige Bausteine, um der Intelligenz der Delphine ein Stück näher zu kommen.

Tastsinn, Geschmackssinn und magnetischer Sinn

Delphine haben eine feinfühlige Haut. Davon kann man jedenfalls ausgehen, wenn man sie bei Paarungsritualen beobachtet oder beim Umgang mit Menschen erlebt. Eine gute Arbeit muss nicht immer mit Fisch belohnt werden, auch eine Streicheleinheit wird vom Delphin gerne angenommen. Auch bei der Mutter-Kalb-Beziehung spielt der Körperkontakt bei der sozialen Bindung eine wichtige Rolle.

Riechen und Schmecken beruhen auf demselben Prinzip: der Wahrnehmung chemischer Stoffe. Während das Riechen bei Zahnwalen im Laufe der Evolution vollkommen verloren gegangen ist, wissen wir, dass Delphine durchaus in der Lage sind, bestimmte Geschmacksrichtungen wahrzunehmen. Die dazugehörigen anatomischen Voraussetzungen sind vorhanden: gut entwickelte Nervenstränge und entsprechende Strukturen im Großhirn. Die Zunge von Delphinen ist mit Geschmacksknospen versehen, dank derer sie Substanzen schmecken können. Es gibt Hinweise darauf, dass männliche Delphine die Paarungsbereitschaft der Weibchen durch »Schmecken« von Pheromonen erkennen können. Darüber hinaus ist bekannt, dass Delphine eine besondere Vorliebe für bestimmte Fischarten haben. Sie verweigern dabei Fische, die nicht ihrem persönlichen Geschmack entsprechen.

Über den magnetischen Sinn der Waltiere wissen wir bis dato viel zu wenig. Von vielen Organismen ist ja bekannt, dass sie das Magnetfeld der Erde wahrnehmen können und ihr Verhalten danach ausrichten. Tauben zum Beispiel navigieren von Ort zu Ort mithilfe dieses Sinnes. Viele Verhaltensforscher gehen davon aus, dass besonders Bartenwale, die auf ihren jährlichen Wanderungen Tausende von Kilometern schwimmen und immer dieselbe Bucht aufsuchen, sich dabei auf den Erdmagnetismus verlassen. Auch wenn der direkte Beweis immer noch fehlt, ist anzunehmen, dass Wale diese Fähigkeit besitzen.

Das Gehirn der Delphine

Als die ersten Wissenschaftler das Gehirn eines Delphins zu Gesicht bekamen, waren sie sprachlos vor Faszination und Begeisterung. Noch nie hatten sie ein so großes Gehirn gesehen. Ebenso erstaunlich war, dass die Großhirnrinde im Vergleich zum Menschen viel stärker gefaltet war. Diese ersten Beobachtungen vor über hundert Jahren führten dazu, den bereits existierenden Mythos Delphin erneut zu beleben. Vom ›Menschen des Wassers‹ war die Rede. Auch heute noch wird häufig die absolute Größe des Gehirns der Delphine herangezogen, um die Intelligenz dieser Tiere zu begründen. Glücklicherweise gab es auch Wissenschaftler, die sich von diesem ersten Eindruck nicht blenden ließen und das Gehirn der Delphine detaillierter untersuchten. Zunächst wurde festgestellt, dass die absolute Größe eines Gehirns kein bedeutsames Maß für kognitive Leistungsfähigkeit ist. Wichtiger ist das relative Gewicht, darunter versteht man das Verhältnis von Hirn- zu Körpergewicht. Das relative Hirngewicht des Großen Tümmlers liegt über dem der Schimpansen, aber deutlich unter dem der Menschen. Noch auffälliger als das Hirngewicht der Delphine ist ihre außergewöhnlich große und stark gefaltete Hirnrindenoberfläche. Berechnet man als Index der Faltung die tatsächliche Fläche der Großhirnrinde (Cortex) einschließlich der in den Windungen liegenden Anteile und setzt sie zu der von außen sichtbaren Hirnrindenfläche in Relation, fällt der Mensch mit einem Wert von 2,8 weit zurück. Der Große Tümmler bringt es auf 4,7. Trotz der starken Furchungen ist das Gesamtgewicht des Cortex von Delphinen im Vergleich zum Menschen niedriger. Der Hauptgrund dafür ist, dass die Cortexschicht der Delphine nur halb so dick ist wie die des menschlichen Gehirns. Zusammenfassend können wir feststellen, dass auf den ersten Blick das Gehirn eines Delphins groß, schwer und stark gefurcht ist.

Größe und Gewicht sind aber nur einige Aspekte, die bei der Beurteilung eines Gehirns in Bezug auf die Leistungsfähigkeit herangezogen werden. Ebenso wichtig ist es, sich mit den einzelnen Bestandteilen des Zentralnervensystems der Delphine auseinander zu setzen. So stellte man z.B. fest, dass das Kleinhirn (*Cerebellum*), das hauptsächlich für die Koordination von Bewegungen verantwortlich ist, 15 Prozent des gesamten Hirngewichts ausmacht. Bei Menschen liegt dieser Anteil bei ca. zehn Prozent. Der Balken (*corpus callosum*), ein Nervenstrang, der die beiden Hirnhemisphären verbindet, ist bei Delphinen viel dünner als bei Menschen. Funktionell bedeutet dies für den Delphin, dass beide Hemisphären eine gewisse Autarkie aufweisen. Die geringere Anzahl von Verbindungen zwischen den Hemisphären könnte auch mit dem außergewöhnlichen Schlafverhalten dieser Tiere zu tun haben. Neurophysiologische Untersuchungen haben nämlich gezeigt, dass Delphine immer nur mit einer Hemisphäre schlafen, während sich die andere im Wachzustand befindet.

Weitere anatomische Untersuchungen haben sich mit dem Neocortex beschäftigt. Dies ist der – evolutionsgeschichtlich gesehen – neueste Teil des Gehirns und zugleich der komplizierteste. Er enthält bei Menschen und anderen Primaten schätzungsweise 70 Prozent aller Nervenzellen des gesamten Zentralnervensystems. Der Neocortex gilt als Zentralorgan intelligenter Handlungen. Mikroskopische Untersuchungen der Großhirnrinde des Delphincortex haben gezeigt, dass auch hier einige Unterschiede zu landlebenden Säugern vorliegen. Mein Kollege Onur Güntürkün und ich konnten feststellen, dass der Neocortex bei Delphinen sehr dünn und zellarm ist, wenngleich die einzelnen Zellen größer sind. So fehlt von den bekannten sechs kortikalen Schichten beim Delphin die Lamina 4, d.h. insgesamt hat der Delphin nur fünf Schichten.

Nach dem bisher Gesagten stellen wir fest, dass Delphine ein voluminöses und stark gefurchtes Gehirn haben, welches aber in der Struktur »primitiver« aufgebaut ist als das vieler landlebender Säugetiere. Es ist durchaus denkbar, dass Waltiere aufgrund ihrer evolutionären Geschichte – sie verließen vor ca. über 40 Millionen Jahren das Land – bestimmte Entwicklungsschritte, die bei anderen Säugern immens wichtig waren, nicht vollzogen haben. Es stellt sich aber trotzdem die Frage, warum Delphine ein derart großes Gehirn haben. Dafür gibt es zwei mögliche Erklärungen: Zum einen wird vermutet, dass die bei Delphinen komplexe Verarbeitung akustischer Signale (z.B. bei Echoortung und Kommunikation), die Existenz eines großen Gehirns in Anspruch nimmt. Eine zweite Hypothese besagt, dass das große Gehirn der Delphine mit der Komplexität ihres Sozialverhaltens begründet werden kann. Ähnlich wie Primaten zeigen Delphine langfristige soziale Bündnisse zwischen Artgenossen, die ein individuelles Erkennen erfordern.

Trotz des großen Interesses für die Entwicklung und Funktionsweise des Gehirns der Delphine und dessen Parallelen bzw. Abweichungen zum menschlichen Gehirn gibt es immer noch nicht genug Daten, um die bisher gewonnenen Erkenntnisse objektiv einzuschätzen. Die bisher durchgeführten Untersuchungen haben lediglich etwas Licht in die strukturellen Eigenschaften des Delphingehirns geworfen. In vielen Fällen hat sich jedoch gezeigt, dass bei der Bewertung und Analyse der »Qualität« eines Gehirns in Bezug auf die Intelligenz die »intellektuelle Leistungsfähigkeit« des Tieres entscheidend ist. Auf den folgenden Seiten werde ich näher auf dieses Thema eingehen.

Die Intelligenz der Delphine

Es ist nicht zu übersehen, dass Delphine in puncto Sinnesleistungen und Gehirn wichtige Voraussetzungen erfüllen, um »intelligent« zu sein. Aber wie kann man feststellen, ob ein Delphin intelligent ist? Grundsätzlich gibt es zwei Möglichkeiten, diese Frage zu beantworten: durch Beobachtung der Tiere in ihrem natürlichen Lebensraum oder durch gezielte Versuche, die nur mit Tieren unter kontrollierten Bedingungen durchführbar sind. Bewusst sollen in diesem Zusammenhang keine Anekdoten erzählt werden, deren wissenschaftlicher Gehalt äußerst fragwürdig ist. Besonders in Verbindung mit Delphinen werden immer wieder Geschichten veröffentlicht, die entweder nur sehr entfernt etwas mit Intelligenz zu tun haben oder die nicht nachvollziehbar sind.

Intelligenz im Delphinarium

Besuchern eines Delphinariums ist sicherlich aufgefallen, dass Trainer und Delphine eine bestimmte »Sprache« entwickelt haben. Dabei bekommen trainierte Verhaltensweisen einen »Namen« – meistens ist es ein Handzeichen –, und wenn das Tier das gewünschte Verhalten zeigt, wird es belohnt. Prinzipiell ist diese Trainingsarbeit nur möglich, weil Delphine gute Voraussetzungen mitbringen, um trainiert zu werden. Dazu gehören ein ausgeprägtes Spielverhalten, eine gewisse Neugier gegenüber unbekannten Dingen und ein gutes Lernvermögen bzw. Gedächtnis. Besonders diese letzten beiden Eigenschaften deuten bereits auf eine gewisse Intelligenz hin. Seit 1938, als das erste Delphinarium fertig gestellt wurde, können Menschen diese Arbeit mit den Tieren bewundern und sich vergewissern, zu welcher Akrobatik Delphine fähig sind. Auch Forscher waren von diesen Leistungen beeindruckt und so begann Anfang der sechziger Jahre das Zeitalter der wissenschaftlichen Erforschung der Delphine. Einer der Ersten war der amerikanische Psychologe John Lilly. Er versuchte, das Thema »Sprache« gründlicher zu erforschen, und begann, Delphinen die »englische Sprache« beizubringen. Obwohl seine Ergebnisse, nach wissenschaftlichen Kriterien beurteilt, wenig überzeugend klangen, brachten seine Bücher weitere Forscher dazu, das Thema »Sprache« erneut aufzugreifen.

Lou Herman vom *Kewalo Basin Marine Mammal Laboratory* auf Hawaii war der erste Wissenschaftler, dem es gelang, Delphinen eine Gebärdensprache bzw. eine künstliche Sprache beizubringen. Anders als Lilly, der wissen wollte, wie sich Delphine ausdrücken und inwieweit sie Sprache selbst produzieren können, interessierte Herman hauptsächlich, ob und wie Delphine eine Sprache begreifen können. Herman trainierte zwei Delphine, einen mit einer akustischen Sprache – die einzelnen Wörter waren Töne –, den anderen mit einer Gebärdensprache. Dabei ging es hauptsächlich darum, den Tieren eine »Sprache« beizubringen, in der die grundsätzliche Struktur und Funktion der menschlichen Sprache erhalten blieb. Das Sprachexperiment beschäftigte sich zunächst mit dem Problem des Bezugs und versuchte herauszufinden, ob Delphine imstande sind zu verstehen, dass Handzeichen bzw. unterschiedliche Töne für Objekte, Handlungen und abstrakte Konzepte stehen. Ebenso wichtig war es herauszufinden, ob der Delphin auch Zeichen versteht, die sich auf Dinge außerhalb seiner Sichtweite beziehen. Bereits nach einigen Monaten zeigten sich die ersten Erfolge. Beide Delphine hatten nämlich Wörter gelernt und verstanden, dass nach dem Zweiwortsatz: »Bring Ball«, der Delphin den Ball zum Trainer bringen musste. Nachdem die Tiere nun über ein Grundvokabular verfügten, wurden neue Wort- bzw. Satzkombinationen eingeführt. So bedeutete »Ball – werfen – Korb«: Hol den Ball und wirf ihn in den Korb. Ihre Aufgaben lösten die Delphine mit Bravour. In der Endphase des Versuchs schafften sie es sogar, Fünf-Wort-Sätze zu verstehen. Verschiedene Tests zeigten, dass sie sowohl Grammatik als auch Semantik beherrschten. Zum Beispiel wurden sie mit folgendem Satz trainiert: »Rechter Ball – bringen – roten Korb«, und der Delphin brachte den rechten Ball zum roten Korb. Wurde der Testsatz »roter Korb – bringen – rechter Ball« gezeigt, brachte der Delphin den roten Korb zum rechten Ball. Obwohl beide Sätze dieselbe Information hinsichtlich der Anzahl der Wörter enthielten, verstanden die Delphine, dass die Sätze unterschiedliche Bedeutung hatten. Ein weiteres Ergebnis zeigte, dass Delphine fähig sind, Informationen, die in einem bestimmten Kontext erlernt wurden, auf neue Situationen zu übertragen. Beweis dafür war die korrekte Ausführung von Aufgaben mit völlig neuen Sätzen. Beide Delphine erzielten in diesen Versuchen ausgezeichnete Ergebnisse, ca. 75 Prozent der neuen Sätze wurden richtig ausgeführt.

Ein weiteres interessantes Ergebnis dieser Studie zeigte, dass die Symbolisierungsfähigkeit nicht von der physischen Anwesenheit des Objekts abhängig war. Wenn Herman einem Delphin signalisierte: »Ball Frage« – eine Simulation der Frage: »Hast du den Ball?« –, dann antwortete der Delphin durch Drücken eines entsprechenden Hebels mit Nein, wenn der Ball sich nicht im Becken befand.

Die Ergebnisse dieses Experiments zeigen, dass Delphine in der Lage sind, eine künstliche Sprache zu erlernen. Sie haben verstanden, dass bestimmte Handzeichen bzw. Töne für Objekte oder Handlungen stehen und dass es Satzregeln gibt. Beide Aspekte – Semantik und Grammatik – sind wichtige Bestandteile unserer menschlichen Sprache. Delphine sind aber nicht die einzige Tierart, die solche Leistungen vollbringt. Graupapageien und einige Vertreter der Primaten sind ebenso »sprachbegabt«. Die Gabe, eine Sprache zu erlernen, scheint demnach ein weit verbreitetes Phänomen innerhalb des Tierreichs zu sein. Alle Versuche dieser Art wurden jedoch mit künstlichen Sprachen und unter kontrollierten Trainingsbedingungen durchgeführt. Daher ist die Aussagekraft in Bezug auf die Leistungsfähigkeit des natürlichen »Kommunikationssystems« eher gering. Obwohl wir bei Delphinen bestimmte Laute unterschiedlichen Gemütszuständen zuordnen können, sind wir immer noch weit davon entfernt zu verstehen, wie komplex ihr natürliches ›Sprachsystem‹ wirklich ist. Dass aber die Delphine eine künstliche Sprache verstehen und Probleme lösen, die unter natürlichen Bedingungen nie vorkommen, zeugt von beträchtlicher Intelligenz.

Kommunikation ist aber wiederum nur ein Aspekt, der zur Intelligenz eines Lebewesens beiträgt. Es wurde bereits die Lernfähigkeit der Delphine angesprochen und auch, wie schnell diese Tiere neue Handlungen erlernen. Ein Lernmechanismus, der bei Delphinen eine wichtige Rolle spielt, ist die Nachahmung. Wollen wir einem unerfahrenen Delphin beispielsweise neue, unbekannte Verhaltensweisen antrainieren, dann ist dies einfacher, wenn dieses Tier sich an einem erfahrenen Partner orientieren kann. Nach dem Motto: »Kopiere einfach, was der Nachbar macht«, erlernen Delphine schnell neue und relativ komplexe Verhaltensweisen. Ohne Modell würde es um ein Vielfaches länger dauern, bis das naive Tier dieses Verhalten beherrscht.

Nachahmung spielt aber nicht nur beim Training eine wichtige Rolle. So wurde öfter beobachtet, dass Delphine andere Tierarten und auch Menschen nachahmen, mit denen sie in Kontakt treten. So kopieren zum Beispiel Delphine, die mit Robben in einem Becken leben, deren Schwimmbewegungen. Ferner versuchten Delphine, mit einer Möwenfeder Algen von einem Unterwasserfenster zu entfernen – in Nachahmung der Tätigkeit eines menschlichen Tauchers, der regelmäßig das Fenster reinigte. Auch die Geräusche des Lungenautomaten eines Tauchers werden oft von Delphinen imitiert. In diesen und anderen Fällen kann man leicht glauben, dass die Tiere, die so viel durch Beobachten lernten und Kunststücke nach wenigen Versuchen beherrschten, bewusst über das Beobachtete nachgedacht haben und sich im Detail daran erinnerten.

Delphine können aber auch trainiert werden, bestimmte Laute zu imitieren. Douglas Richard benutzte dazu Laute, die von einem Computer erzeugt wurden, die aber nicht zum natürlichen Lautrepertoire der Delphine zählten. Die Delphine zeigten nicht nur eine außergewöhnliche Begabung beim Nachahmen dieser Laute, sondern sie imitierten auch spontan Lautstärkenänderungen. In einem weiteren Versuch wurde einem Delphin immer ein Objekt gepaart mit einem Ton dargeboten. Als in anschließenden Sitzungen der Ton weggelassen wurde, erzeugte der Delphin beim Anblick des Objektes spontan den dazu passenden Ton. Diese Ergebnisse sind besonders in Bezug auf die gezeigte Lernschnelligkeit bemerkenswert. Sie bestätigen das bereits angesprochene Potenzial der Delphine als akustische Spezialisten.

Es ist bekannt, dass Delphine äußerst kreative Tiere sind. Jungtiere, die mit selbst erzeugten Luftblasen spielen oder immer neue Verhaltensweisen ausprobieren, dokumentieren ihren Einfallsreichtum. Besonders erwähnenswert in diesem Zusammenhang ist die Leistung von Hou, einem Rauzahndelphin (*Steno bredanensis*), der in Hawaii von Karen Pryor trainiert wurde. Zunächst wurde das Tier nur belohnt, wenn es bestimmte Kunststücke ausgeführt hatte, beispielsweise einen freien Sprung oder einen Rückwärtssalto. Als das Tier einige Verhaltensweisen gut beherrschte, wurden die Versuchsbedingungen geändert. Nun wurde Hou nur noch dann belohnt, wenn er etwas Neues tat, d.h. keine der bereits gezeigten Verhaltensweisen führten zum Erfolg. Es dauerte eine Zeit, bis er begriffen hatte, was man von ihm verlangte. Die Regel war einfach: Nur neue, noch nie ausgeführte Kunststücke führen zur Belohnung. Nach einigen Tagen begriff er die Regel und zeigte täglich neue Kunststücke. Offensichtlich hatte das Tier das Konzept: »Mach etwas, was du noch nie getan hast« gebildet und war in der Lage, dieses anzuwenden. Grundsätzlich erfordert dieses Verhalten ein gutes Gedächtnis sowie die Fähigkeit, abstrakte Konzepte zu bilden. Dieser recht simple Versuch verdeutlicht, wie man Intelligenz unter kontrollierten Bedingungen erforschen kann, und zeugt von hohen kognitiven Leistungen seitens der Delphine.

Kreativität und Einfallsreichtum spielen auch bei der folgenden Beobachtung eine wichtige Rolle: Vor einigen Jahren, als ich in einem Delphinarium im Süden Argentiniens arbeitete, hatte ich die Gelegenheit, mit einem männlichen Delphin namens Goliath meine wissenschaftlichen Studien durchzuführen. Goliath lebte zusammen mit zwei Weibchen in einem Beckensystem unter freiem Himmel. Nachdem die täglichen Forschungssitzungen beendet waren, blieb ich immer noch einige Minuten am Beckenrand und beobachtete die Delphine. Immer wieder fiel mir auf, dass Fischreste, die die Delphine nicht gefressen hatten, von den auf den Masten sitzenden Möwen herausgefischt wurden. Eines Tages beobachtete ich, wie Goliath unter der Wasseroberfläche lauernd Fisch ausspuckte, um die Möwen zu locken. Diese fielen auf sein Spiel herein, und als sie den Fisch holen wollten, kam er mit offenem Maul an die Oberfläche und schnappte sich die Möwen. Für Goliath war es ein Spiel und in den meisten Fällen konnte ich die Möwen retten. Obwohl dieses Verhalten aus Sicht der Möwen nicht gerade angenehm war und mir die Tiere auch immer wieder Leid taten, war ich fasziniert von der Erfindungsgabe des Delphins. In der Verhaltensbiologie ist diese Leistung unter dem Terminus »Werkzeuggebrauch« bekannt. Demnach können Tiere Objekte benutzen, um optimaler und einfacher ein bestimmtes Ziel zu erreichen.

Wenn wir Menschen in den Spiegel schauen, erkennen wir uns selbst. Selbsterkenntnis bei Menschen bedeutet aber auch Selbst-Bewusstheit, d.h. ein Verständnis vom eigenen Ich. Diese Eigenschaft befähigt den Menschen zu abstrakteren psychologischen Ebenen der Selbstwahrnehmung – einschließlich der Introspektion. Viele Tiere, die zum ersten Mal in einen Spiegel starren, erkennen darin nicht sich selbst, sondern stellen voller Überraschung fest, dass es außer ihnen noch ein anderes Tier in ihrer Umgebung gibt. Aber auch Menschen kommen nicht mit einem Ich-Gefühl auf die Welt. Lässt man ein einjähriges Kind in einen Spiegel schauen, nachdem man ihm heimlich eine kleine geruchlose Markierung auf die Stirn gemalt hat, so nimmt es diese Veränderung nicht wahr. Es versucht nicht, die Markierung zu entfernen oder anzufassen. Erst nach seinem zweiten Geburtstag wird das Kind nach der Markierung tasten.

Die Frage lautet nun: Teilen Tiere unsere Fähigkeit zur Selbsterkenntnis? Gordon Gallup war der Erste, der sich mit dieser Fragestellung beschäftigte. Er konnte beweisen, dass Schimpansen über diese Fähigkeit verfügen. Ähnlich wie im oben genannten Spiegelversuch mit Kindern markierte er Schimpansen an den Augenbrauen und stellte sie vor den Spiegel. Die Tiere reagierten auf die Markierungen, indem sie diese sofort betasteten. Andere Tierarten wie z.B. Gibbons reagierten wie einjährige Kinder – sie zeigten keinerlei Reaktion. Vor zwei Jahren startete die amerikanische Psychologin Lori Marino einen vergleichbaren Versuch mit Delphinen. Sie installierte im Delphinarium des New Yorker Aquariums Spiegel. Die Delphine wurden dann mit einer ungiftigen Tinte markiert und durften zu den Spiegeln schwimmen, wo sie sich längere Zeit aufhielten. Um herauszufinden, ob sie nicht etwa nur auf die taktile Reizung der Markierung reagierten, wurden die Delphine später nur scheinbar mit einer farblosen Tinte markiert. Offensichtlich verbrachten die Delphine, die sichtbar markiert worden waren, signifikant längere Zeiträume prüfend vor dem Spiegel als diejenigen Tiere, die nur scheinbar markiert worden waren. Entfernte man die Spiegel, versuchten die Delphine, ihre Markierungen in anderen, weniger reflektierenden Oberflächen zu inspizieren. Bemerkenswert war, dass die Delphine spontan reagierten, d.h. sie wurden nie für die Suche der Markierungen mittels des Spiegels belohnt. Diese nun bewiesene Selbstwahrnehmung bedeutet, dass die Fähigkeit, das eigene Spiegelbild zu erkennen, nicht allein bestimmten Primatenarten vorbehalten ist, sondern auch bei Tieren auftritt, die eine andere Evolutionsgeschichte aufweisen.

Zusammenfassend stellen wir fest, dass in Menschenhand gehaltene Delphine gut und schnell lernen können, dass sie gute Nachahmer sind und diese Fähigkeit nicht nur im Training, sondern auch spontan zeigen. Sie sind in der Lage, Informationen zu abstrahieren, d.h. Konzepte zu bilden. Delphine sind zudem kreativ und einfallsreich und bei gezieltem Training »sprachbegabt«, wobei an dieser Stelle erwähnt werden muss, dass bisher nur das Verständnis und nicht die Produktion von Sprache getestet wurde. Delphine erkennen sich selbst und es ist zu vermuten, dass sie über ein Verständnis des eigenen Ichs verfügen.

Zugegeben, die oben genannten Experimente sind nur eine kleine Auswahl der wissenschaftlich durchgeführten Versuche mit Delphinen. Sie enthüllen jedoch ein eindrucksvolles kognitives Potenzial, das allerdings angesichts ihrer Sinnesleistungen und Gehirnstrukturen nicht außergewöhnlich ist. Mit anderen Worten: Bisher haben sie mit ihren Leistungen die Wissenschaft weder überrascht noch vor Fragen gestellt, die möglicherweise nicht beantwortet werden können. Sicherlich werden in Zukunft immer wieder neue Fragen auftreten, die zu neuen Hypothesen über die Intelligenz der Delphine führen. Nach wie vor sind wir weit davon entfernt, vollständig zu verstehen, was es bedeutet, Delphin, Biene oder Affe zu sein, und mit großer Wahrscheinlichkeit werden wir es auch nie vollständig begreifen.

Auf den folgenden Seiten möchte ich mich auf Beobachtungen von Delphinen im Freiland konzentrieren, die ein gewisses kognitives Potenzial voraussetzen.

Erstaunliche Begegnungen mit Delphinen im Freiland

Es ist uns allen bekannt, dass Delphine gesellige Tiere sind, die in Gruppen leben, und dass Kooperation ein wichtiger Bestandteil ihres Lebens ist. Kooperation erfordert Kommunikation, Koordination und einen gewissen Altruismus. Diese drei Aspekte sind ebenso wichtige Voraussetzungen, wenn von komplexem Handeln die Rede ist. Kooperatives Verhalten und Fürsorgeverhalten zeigen Delphine beispielsweise im Falle von kranken und geschwächten Artgenossen. Berichten zufolge wurde verschiedentlich beobachtet, dass mehrere Delphine einem kranken Artgenossen an die Oberfläche verhelfen und ihn beim Schwimmen stützen.

Kooperation ist aber auch von Vorteil, wenn es darum geht, Beute zu jagen. Zahlreiche Beobachtungen – nicht nur bei Zahn-, sondern auch bei

Bartenwalen – belegen, dass mehrere Individuen zusammenarbeiten, um bei der Jagd in kürzester Zeit die optimale Beute zu machen. Man hat z.B. Schwertwale – die größten Vertreter der Delphinfamilie – beobachtet, wie sie versuchten, genügend hohe Wellen zu erzeugen, um Robben von Eisschollen herunterzuspülen. Oder wie ein Schwertwal versuchte, die Eisscholle an einem Ende mit der Schnauze zu heben, damit seine Artgenossen an die herunterpurzelnden Robben gelangten.

Eine ganz besondere Strategie haben die auf der Südhalbkugel lebenden Schwarzdelphine (*Lagenorhynchus obscurus*) entwickelt. Diese Tierart ernährt sich hauptsächlich von südlichen Sardellen. Der amerikanische Forscher Würsig konnte in den Gewässern rund um die argentinische Halbinsel Valdez in Patagonien beobachten, dass sich die Schwarzdelphine besonders in den Sommermonaten zu kleinen Gruppen von bis zu 15 Individuen zusammentun. Insgesamt wurden bis zu 30 Gruppen beobachtet, die in einem Umkreis von ca. acht Kilometern jagten. Gewöhnlich schwimmen diese Gruppen mit unterschiedlichen Geschwindigkeiten durch das Wasser, bis sie auf einen Schwarm Sardellen stoßen. Beobachtungen unter Wasser zeigten, dass die Delphine die Fische an die Oberfläche »treiben«, um dann die Beutefische zu einem »Fischball« zu klumpen. Während nun einige Individuen der Gruppe damit beschäftigt sind, den Fischball zusammenzuhalten, schwimmen andere durch diesen Klumpen von Fischen, um einige davon zu fangen und zu fressen. Interessant dabei ist, dass die Gruppe, die den Fischschwarm als Erstes entdeckt hat, nicht sofort mit dem Verspeisen der Beute beginnt, sondern auf weitere Gruppen wartet. Anscheinend ist die optimale Ausbeute erst gewährleistet, wenn eine gewisse Anzahl von Individuen vor Ort zusammenkommt.

Verblüfft war Würsig auch von der Disziplin, mit der die Delphine ihre Aufgaben ausführen. So kümmern sich die Bewacher des Fischballs zunächst nur um das Zusammenhalten der Fische, während die Jäger immer wieder durch den Fischball schwimmen, um Fische zu fressen. Dieses System funktioniert jedoch nur, wenn sichergestellt ist, dass die Bewacher bei der nächsten Gelegenheit Jäger sein dürfen. Da diese kooperative Jagdstrategie seit Jahren bekannt ist und heute immer noch so ausgeübt wird, kann man davon ausgehen, dass dieser Rollentausch tatsächlich optimal funktioniert.

Bei vielen Zahnwalarten konnten ähnlich kooperative Jagdstrategien nachgewiesen werden. Das Ausmaß der Kooperation zwischen Individuen einer Art wird von unterschiedlichen Faktoren beeinflusst, z.B. dem Vorkommen der Beutefische und topographischen Besonderheiten des Areals, in dem die Delphine jagen. Dies bedeutet wiederum, dass Delphine äußerst flexibel sind und ihre Jagdstrategie an die jeweiligen Situationen anpassen. Diese Vielseitigkeit ist nicht nur unter Individuen derselben Art gegeben, sondern geht manchmal noch einen Schritt weiter. Es gibt Fälle, in denen Delphine mit anderen Arten, z.B. dem Menschen, kooperieren. Der folgende Fall ist in dieser Hinsicht ein interessantes Beispiel.

Im südlichen Teil Brasiliens, in Laguna, lebt eine Gruppe von Delphinen, die seit über 150 Jahren ihre Jagdgewohnheiten an die Fischereimethoden des Menschen angepasst hat. Es handelt sich dabei um eine sehr interessante Art der Kooperation und ich muss zugeben, dass von all dem, was ich über Delphine gelesen und was ich selbst gesehen habe, dieses Verhalten eines der beeindruckendsten Erlebnisse mit Delphinen war.

Laguna ist ein kleines Fischerdorf am Rande eines großen Lagunen-Systems, das durch einen natürlichen Kanal mit dem Atlantik verbunden ist. Diese Areale werden oft von Delphinen aufgesucht, da flache, ruhige und abgeschirmte Gewässer für die Fortpflanzung besonders geeignet sind. Ein weiterer wichtiger Grund, weshalb sich Delphine hier aufhalten, ist der große Fischreichtum. Aber auch für die Bewohner des Ortes Laguna ist der Fisch lebenswichtig, da er eine Hauptnahrungsquelle für sie darstellt. Die meisten Menschen leben von der Fischerei, der sie mit kleinen handgefertigten Netzen (Durchmesser: ca. sechs Meter) nachgehen. Die Netze werden von den Fischern, die im Flachwasser stehen, per Hand ausgeworfen. Erfreulicherweise – und anders als in anderen Gebieten dieser Erde – kommt es in Laguna nicht zu einem Konkurrenzkampf zwischen Fischern und Delphinen. Man könnte fast sagen: Beide leben voneinander.

Die Delphinpopulation von Laguna beläuft sich auf ca. 50 Delphine. Alle haben bereits einen Namen von den Fischern bekommen. Ein gewöhnlicher Tag sieht so aus, dass Fischer zu bestimmten Uhrzeiten an die Küste kommen und dort regungslos auf die Delphine warten. Offensichtlich reicht die Präsenz der Fischer am Ufer aus, um den Delphinen zu signalisieren: Wir können anfangen! Mittels zirkulärer Schwimmbewegungen werden dann die Fische von den Delphinen in Richtung Küste getrieben. Anschließend führen die Delphine eine Serie von ritualisierten Verhaltensweisen aus und jeder Fischer fordert durch Aufschlagen des Netzes auf die Wasseroberfläche seinen Kooperationspartner auf, die Fische in seine Richtung zu treiben. Wenige Meter vor dem Fischer taucht der Delphin ab und meldet so dem Fischer: Wirf das Netz! Sekunden später holt der

Fischer das Netz wieder ein, während der Delphin auf dem Grund verweilt, um anschließend wieder aufzutauchen. Der Vorteil für den Fischer ist einleuchtend: Er profitiert vom Delphin, da dieser ihm die Beute ins Netz treibt. Auch der Delphin scheint bei dieser Aktion etwas für sich zu gewinnen. Es ist bekannt, dass besonders größere Fische versuchen, unter dem Netz zu entkommen. Da der Delphin auf dem Grund ausharrt, kann er diese Beute leicht fangen.

In vielerlei Hinsicht ist diese Kooperation ein interessantes Phänomen. Zum einen existiert zwischen Delphin und Fischer eine Art »Sprache«, bei der Verhaltensweisen des Tieres, aber auch des Menschen eine gewisse Signalwirkung erhalten. Die Präsenz des Fischers sagt dem Delphin: »Fang an zu treiben!« Das Abtauchen des Delphins wiederum signalisiert dem Fischer: »Wirf das Netz!« Grundsätzlich läuft jede kooperative Fangaktion nach demselben Muster ab. Es sind jedoch Fälle bekannt, bei denen minimale Abweichungen von diesem Ritual beobachtet wurden, die aber auf das Endergebnis keinen negativen Einfluss hatten. Somit bekräftigen diese Ergebnisse die bereits angedeutete Anpassungsfähigkeit der Delphine.

Eine weitere interessante Beobachtung, die ich in Laguna machen konnte, ist, dass bei den Fangaktionen häufig jüngere Delphine zu sehen waren. In den meisten Fällen hielten sie sich in der Nähe ihrer Mutter auf und versuchten ihr Verhalten zu kopieren. Offensichtlich lernen diese Jungtiere durch direkte Beobachtung dieses komplexe Verhalten, das eine hochgradige Synchronisation erfordert. Die Tatsache, dass junge Delphine ein so komplexes Verhalten erlernen können, ist schon an sich eine erstaunliche Leistung. Gleichzeitig deutet diese Übertragung von Wissen von Generation zu Generation auf eine Art Kultur hin.

Andere Beobachtungen bestätigen diese Vermutung. Schwertwale zum Beispiel haben auf der Halbinsel Valdez eine außergewöhnliche Jagdmethode entwickelt. So stranden erwachsene Individuen absichtlich an Land, um an die in Reichweite liegenden Robben zu gelangen. Diese Jagdmethode wird auch Jungtieren beigebracht. Fakt ist, dass nur die Schwertwale von Valdez dieses Verhalten zeigen. Auch hier scheint ein Fall von Kulturentwicklung vorzuliegen. Als Kultur bezeichnen wir einen Prozess, der durch die Weitergabe von Informationen über die Kette der Generationen durch Verhalten, insbesondere durch den Vorgang von Lehren und Lernen charakterisiert wird. Der sicherlich bekannteste und evolutionär älteste Weg der Übertragung von Informationen über die Generationen hinweg ist der genetische Weg, der auf der Vererbung von Genen beruht. Kultur wird oft mit Menschen in Verbindung gebracht und ist sicherlich der schnellste Weg, um sich an neue Gegebenheiten anzupassen. Vieles, was wir Menschen heute wissen, beruht auf Traditionen. Auch höher entwickelte Tiere zeigen, dass sie ähnlich wie Menschen Verhaltensweisen über Traditionen erwerben. Obwohl bisher nur wenige Fälle von Traditionen bei Waltieren bekannt sind, zeigen die oben genannten Beispiele, dass Delphine und Schwertwale über vergleichbare Mechanismen verfügen, und zeugen somit von höherer Entwicklung.

Zum Abschluss dieses Abschnitts möchte ich mich mit einer Frage auseinander setzen, mit der ich des Öfteren konfrontiert werde: Warum verenden so viele Delphine in Fischereinetzen? Das Phänomen ist bekannt: In vielen Meeren leben Thunfische mit Delphinen zusammen. Für die Thunfischfischer ist es folglich einfach, Thunfische zu finden: Sie halten Ausschau nach Delphinen. Sobald sie eine Gruppe ausfindig gemacht haben, werden die Netze mit Schnellbooten kreisförmig rund um die Delphine ausgesetzt. Auf diese Art und Weise können sie eine große Anzahl Thunfische fangen, leider aber auch Delphine, die oft – bedingt durch den hohen Stress – direkt ins Netz schwimmen. Schätzungsweise sterben jährlich bis zu 200 000 Delphine, die sich in Netzen verfangen haben. Warum lernen die Delphine nicht, einfach über die Netze zu springen – ein relativ einfaches Verhalten, besonders wenn man bedenkt, was für komplexe Verhaltensweisen sie im Delphinarium lernen können?

Grundsätzlich muss festgestellt werden, dass der Delphin, der seit ca. 40 Millionen Jahren im Wasser lebt, nur natürliche Hindernisse kennt. Diese erfahren im Verlauf des Lebens eines Delphins keine signifikanten Änderungen. Fischereinetze hingegen sind eine neue Entwicklung innerhalb der Meere, deren Anzahl besonders in den letzten Jahrzehnten um ein Vielfaches zugenommen hat. Hinzu kommt die Tatsache, dass Größe und Position der Netze ständig verändert werden. Delphine sind, wie wir bereits feststellen konnten, anpassungsfähige Tiere, doch gegen diese rasante Entwicklung von künstlichen Barrieren sind sie fast machtlos. Es gibt jedoch Hinweise, dass bestimmte Delphinpopulationen neuerdings diesen Netzen entkommen können. Offensichtlich haben einige Individuen gelernt, über die Netze hinweg oder unter ihnen hindurch zu fliehen, andere Delphine kopieren das Verhalten und so entsteht eine neue »Kultur« oder Tradition. Es ist zu hoffen, dass diese Kultur schnell Nachahmer findet, bevor Fischereinetze weitere Populationen dezimieren.

Abschlussdiskussion

Wie fühlt es sich an, ein Delphin zu sein? Ich hoffe, dass Sie beim Lesen dieser Seiten für einige Sekunden ins Wasser getaucht sind und mal Delphin sein konnten. Dabei ist Ihnen sicherlich aufgefallen, dass Ihre Augen – im Vergleich zu Ihrem Menschen-Dasein – nicht mehr so wichtig sind. Wird es dunkel oder ist das Wasser trübe, haben Sie trotzdem keine Probleme bei der Orientierung oder beim Fischefangen. Noch erstaunlicher ist die Tatsache, dass Sie in die Objekte hinein»sehen« können. Dank dieser Fähigkeit blieb Ihnen eine Magenverstimmung erspart, denn Sie haben erkannt, dass der eine Fisch z. B. Steine im Magen hatte. Obwohl Sie nicht mehr riechen können, ist Ihr Geschmackssinn gut entwickelt. Makrelen z.B. schmecken Ihnen persönlich nicht so gut! Sie lernen gerne und schnell. Wenn die Aufgabe es erlaubt, bilden Sie einfache, manchmal abstrakte Regeln. Sie verstehen Handzeichen und können diese sogar als künstliche Sprache interpretieren. Sie helfen Artgenossen beim Fang der Fische. Haben Sie etwas wirklich Wichtiges gelernt, etwa eine neue Fangmethode, dann scheuen Sie sich nicht, dieses Verhalten Ihren Kindern beizubringen. Ja, Sie können auf Ihre evolutionäre Geschichte stolz sein. Seit nun schon 40 Millionen Jahren leben Sie im Wasser und haben sich optimal an diese Bedingungen angepasst. Wären da bloß nicht die Menschen, denn allein sie können es schaffen, 40 Millionen Jahre Geschichte auszurotten!

Wir können also feststellen, dass Delphine keine außergewöhnlichen Lebewesen sind. Ihre kognitiven Leistungen sind nachvollziehbar und durchaus einfach einzuordnen, wenn es darum geht, ihren Entwicklungsstand zu bewerten. Es stellt sich nun die Frage: Warum glauben viele Menschen immer noch, Delphine seien etwas ganz Besonderes? Diese Frage ist sicherlich nicht einfach zu beantworten, ich werde jedoch versuchen, einige Aspekte anzusprechen, die dem Delphin möglicherweise zu seinem Sonderstatus verhelfen. Neugierde und Kontaktfreudigkeit sind sicherlich die ersten Aspekte, die erwähnenswert sind. Viele Delphine, sei es im Freiland oder im Delphinarium, interessieren sich für Neues und scheuen sich nicht, neue Kontakte – auch zu fremden Tierarten – aufzubauen. Bei uns im Delphinarium Nürnberg hat die Vergesellschaftung zwischen kalifornischen Seelöwen und Delphinen zu interessanten Freundschaften geführt. Beide Tierarten profitieren von diesem Zusammenleben, indem sie zusammen spielen und schwimmen. Auch in der Wildnis kann beobachtet werden, wie Delphine und Menschen Freundschaften schließen. Der Delphin sieht im Menschen einen interessanten Spielpartner.

Delphine sind zudem attraktive Tiere, sie besitzen eine gewisse Ausstrahlung. Obwohl beide Aspekte – Attraktivität und Ausstrahlung – nicht einfach und objektiv zu beschreiben sind, werde ich versuchen, Ihnen zu zeigen, was ich damit meine. Eine erste anatomische Besonderheit, die bei Delphinen auffällt, ist ihr ständiges »Lächeln«. Jeder von uns muss zugeben, dass es angenehmer ist, mit einem lächelnden Partner zu kommunizieren, vor allem, weil wir davon ausgehen können, dass Lächeln ein Zeichen für Wohlergehen ist. Delphine lächeln immer, allerdings nicht, weil ihnen danach zumute ist, sondern weil ihre Anatomie es so wollte. Demnach ist das Lachen beim Delphin kein Ausdruck seines Gemütszustandes. Drastisch ausgedrückt: Ein Delphin »lacht« auch, wenn er im Treibnetz festhängt.

Delphine verkörpern das aus der Verhaltensforschung bekannte Phänomen des Kindchenschemas: runde Konturen, große, runde Augen, gewölbte Stirn – das sind nur einige Merkmale, die dieses Kindchenschema ausmachen. Interessant dabei ist die Tatsache, dass Delphine dieses Schema das ganze Leben beibehalten. Bei allen anderen Tierarten beschränkt es sich auf die ersten Monate bzw. Jahre der Entwicklung. Wir wissen, dass dieses Kindchenschema sowohl bei Kindern als auch bei Erwachsenen positive Gefühlsregungen auslöst. Zu einer perfekten Ausstrahlung gehört auch, dass man sich gut anfühlt und nicht übel riecht. Delphine sind geruchsneutral und hinterlassen ein angenehmes Gefühl, wenn man sie streichelt. Zusammenfassend kann festgestellt werden: Fragt man tausend Kinder, welches Tier des Nürnberger Tiergartens das attraktivste ist, werden die meisten sich für den Delphin entscheiden.

Lernvermögen, Neugier, Attraktivität und Ausstrahlung sind mit Sicherheit entscheidend, wenn dem Delphin ein Sonderstatus zugeschrieben wird. Vermutlich spielten diese Aspekte auch schon bei den Griechen, den Indios, den Aborigenes und allen Völkern, die Delphine vergöttert haben, eine ähnliche Rolle.

Oft wird gerätselt, warum ausgerechnet die Delphintherapie so erfolgreich ist. Was macht die Delphintherapie so einzigartig? Prinzipiell sind wir uns alle einig: Es liegt am Delphin. Während aber einige das Echoortungssystem und andere die fast menschenähnliche Intelligenz dafür verantwortlich machen, bin ich überzeugt, dass eine Kombination aus Lernvermögen, Neugierde, Attraktivität und Ausstrahlung aus dem Delphin einen zuverlässigen Interaktionspartner machen, mit dem JEDES Kind Kontakt aufnehmen möchte. In diesen letztgenannten Punkten sind Delphine ganz besondere Kreaturen.

Erfolgserleben und Selbstwirksamkeitswahrnehmung in der Delphintherapie
Verhaltensmikroanalytische Studie zu Effekten der Delphintherapie auf Kinder mit unterschiedlichen Behinderungen

Frauke Beeck

Warum bringt die Delphintherapie so überwältigende Erfolge?

Delphine sind faszinierend und schön. Kaum ein Mensch, der nach dem Kontakt mit einem Delphin nicht von seinen Gefühlen überwältigt wird. Fast jeder behält dieses Erlebnis als etwas ganz Besonderes im Gedächtnis.

Dass die Delphintherapie stabile Erfolge zeitigt, hat Nicole Kohn nachgewiesen. Die Effekte sind manchmal so unerwartet, so erlösend, dass sie den Beteiligten fast wie ein Wunder vorkommen. In dieser Dramatik werden von keiner anderen Therapieform Heilerfolge berichtet.

Aber wie kann man sich einem fast mystischen Phänomen wissenschaftlich nähern? Wie lassen sich sachliche, berechenbare Fakten finden, die derart ungreifbare Ereignisse erklärbar machen?

Zuerst gilt es, präzise zu isolieren, was dabei überhaupt geschieht. Um diese Frage zu beantworten, musste eine sehr komplexe Problemstellung berücksichtigt werden.

Warum wirkt die Delphintherapie?

Um die Frage zu klären, warum bzw. wie Delphintherapie wirkt, gilt es, zuerst präzise zu isolieren, was dabei überhaupt geschieht. Diese Aufgabe stellt aber ein sehr komplexes Problem dar, zu dessen Lösung die folgende Darstellung nur einen bestimmten Beitrag leisten kann.

Bei den geschilderten Heilerfolgen handelt es sich um Verbesserungen in sehr unterschiedlichen Bereichen. So berichteten Eltern z. B.

1. dass ihre Kinder nach der Delphintherapie ihr Essverhalten veränderten. Ein Kind, das über Jahre hinweg nur eine bestimmte Jogurtsorte akzep-

tiert hatte, war plötzlich offen für ein umfangreiches, vollwertiges Nahrungsangebot.
2. Andere Kinder gingen mit gestärktem Selbstvertrauen auf Herausforderungen zu, konnten sich gegen Übergriffe von Gleichaltrigen besser behaupten oder waren ganz allgemein weniger ängstlich.
3. Manche Kinder lachten oder sprachen plötzlich oder erlernten die Sphinkterkontrolle, so dass sie keine Windeln mehr benötigten.

Es handelt sich bei den berichteten Therapieerfolgen also offenbar um mögliche Veränderungen im
1. Verhalten
2. psychischen Bereich
3. physischen Bereich

oder um Kombinationen davon.

Als 4. Komponente galt es, das Andauern der erzielten Therapieerfolge über mehrere Monate nach Ende der Therapie zu berücksichtigen.

Die Suche nach der Ursache

Die gesuchte Ursache für die Wirksamkeit der Delphintherapie muss also nicht nur das Zustandekommen jeder einzelnen Komponente erklären können, sondern auch eine Erklärungsmöglichkeit für die Gesamtheit aller bisher dokumentierten Effekte bieten. Dabei wurde davon ausgegangen, dass ein Faktor, der einem so umfassenden Geschehen zugrunde liegt, letztlich im Kind selbst, in seinem Erleben bzw. in seiner Wahrnehmung liegen muss.

Wie wirkt Delphintherapie?

Die Frage, wie sich eine mögliche Ursache auf das Geschehen auswirkt, führt zu den Merkmalen, die wissenschaftlich gemessen werden können. Lassen sich solche Merkmale nachweisen – hier im Zusammenhang mit der Delphintherapie –, kann man davon ausgehen, dass die gesuchte Ursache gefunden und bestätigt wurde. Daher sollte ein zentraler, allen vier Komponenten zugrunde liegender Wirkfaktor isoliert werden. Dieser muss jeden einzelnen der Teileffekte auslösen, aber auch deren unterschiedliche Kombinationen zum Gesamteffekt vereinen und diese Effekte hinreichend erklären können.

Ein solcher Wirkfaktor fand sich in dem sozialpsychologischen Prinzip der Selbstwirksamkeit. Tatsächlich schienen alle Kinder – unabhängig von Art oder Grad ihrer Behinderung – während des Kontakts mit dem Delphin Zeichen von Selbstwirksamkeitserleben aufzuweisen. Dies sollte auf wissenschaftlicher Basis nachgewiesen werden.

Was ist Selbstwirksamkeit?

Der Begriff der Selbstwirksamkeit stammt aus der Lerntheorie. Man versteht darunter die »Beurteilung der Möglichkeit eigenen Wirkens und Bewirkens«. Mit anderen Worten: Ein Lebewesen beurteilt, ob es selbst über die Möglichkeit verfügt, auf seine Umwelt Einfluss auszuüben, also etwas zu bewirken. Das Kontrollbedürfnis, eine Vorstufe des Selbstwirksamkeitserlebens, scheint ein sehr zentrales und nahezu lebenswichtiges Bedürfnis nicht nur des Menschen, sondern, wie bekannte Experimente aus der Sozialpsychologie zeigen, auch von Tieren zu sein. Wenn etwa Wildtiere in Gefangenschaft ihren Kontrollverlust über ihre Umgebungsbedingungen wahrnehmen, dann führt das häufig zum Tode. Zudem ist es eine wesentliche Überlebensstrategie, Zusammenhänge zwischen Ursachen und Wirkungen zu kennen. Ein Lebewesen, das in seiner Umwelt überleben will, hat einen Vorteil, wenn es erkennt: Immer wenn XY passiert, dann droht mir Gefahr. Daher erscheint es nur sinnvoll, wenn wir schon die Erbanlage in uns tragen, die Ursachen für Ereignisse kennen lernen zu wollen.

Tatsächlich beginnen Individuen schon sehr früh, den Ereignissen, die sie wahrnehmen, Ursachen zuzuordnen. Die Art und Weise der Zuordnung wird gelernt. Dies geschieht entweder mittels Anleitung durch Bezugspersonen oder durch eigene Erfahrung. Diese Mechanismen funktionieren ebenso im Tierreich. Auch Tierkinder lernen von erfahrenen Artgenossen, was sie fressen können, wann sie fliehen und wann sie angreifen müssen.

Im Umgang mit unbekannten Ereignissen kommt die eigene Lernerfahrung hinzu. Im Tiertraining machen wir uns diese erlernbaren Mechanismen der Zuordnung bei der Konditionierung von Verhaltensweisen zunutze. Aus der Tatsache, dass es sich um gelernte Einstellungen handelt, resultiert die Stabilität der Zuschreibungsweise. So ist aus der Depressionsforschung bekannt, dass Menschen, die aus Erfahrung gelernt haben, dass sie Umweltereignisse nicht beeinflussen können, dazu neigen, diese Einstellung zu verallgemeinern. Die Wahrnehmung eines Individuums: »Ich bin die Ursache für einen bestimmten Effekt« (z.B. in der Umwelt, auf Lebewesen oder deren Reaktionen), führt zu der Zuschreibung: »Ich kann etwas bewirken«, bzw. »Ich habe Selbstwirksamkeit.«

Durch die Wiederholungen solcher Selbstwirksamkeitszuschreibungen, entsteht ein Lerneffekt. Und: Je stärker die erzielte Wirkung (z.B. die erzeugte Umweltresonanz) oder je größer die gemeisterte Herausforderung ist, desto stärker werden auch solche Selbstwirksamkeitszuschreibungen. Auf diese Weise entwickelt sich ein Selbstkonzept.

Wie funktioniert Selbstwirksamkeit? – Selbstwirksamkeit als Erbanlage

Spätestens seit den fünfziger Jahren wird in der Fachliteratur diskutiert, ob es ein angeborenes Bedürfnis, ein Trieb oder Instinkt ist, der uns veranlasst, wirksam und kompetent Funktionen auszuführen und in die Umwelt hineinwirken zu wollen. Die Beherrschung von Funktionsabläufen wird als befriedigend erlebt. Dabei ist das Bewusstsein, Urheber von Effekten zu sein, ansatzweise bereits bei höheren Säugetieren und nachweislich bei Primaten vorhanden. Im Zoo von Washington zeigen Primaten deutliche Zeichen von Scham (Misserfolgserleben), wenn ihnen die Zuordnung von Symbolen zu Objekten misslingt.

Selbstwirksamkeitswahrnehmung als Überlebensfunktion

Aus entwicklungsgeschichtlicher Sicht ist die Lust an der Funktion – der erfolgreichen Einwirkung auf Umweltgeschehen – überlebensnotwendig. Sie dient u.a. der Erlangung von Fertigkeiten zur selbstständigen Nahrungssuche. Diese Fertigkeiten erhalten ihre überlebenssichernde Bedeutung in dem Moment, in dem die Versorgung durch die Mutter nicht mehr sichergestellt ist.

Die oft grausam anmutenden »Spiele« junger Raubtiere mit ihrer Beute dienen der Aneignung solcher Funktionsabläufe zur Lebensführung.

Selbstwirksamkeitswahrnehmung als Belohnung

Die Natur belohnt die erfolgreiche Durchführung von überlebensnotwendigen Funktionen (Nahrungsaufnahme, Fortpflanzung, Revierverteidigung) mit dem Gefühl der Befriedigung. Im Falle der Selbstwirksamkeit würde das Streben nach Kontrollvermögen, d.h. der Beherrschung von Funktionsabläufen, mit der Befriedigung durch die Selbstwirksamkeitswahrnehmung belohnt werden. Die Belohnung führt dazu, dass wir – biologisch sinnvoll – immer wieder danach streben, arterhaltende Triebe auszuleben. So stellt ein von der Natur angelegtes Belohnungssystem sicher, dass die notwendigen Abläufe rechtzeitig gelernt werden.

Diese Triebe weisen jedoch eine Hierarchie auf. Für ein Säugetierbaby, das nicht in der Lage ist, fundamentale Funktionen zur selbstständigen Nahrungsbeschaffung auszuführen, sind Revierverteidigung und Fortpflanzung nachrangig. Hieraus lässt sich auch ein Rang der »Funktionslust« unter den Trieben ableiten.

Interessant ist in diesem Zusammenhang weiter, dass im Gehirn von Säugetieren ein »Belohnungs-« und ein »Bestrafungszentrum« angelegt sind. Diese gehören zum entwicklungsgeschichtlich ältesten Teil des Gehirns, dem limbischen System. Auf die Bedeutung des limbischen Systems wird – im Zusammenhang mit der Wirksamkeit der Delphintherapie bei Wachkomakindern – an späterer Stelle näher eingegangen. Beim Menschen ist ein Zusammenhang zwischen diesen »Belohnungs- und Bestrafungszentren« und Erkrankungen wie Sucht (Alkohol, Essstörungen), Zwangsstörungen und Depression nachgewiesen. Bei der Depression besteht z.B. ein enger Bezug zur Bindungssituation in der frühen Kindheit. Durch die störungsfreie Bindung an die Bezugsperson(en) erfährt ein Kind Selbstwirksamkeit: Die erste Selbstwirksamkeitserfahrung macht ein Kind durch den sprichwörtlichen »Glanz im Auge der Mutter«. Es erfährt Wirkung nur durch sein »Sein«, ohne etwas dafür zu tun. Tritt hier eine Störung auf, setzt das »Bindungsverhalten« ein, das Kind gibt Signale, die die Aufmerksamkeit der Mutter wecken sollen. Mit dem Ge- oder Misslingen solcher Funktionsabläufe macht das Kind weitere Selbstwirksamkeitserfahrungen: Reagiert die Bezugsperson auf Signale wie Weinen, Ärmchen ausstrecken etc.? Wie und wann reagiert sie? Reagiert sie zuverlässig immer gleich oder sind ihre Reaktionen unberechenbar? Über die Wahrnehmung solcher selbst bewirkten Effekte in der Umwelt bildet sich beim Kind das Selbstkonzept seiner Wirksamkeit und seines Selbstwertes heraus. Im Fall der Unzuverlässigkeit oder Unberechenbarkeit der Bezugsperson erlebt sich das Kind als unwirksam, als hilflos. Eine schwer gestörte Bindung führt zu einer Reifungsstörung des Gehirns in den o.g. Regionen und dadurch zu einer erhöhten Wahrscheinlichkeit, im Erwachsenenalter eine Depression auszubilden.

Welche Auswirkungen hat Selbstwirksamkeit bzw. ihr Fehlen auf Körper, Seele, Verhalten und Entwicklung?

Die Auswirkungen von ausreichendem gegenüber fehlendem Selbstwirksamkeitserleben sind u.a. für die folgenden Bereiche durch Studien nachgewiesen:

Körper: Herzfrequenz, Blutdruck, Immunabwehr (Untersuchungen an Gesunden, Krebs- und Aidspatienten), Hormonausschüttung (Endorphin u.a.), vegetatives Nervensystem: körperliche Stressreaktion.
Seele: Selbstvertrauen, Leistungsmotivation, Frustrationstoleranz, Ausbalancieren von Gefühlszuständen, Angst, Depression, seelisches Stresserleben.
Verhalten: Suchen und Bewältigen von Herausforderungen, Explorationsverhalten (das Erkundungsverhalten speziell des Kleinkindes, mit dem es sich neugierig unbekanntes Terrain erschließt. Bei schwer bindungsgestörten Kindern erlischt das Explorationsverhalten und weicht einer generellen Resignation).
Entwicklung: kognitive Entwicklung (Intelligenz) und Kompetenz, soziale Entwicklung (schulische und berufliche Laufbahn).

Resümee: Selbstwirksamkeit kann auf vielen unterschiedlichen Ebenen erlebt werden: Es gibt eine Wirkung auf die Umwelt durch das pure »Sein«, Reaktionen der Umwelt auf Aktionen, gezieltes Handeln und schließlich wirkt sich das Selbstkonzept als stabile, erlernte Einstellung auf komplexe Lebensbereiche wie Bildungsverlauf, soziale Stellung und Lebensführung aus. Folgt man der Annahme, dass das Selbstwirksamkeitsprinzip eine Erbanlage ist und den hier dargestellten umfassenden Einfluss auf körperliches und seelisches Wohlbefinden, Verhalten und Entwicklung ausübt, dann bietet die Selbstwirksamkeit als grundlegendes Prinzip einen guten Erklärungsansatz für alle in der Delphintherapie beobachteten Erfolge. Beachtenswert erscheint die enge Korrelation der Selbstwirksamkeitswahrnehmung zum seelischen und körperlichen Stresserleben, womit natürlich auch das Potenzial zur Stressreduktion verbunden ist. Die physiologische Stressreaktion sichert in der »Fight-or-flight«-Situation das Überleben, wenn andere Überlebensfunktionen gescheitert sind. Damit belegen die Ergebnisse der zitierten Studien bereits die Annahme des Selbstwirksamkeitsprinzips als Überlebensfunktion.

Wie entwickelt sich Selbstwirksamkeit?

Im Lauf der kindlichen Entwicklung entsteht die Fähigkeit zur Selbstwirksamkeitszuschreibung über mehrere Vorstufen. Zeigen Kinder anfangs lediglich Freude über einen Effekt, unabhängig davon, durch wen er verursacht wird, so lernen sie bald, sich selbst als Verursacher von Effekten zu erkennen und diese immer wieder herbeizuführen. Dabei zeigen sie im Allgemeinen eine enorme Ausdauer. Dieses Handeln ist »selbstbelohnend«. Neuesten Studien zufolge erkennt sich ein Kind spätestens ab dem dritten Lebensmonat als Verursacher von Effekten. Von diesem Augenblick an beginnt die Entwicklung der Selbstzuschreibungen.

Für die Durchführung der Studie war die Frage nach der Vergleichbarkeit der Entwicklungsabläufe behinderter und nichtbehinderter Kinder bedeutsam. Studien belegen, dass diese Vergleichbarkeit gegeben ist: Behinderte Kinder durchlaufen die gleichen Entwicklungsstufen in der gleichen Reihenfolge wie nichtbehinderte Kinder. Abweichungen sind also lediglich durch das biologische, nicht jedoch durch das Entwicklungsalter zu begründen. Die Übertragung der o.g. Abläufe auf die Entwicklung behinderter Kinder ist damit zulässig.

Gleichzeitig galt es, mit aller gebotenen Behutsamkeit Erklärungsansätze für die überwältigenden Therapieeffekte zu finden, die bei Wachkomakindern beobachtet werden konnten. Bei Wachkomapatienten sind limbische Prozesse (s.o.) zumindest in Teilfunktionen erhalten. Diese führen unbewusste emotionale Aufmerksamkeits-, Bewertungs-, Gedächtnis- und Motivationsaufgaben aus. Aktuellen Untersuchungen zufolge stellen körperlich messbare Reaktionen wie Herzfrequenz, Hautwiderstand oder Pupillenweite Versuche zur Selbstaktualisierung und Kontaktaufnahme dar. Daher müssten die wirksamsten Reizangebote häufig wiederholt werden. Eine Situation wirkt dann besonders anregend, wenn sie unvertraut, fremd ist.

Stellt nun die Selbstwirksamkeit einen grundlegenden, motivationalen Antrieb dar, dann könnte in Kombination mit dem starken Reiz Delphin die Reaktionsbereitschaft dieser Kinder erklärt werden. Auch das »Belohnungszentrum« im limbischen System mit dem Antrieb, »belohnende« Reize immer wieder erleben zu wollen, könnte hierbei eine wichtige Rolle spielen.

Weshalb Delphine? – Je fremder die Kategorie (nach Art, Lebenselement), desto größer die Herausforderung durch die Interaktion

Jüngste Forschungsergebnisse belegen, dass Kleinkinder sehr viel früher als bisher angenommen über die Fähigkeit verfügen, ihre Wahrnehmungen Kategorien zuzuordnen. Dabei handelt es sich einerseits um die Fähigkeit, sich selbst von anderen zu unterscheiden. Diese ist offenbar angeboren, da sie sich bereits bei *Neugeborenen* nachweisen lässt. Von dieser Grundlage ausgehend entwickelt sich stufenweise das Selbst-Bewusstsein. Andererseits handelt es sich um die Fähigkeit, Kategorien auf der Basis von Funktions- und Ursachenzuschreibungen zu bilden. Die Fähigkeit, bewegte von unbewegten Objekten zu unterscheiden, lässt sich bei Kleinkindern vom zweiten bis dritten Lebensmonat an beobachten.

Auch dafür gibt es eine Erklärung auf entwicklungsgeschichtlicher Grundlage: Da Säugetierbabys für eine geraume Zeit nicht selbstständig fliehen können, ist es sinnvoll, so früh wie möglich Bewegtes von Unbewegtem unterscheiden zu können. Raubtiere bewegen sich selbst, unbewegte Objekte werden eher im Hinblick auf ihre Funktion bedeutsam. Eine brauchbare Vorhersage über die Annäherung eines potenziellen Feindes ermöglicht es, sich rechtzeitig zu tarnen oder den Schutz der Mutter herbeizurufen. Somit erfüllt die Anlage, früh kategorisieren zu können, eine wichtige Überlebensfunktion.

Um zu erklären, weshalb ausgerechnet Delphine eine so ausgeprägte Wirkung herbeiführen, kann man also annehmen, dass

- Kinder bereits sehr früh den Delphin als besonders fremdartig (großes Raubtier, artfremdes Lebenselement) kategorisieren können,
- die Situation sie deshalb besonders herausfordert,
- infolgedessen eine besonders eindrückliche und damit nachhaltige Selbstwirksamkeitszuschreibung möglich wird, wenn ein solches Tier sich interessiert und freundlich nähert, wenn also die Interaktion gelingt: »Das Kind denkt: Das ist mein Delphin, der tut das für mich.« (R. Jaeckle, Delphintrainer, Key Largo) Das Kind würde in diesem Fall Selbstwirksamkeit durch sein bloßes »Sein« erleben.

Fragestellung und Untersuchungsmethode

Fragestellung

Die Voraussetzung für Selbstwirksamkeit ist das Erfolgserleben. Denn wer selbst herbeigeführten Erfolg erlebt, nimmt sich selbst als wirksam wahr – er erlebt »Selbstwirksamkeit«.

Bei der Messung von Phänomenen besteht eine gewisse Wahrscheinlichkeit, dass man sich irrt. So ist es denkbar, dass es sich bei einem gemessenen Effekt um etwas ganz anderes handelt, als man angenommen hat. Um diese Gefahr möglichst gering zu halten, sollte die Voraussetzung für das Selbstwirksamkeitserleben zusätzlich gemessen werden. Tritt die Voraussetzung (Erfolgserleben) für das gesuchte Phänomen (Selbstwirksamkeit) nachweislich auf, ist die Wahrscheinlichkeit größer, dass es sich bei dem gemessenen Effekt tatsächlich um Selbstwirksamkeit handelt. Bei fehlender Voraussetzung kann es sich bei dem Ergebnis eher um einen Irrtum handeln. Der Sachverhalt ist hier ähnlich, wie wenn man für eine Tat ein Motiv nachweisen kann. Das Gleiche gilt, wenn man einem Prinzip einen Gegenspieler gegenüberstellen kann: Möchte man nachweisen, das es sich bei einem beschriebenen Phänomen um »Licht« handelt, kann man dieses an sich nachzuweisen versuchen. Sicherer wird der Nachweis, wenn man gleichzeitig das Auftreten von »Schatten« beweist.

Daher sollte in der vorliegenden Untersuchung »Misserfolgserleben« gemessen werden, um das Auftreten von »Erfolgserleben« abzusichern. Es sollte also der Nachweis geführt werden, dass die drei Effekte – Erfolgserleben, Misserfolgserleben, Selbstwirksamkeitserleben – in Zusammenhang mit der Delphintherapie auftreten. Um diesen Zusammenhang herzustellen, ergaben sich drei logische Bedingungen:

- das Auftreten von »Erfolgserleben« bei Gelingen der Delphininteraktion,
- das Auftreten von »Selbstwirksamkeitserleben« bei Gelingen der Delphininteraktion, und
- das Auftreten von »Misserfolgserleben« bei Misslingen der Delphininteraktion.

Auch im Hinblick auf diese Bedingungszusammenhänge besteht erneut die Gefahr, dass man sich irrt, d.h. dass Effekte gemessen werden, die nicht die gesuchten darstellen, sondern ein anderes Phänomen. Daher wurden auch hier zur Absicherung die gegensätzlichen Bedingungen überprüft. Handelt es sich bei den nachgewiesenen Effekten tatsächlich um Erfolgserleben, Misserfolgserleben und Selbstwirksamkeitserleben, dann sollten diese unter den entgegengesetzten Bedingungen *nicht* auftreten. Bei einem erwartungsgemäßen Ergebnis,

- dem Ausbleiben von *Er*folgserleben bei *Miss*lingen der Delphininteraktion,
- dem Ausbleiben von Selbstwirksamkeitserleben bei *Miss*lingen der Delphininteraktion, und
- dem Ausbleiben von *Miss*erfolgserleben bei *Ge*lingen der Delphininteraktion

sollte sich die Wahrscheinlichkeit erhöhen, dass es sich bei den gemessenen Effekten tatsächlich um die gesuchten handelt. Würden hingegen Kinder *Er*folg erleben, wenn eine Delphininteraktion *miss*lungen ist, oder würden sie *Miss*erfolg erleben, wenn eine Delphininteraktion *ge*lungen ist, hätte man sich bei den Effekten in den logischen Bedingungen »Erfolgserleben bei Gelingen« und »Misserfolgserleben bei Misslingen« wahrscheinlich geirrt.

Zusätzlich wurde noch eine Kontrollbedingung eingeführt, in der *keine* Delphininteraktion stattfand. Geht man von einem Zusammenhang der Effekte Erfolgserleben, Selbstwirksamkeitserleben und Misserfolgserleben mit der Delphininteraktion aus, sollten sich diese in der Kontrollbedingung *ohne* Delphininteraktion *nicht* oder zumindest kaum zeigen. Anzumerken ist hierzu, dass sich das Auftreten oder Nichtauftreten von

Merkmalen auf eine Häufigkeit bezieht, die statistisch als überzufällig definiert wird, also nicht mehr durch zufälliges Zusammentreffen erklärbar ist.

Ergänzend sollte noch die Frage nach dem Auftreten bestimmter Muster untersucht werden: Tritt Erfolgserleben während oder nach einer gelungenen Delphininteraktion auf? Nimmt Selbstwirksamkeitserleben im Therapieverlauf zu?

Untersuchungsmethode

In früheren Studien wurden Verhaltensmerkmale nachgewiesen, die bei Erfolgs- und Misserfolgserleben auftreten. Hierunter sind beispielsweise Anzeichen in Mimik und Gestik zu verstehen, die nach Erfolg auf Zufriedenheit und Stolz hinweisen, nach Misserfolg auf Unzufriedenheit und Enttäuschung. Da für Selbstwirksamkeitserleben bisher kein Verfahren zur Verhaltensmessung zur Verfügung stand, wurden aus der Theorie abgeleitete Merkmale für die Untersuchung eingesetzt. Zu diesen gehören Anzeichen im Verhalten für Motivation, Exploration (Erkundungsverhalten), Eigeninitiative und Renitenz (Eigensinn, Widerstand gegen Anweisungen – aus therapeutischer Perspektive u.U. eine sehr begrüßenswerte Entwicklung).

Für die anschließende Untersuchung stand Videomaterial von zehn Therapiekindern mit unterschiedlichen Behinderungen zur Verfügung, von denen vier in Eilat und sechs in Key Largo therapiert wurden. Mithilfe des Programms INTERACT (Mangold 1991) wurde dieses Material verhaltensmikroanalytisch ausgewertet. Dabei wurde das zu untersuchende Verhalten mittels exakter Analyse von 25 Einzelbildern pro Sekunde den vorher festgelegten Merkmalskategorien zugeordnet. Für die spätere Auswertung ergab sich hieraus ein Datenpool von 60 170 Einzelbildern. Das Datenmaterial wurde aus INTERACT exportiert und mit dem eigens erstellten Programm BI (Stefanek 2003) weiter analysiert. So konnten die Häufigkeit des Auftretens und die zeitliche Dauer von Variablenausprägungen sowie von Variablen- und Sequenzmustern (Kombination von Variablen) ermittelt werden.

Ergebnisse

Das Hauptziel der Studie war der Nachweis des Zusammenhangs zwischen Delphintherapie und Selbstwirksamkeitserleben. Dieser gelang mit hochsignifikantem Ergebnis. Auch die Vergleichsanalyse über die Zunahme der Selbstwirksamkeit im Therapieverlauf erwies sich als signifikant. Signifikanz bedeutet, dass ein Wert nicht mehr nur zufällig zustande kommt, sondern mit einer überzufälligen Häufigkeit auftritt.

Auch alle übrigen Messwerte zeigten den erwarteten Zusammenhang, wobei von den anderen acht Fragestellungen noch zwei ein hochsignifikantes und drei weitere ein signifikantes Ergebnis erbrachten. Lediglich bei drei Fragestellungen zeigte sich zwar in der Tendenz die erwartete Richtung, wurde jedoch die Schwelle zur Signifikanz nicht überschritten. Hierfür bieten sich allerdings plausible Erklärungen an, die die zugrunde liegenden theoretischen Annahmen keineswegs abschwächen, wie im Folgenden noch erläutert werden soll.

Im Detail sind die Ergebnisse der folgenden Übersicht zu entnehmen. Die horizontale x-Achse zeigt an, ob die jeweilige Situationsbedingung (z.B. Delphininteraktion gelungen) vorlag (Ja = linke Säule) oder nicht (Nein = rechte Säule). Die vertikale y-Achse zeigt die Häufigkeit, mit der Verhaltensmerkmale (z.B. Selbstwirksamkeit) aufgetreten sind, in Prozent während der Situationsbedingung (z.B. Delphininteraktion gelungen) gegenüber der insgesamt gemessenen Zeit. Dabei bedeutet der jeweils dunkel hinterlegte Anteil der Säulen »Ja, Verhaltensmerkmal trat auf« und der hell

Delphininteraktion gelungen

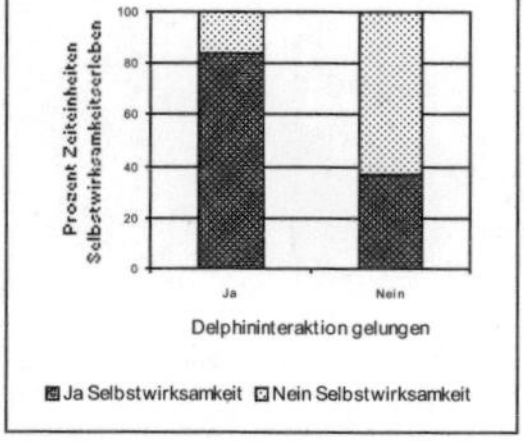

Abb. 1
Selbstwirksamkeit hoch signifikant

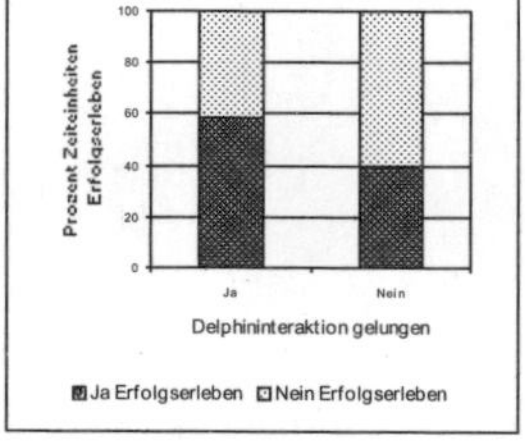

Abb. 2
Erfolgserleben nicht signifikant

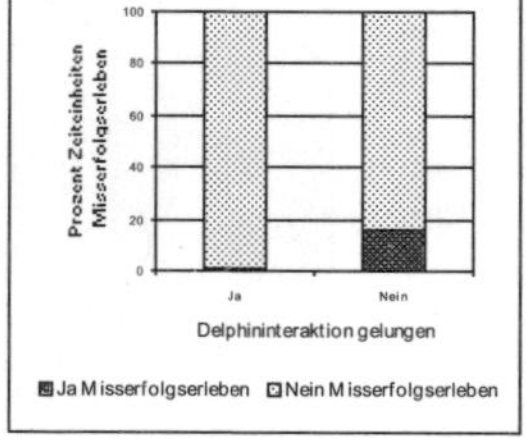

Abb. 3
Misserfolgserleben hoch signifikant

hinterlegte Anteil »Nein, Verhaltensmerkmal trat nicht auf«, und zwar zu dem jeweils ablesbaren Prozentsatz.

Aus Abb. 1 wird also ersichtlich, dass Selbstwirksamkeitserleben in über 80 Prozent (Ja Selbstwirksamkeit = dunkel hinterlegt) der Zeit auftrat, in der die Delphininteraktion gelungen (Ja = linke Säule) war.

Abb. 1: Selbstwirksamkeit tritt in der gelungenen Delphininteraktion signifikant häufiger auf als im Durchschnitt. Damit kann von einem Zusammenhang zwischen Delphininteraktion und Selbstwirksamkeit ausgegangen werden.
Abb. 2: Erfolgserleben tritt in der gelungenen Delphininteraktion zwar häufiger auf, hingegen nicht signifikant. Hier ist jedoch lediglich abgebildet, wie häufig Erfolgserleben *während* der gelungenen Delphininteraktion auftritt. Da Erfolgserleben typischerweise überwiegend *nach* erfolgreichem Abschluss einer Handlung eintritt, was mit dieser Art der Messung nicht erfasst werden konnte, wurde zusätzlich eine Sequenzanalyse durchgeführt. Diese ergab, dass 38 Prozent des Erfolgserlebens *nach Beendigung* der gelungenen Delphininteraktion auftreten. Demzufolge kann von einem Zusammenhang des Erfolgserlebens mit der Delphininteraktion ausgegangen werden.
Abb. 3: Misserfolgserleben sollte bei gelungener Delphininteraktion *nicht* auftreten, um die theoretische Annahme des Zusammenhangs mit der Delphininteraktion zu stärken. Tatsächlich erweist sich das Ergebnis, das Ausbleiben von Misserfolgserleben, wenn die Delphininteraktion gelingt, als hochsignifikant.

Delphininteraktion misslungen

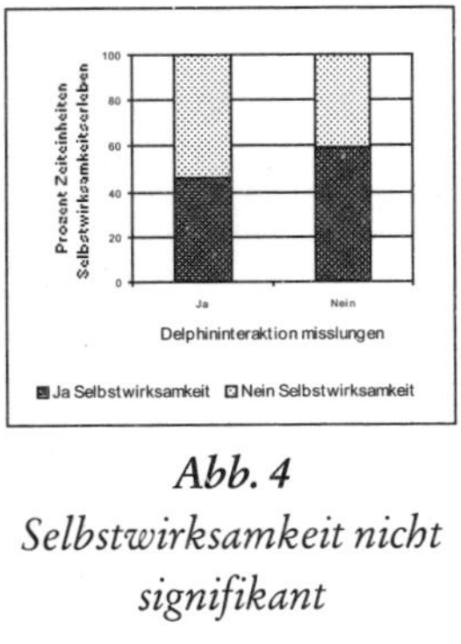

Abb. 4
Selbstwirksamkeit nicht signifikant

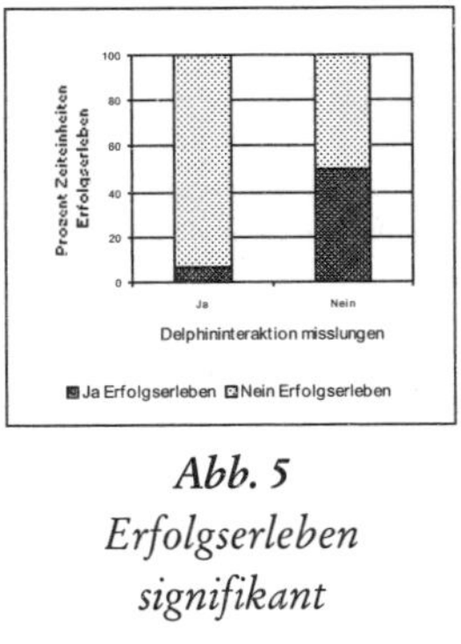

Abb. 5
Erfolgserleben signifikant

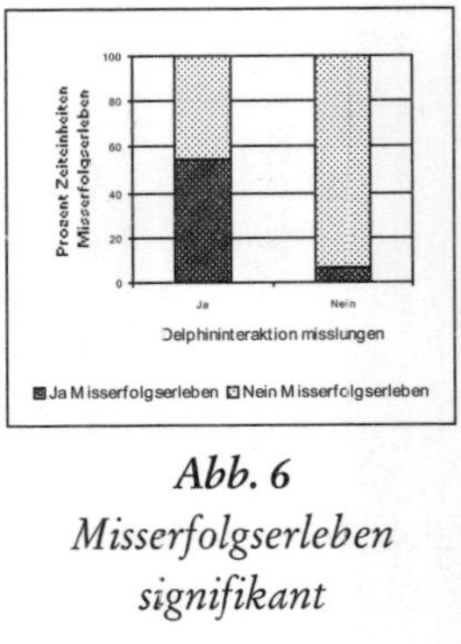

Abb. 6
Misserfolgserleben signifikant

Abb. 4: Ist die Delphininteraktion misslungen, zeigt sich Selbstwirksamkeitserleben erwartungsgemäß vermindert. Dennoch tritt diese Verminderung nicht in einem Maße ein, in dem man von einem überzufälligen Zusammentreffen sprechen könnte.
Abb. 5: Erfolgserleben sollte sich in der Bedingung der misslungenen Delphininteraktion nicht zeigen. Diese Erwartung erfüllt sich mit signifikantem Ergebnis.
Abb. 6: Misserfolgserleben sollte hingegen bei Misslingen der Delphininteraktion deutlich höher sein und ansonsten nicht auftreten. Tatsächlich ist hier das Misserfolgserleben signifikant erhöht.

Gesamtbeurteilung Delphininteraktion misslungen, Abb. 4 bis 6:
Selbstwirksamkeit ist trotz des Misslingens, Abb. 4, relativ hoch. Hierfür kann es mehrere Erklärungen geben:

Möglicherweise steht die Selbstwirksamkeit in keinem Zusammenhang mit der Delphininteraktion. Dagegen spricht, dass die Selbstwirksamkeit in der Gelingensbedingung signifikant erhöht und in der Kontrollbedingung signifikant vermindert ist. Auch das signifikante Fehlen von Erfolgserleben in der Misslingensbedingung und das signifikante Auftreten von Misserfolgserleben in der Misslingensbedingung weisen auf einen Zusammenhang des Selbstwirksamkeitserlebens mit der Delphininteraktion hin. Erfolgserleben, das durch das signifikante Auftreten/Ausbleiben von Misserfolgserleben in den zu erwartenden Bedingungen bestätigt wird, fungiert ja als Voraussetzung von Selbstwirksamkeit.

Eine weitere Möglichkeit wäre, dass Selbstwirksamkeit bei den untersuchten Kindern dauerhaft sehr hoch ist. Dagegen sprechen frühere Forschungsbefunde, die gerade bei behinderten Kindern eine generelle Verminderung der Selbstwirksamkeit nachweisen, sowie die signifikante Verminderung der Selbstwirksamkeit in der Kontrollbedingung. Eine endgültige Klärung könnte hierzu nur eine Basisratenmessung erbringen, die in einer vergleichbaren Situation ohne Delphine durchgeführt wird. Im Rahmen der Studie war dies jedoch nicht möglich.

Als letzte Erklärungsmöglichkeit bietet sich an, dass es sich bereits um einen erwünschten Therapieeffekt handelt. Selbstwirksamkeit ist theoriegemäß ein dauerhafterer Zustand als Erfolgserleben. Erfolgserleben dient zwar als Voraussetzung für Selbstwirksamkeit, ist aber eher vorübergehend. Unter Umständen macht die bereits erfahrene Selbstwirksamkeit die Kinder widerstandsfähiger gegen Misserfolg, so dass sie diesen zwar als enttäuschend erleben, jedoch nicht mehr in dem Umfang ursächlich sich selbst zuschreiben. Im Anschluss an die Untersuchung, deren Ergebnisse hier abgebildet sind, wurde daher eine Vergleichsanalyse über Selbstwirksamkeitserleben zu Beginn und zum Ende der Therapie durchgeführt. Diese erbrachte eine signifikante Zunahme der Selbstwirksamkeit im Therapieverlauf! Diese Zunahme zeigte sich, obwohl für einige Kinder nur sehr kurze Therapiedauern dokumentiert waren.

Kontrollbedingung

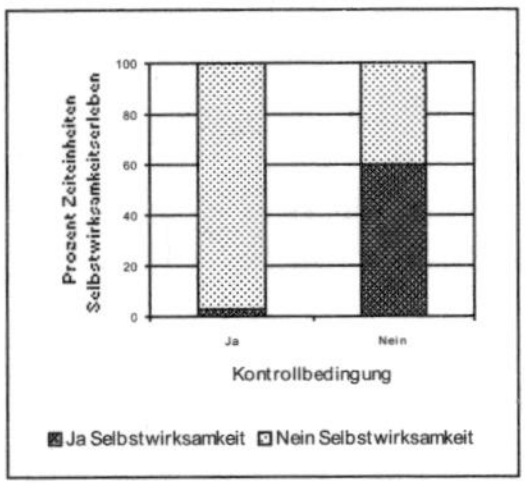

Abb. 7
Selbstwirksamkeit hoch signifikant

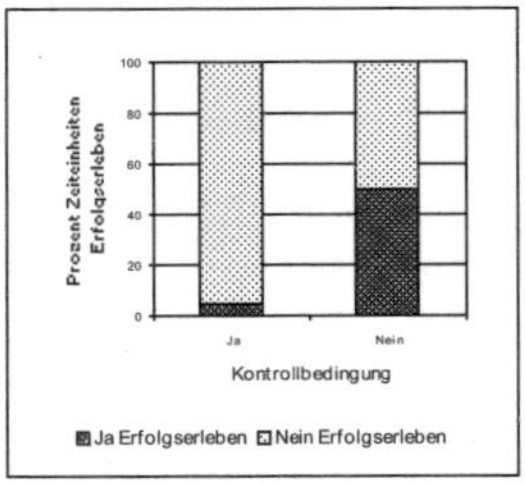

Abb. 8
Erfolgserleben signifikant

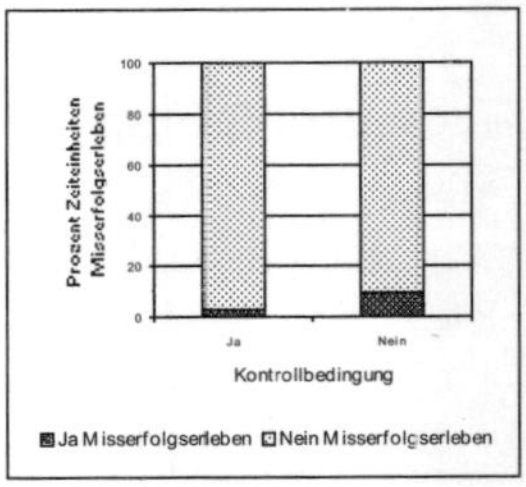

Abb. 9
Misserfolgserleben nicht signifikant

Abb. 7: Selbstwirksamkeit sollte in der Kontrollbedingung nicht auftreten. Diese Erwartung tritt mit hoch signifikantem Ergebnis ein. Da in der Kontrollbedingung keine Delphininteraktion stattfindet, ergibt sich hieraus ein weiterer Anhaltspunkt für den Zusammenhang der Selbstwirksamkeit mit der Delphininteraktion.
Abb. 8: Erfolgserleben war in der Kontrollbedingung nicht zu erwarten. Auch hier zeigt sich ein Ausbleiben von Erfolgserleben bei Fehlen der Delphininteraktion in signifikantem Maße.
Abb. 9: Misserfolgserleben sollte in der Kontrollbedingung nicht zu erwarten sein. Es zeigt sich auch erwartungsgemäß gering, jedoch wird die Signifikanzschwelle knapp unterschritten. Hierfür kommen einige mögliche Erklärungen in Betracht: Der einzige »Fall«, in dem ein Kind Misserfolgserleben in der Kontrollbedingung zeigte, ging in die Zufallsauswahl für die statistische Berechnung mit ein. Darüber hinaus trat Misserfolgserleben in der gesamten gemessenen Zeit sehr wenig auf (rechte Säule). Daraus ergaben sich so wenig Messwerte, dass sich ein evtl. zu erwartender Unterschied nicht in den Ergebnissen ausdrückt.

Gesamtbewertung der Ergebnisse

Da sich Erfolgs- und Misserfolgserleben erwartungsgemäß über die Bedingungen verteilen, wurde der Zweck erreicht, das Selbstwirksamkeitserleben hiermit zu begründen und abzusichern. Auch das Auftreten von Selbstwirksamkeit in Zusammenhang mit der Delphintherapie und die Zunahme im Therapieverlauf wurden mit signifikantem Ergebnis nachgewiesen.

Die Verallgemeinerung der erzielten Ergebnisse im wissenschaftlichen Sinne kann auf der Basis der ersten Studie auf diesem Gebiet nur mit Zurückhaltung vorgenommen werden.

Dennoch lassen die Ergebnisse dieser Studie den Schluss zu, dass

- der gefundene Effekt nicht auf Zufall beruhen kann, sondern die Auswirkung der Delphintherapie darstellt,
- mit dem Nachweis des Auftretens und der Zunahme der Selbstwirksamkeit in der Delphintherapie ein Prinzip gefunden wurde, das die Auswirkungen auf der Verhaltensebene, im seelischen und körperlichen Bereich ebenso ursächlich erklären kann wie die Stabilität der Effekte über die Therapie hinaus.

Das von Eltern und Therapeuten häufig erwähnte »Schlüsselerlebnis« der Delphintherapie könnte ein überwältigendes Erlebnis der Selbstwirksamkeit sein. Dieses kann für die Kinder eine dauerhafte Änderung ihres Selbstkonzepts bedeuten.

Eine der Bedingungen für die Entstehung und Erhaltung des Selbstwirksamkeitserlebens ist das selbstbelohnende Prinzip. Dies wurde uns von der Natur mitgegeben und ist wohl auch deshalb so hochwirksam. Erzieher und Therapeuten können kaum eine Belohnung von außen anbieten, die stärker wirken könnte als eine selbstbelohnende Anlage. Aus diesem Grunde sollte vielleicht in jeder Form der Therapie und Erziehung das Erfahren und Erlernen des Zutrauens in die eigenen Möglichkeiten stärker gefördert werden als bisher. Je fremder die Kategorie der Herausforderung ist, desto größer wird die wahrgenommene Selbstwirksamkeit nach deren Bewältigung sein. Delphine stellen eine solche Herausforderung dar und bieten gleichzeitig die Möglichkeit des Selbstwirksamkeitserlebens auf der Basis des blossen Da-Seins. Durch diese Zusammenhänge lässt sich die Bedeutung des Delphins in der Therapie erklären.

Schlussbetrachtung

Nach der langen intensiven Beschäftigung mit der Delphintherapie im Rahmen dieser Studie, empfinde ich eine tiefe Dankbarkeit für das, was die Delphine für unsere Kinder tun, denn »alle Kinder dieser Welt sind unsere Kinder« (H. Gmeiner, Gründer SOS-Kinderdörfer). Aus dieser tiefen Dankbarkeit erwächst mir das Gefühl der Verpflichtung den Geschöpfen gegenüber, die uns so viel geben, die unsere Kinder gesünder und glücklicher machen. Was wir alle tun können, ist ein Bewusstsein zu entwickeln für die Würde dieser Geschöpfe, für ihren Anspruch auf ein artgerechtes Leben. Dieses Bewusstsein können wir alle in unserem persönlichen Umfeld wecken und verbreiten.

Wer sich einsetzen möchte, kann sich informieren und engagieren bei www.seashepherd.org.

Auf die Darstellung methodischer und statistischer Grundlagen der Studie musste hier aus Platzgründen und aus Gründen der Allgemeinverständlichkeit verzichtet werden. Bei Interesse für das Original, eine Kurzfassung oder das Verzeichnis der verwendeten Literatur richten Sie Anfragen bitte an: wyrd@gmx.li

Visionen

Kirsten Kuhnert

Jemand, der Visionen hat, ist toll. Ein Visionär ist ein Vordenker. Ein Schlauer. Ein weitsichtiger Mensch. Doch was ist eigentlich eine Vision? Ein Traum? Eine Illusion?

Das Duden Fremdwörterbuch beschreibt Vision als »in jemandes Vorstellung besonders in Bezug auf die Zukunft entworfenes Bild«. Genau das beschreibt dieses Kapitel. Aber da steht noch etwas, nämlich »Erscheinung vor dem geistigen Auge« und noch schlimmer »optische Halluzination«. Sie sehen, ich bin wahrscheinlich doch verrückt, denn jetzt schreibe ich über meine Sinnestäuschung. Oder nicht?

Spaß beiseite. Ich hoffe, dass meine Wunschvorstellung von der Zukunft im Zusammenhang mit der Delphintherapie nicht als Halluzination verstanden wird, sondern als ein Traum, in dem Menschenwürde, Hoffnung, professionelle Hingabe und Liebe gleichermaßen Raum fordern. Natürlich wünsche ich mir in erster Linie, dass die Notwendigkeiten für eine Delphintherapie abnehmen. Dass Mittel gefunden werden, präventiv bestimmte Krankheiten zu verhindern, dass Sauerstoffmangel bei der Geburt zum Fremdwort wird, dass die Forschung sich auf ganzheitliche Heilung konzentriert und nicht ausschließlich auf die Behandlung einzelner Symptome. Dass Aufklärung über Unfallverhütung zur Pflicht eines jeden Elternpaares wird. Dass die Allgemeinheit hilft, Unfälle zu verhindern. Denn das könnte zum Beispiel bei den schrecklichen Ertrinkungsunfällen so einfach sein.

Ja manchmal schreckt es mich, wie viel auf allen Ebenen zu tun ist, wenn ich das gesamte Spektrum betrachte, das ich »kranke Menschen« nenne. Vor allem wünsche ich mir, dass der Hype um die Delphintherapie nach Veröffentlichung der Forschungsergebnisse nicht nur deren Akzeptanz durch die entsprechenden Gremien, das deutsche Gesundheitswesen und die Schulmedizin zur Folge hat. Viel mehr wäre geschafft, wenn der notwendige Umdenkungsprozess eingeleitet würde, an dessen Ende partnerschaftliche, erfolgreiche, ganzheitliche, menschenwürdige und dabei kostengedämpfte Behandlungskonzepte stünden, in denen die Delphintherapie als das akzeptiert wird, was sie sein sollte: ein wichtiger Baustein.

Es wäre naiv anzunehmen, dass mit den ersten wissenschaftlichen Schritten bereits alles getan ist. Das ist es natürlich nicht, aber um weiterzuarbeiten, bedarf es der Realisierung meiner schönsten Vision: Delphintherapie und Forschungszentren, in denen nicht nur konsequent professionell behandelt, sondern auch geforscht wird. Dazu bedarf es der engen Zusammenarbeit mit Human- und Veterinärmedizinern, Psychologen und Verhaltensforschern beider Fakultäten.

In den Zentren, die es zu schaffen gilt, arbeiten interdisziplinäre Teams mit allen Möglichkeiten der zur Verfügung stehenden Behandlungspalette. Da wechselt sich der Physiotherapeut mit der Sprachtherapeutin ab und der Feldenkraislehrer ist fertig, bevor der Delphin ins Spiel kommt, nachdem die Arbeit mit der Ergotherapeutin Spaß gemacht hat. Training machen die Sport- und Bewegungstherapeuten, danach entspannt man sich bei autogenem Training und regt die Sinne an mit Musiktherapie. Zum ›Nachtisch‹ gibt es Sensorische Integration, Aromatherapie, Massage und Craniosacral-Anwendungen, ein neuromuskuläres Biofeedbackprogramm ebenso wie hyperbare Sauerstofftherapie. Beratung und Behandlung gibt es vom Akupunkteur und Homöopathen, die Hand in Hand mit den Zentrumsmedizinern arbeiten. Und weil nicht jeder alles braucht, ist es einfach nur gut, dass es alles gibt und man wählen kann, um die Patienten mit individuellen Behandlungsplänen bis zum nächsten Mal nach Hause zu entlassen, von wo aus selbstverständlich per Internet, Fax, oder Telefon der Kontakt mit allen Beteiligten jederzeit möglich ist, damit keine Frage offen bleibt. Unterstützt wird das Team von netten Menschen, die nicht mehr so ganz jung sind und denen der Aufenthalt im Seniorenheim zu langweilig war. Hilfe kommt auch von ehemaligen Patienten, die mithilfe der Delphintherapie gute Fortschritte machen konnten und sich nun als Experten in das weite Feld der Motivationsgespräche einbringen. Die Forscher sehen durch das tägliche Treiben, wo die Notwendigkeiten für die nächste Studie zu suchen sind.

Das ist meine Vorstellung von der Zukunft rehabilitationsbedürftiger Menschen.

Niemand möge mir bitte sogleich mit dem Kostenargument kommen. Denn ich verspreche hier und jetzt, dass eine solche Vorgehensweise gegenüber dem, was heute im Normalfall stattfindet, in den meisten Fällen zur Kostendämpfung beitragen wird: dazu, Liegezeiten in Kliniken zu verringern, chronische Prozesse zu minimieren, Medikamentenkonsum zu dezimieren, die Einnahme von Psychopharmaka zu verhindern und Operationsindikationen zu differenzieren. Das bedeutet schließlich Kostendämpfung, die gerade im Interesse einer umfassenden Versorgung von chronisch und schwer Kranken, unser aller Anliegen ist – denn schon morgen kann jeder davon betroffen sein, der heute noch gesund ist. Wir sollten nur endlich damit beginnen, die Kostenschraube an der richtigen Stelle anzusetzen – statt dort, wo abschlägige Bescheide Katastrophen zur Folge haben können. Solange noch Geld für Arztbesuche wegen leichten Unwohlseins aus dem großen Topf bezahlt wird, wenn gleichzeitig eine Mutter um ein Pflegebett für ihr Kind kämpfen muss, sind wir auf dem falschen Weg.

Was wir jedoch außerdem lernen müssen, ist, dass wir selbst für unser Geschick verantwortlich sind. Wenn es um das Leben meines Mannes, meiner Mutter, meines Vaters oder meines Kindes geht, dann muss ich kämpfen. Dann ist das meine Verantwortung und nicht die der Krankenkasse. Aber sie sollte mich unterstützen.

Es würde mir viel bedeuten, wenn dieses Buch unabhängig von der Fachdiskussion ein wenig dazu beiträgt, dass mehr Menschen sich klar machen, dass es jeden jederzeit treffen kann. Gerade deshalb sind wir an jedem Tag auf gegenseitige Unterstützung angewiesen.

Ausblick

Rolf Oerter

Es ist etwas dran an der Delphintherapie. Daran besteht wohl kein Zweifel mehr. Wir haben begründete Hinweise dafür, dass nicht nur das Zusammenwirken verschiedener förderlicher Bedingungen vor Ort (systemische Wirkung) diese positiven Effekte bewirkt, sondern dass der Delphin selbst eine entscheidende Rolle spielt. Unsere bisherige Erkenntnis läuft darauf hinaus, dass die aktive Rolle der Beteiligten, vor allem die des Patienten und des Delphins, und nicht eine einseitige Wirkungsrichtung Delphin–Patient, zum Erfolg führt. Wir konnten diese Wirkung bis jetzt als Verbesserung der Kommunikation und als Aufbau der Selbstwirksamkeit und der damit verbundenen Anregungen, aufschließenden Effekte und heilenden Kräfte festmachen. Dies allerdings sind nur erste Ergebnisse, die durch eine größere Fallzahl bestätigt werden müssten. Ich bin überzeugt, dass die beobachteten und signifikant nachgewiesenen Effekte auch dann erhalten bleiben.

Vonseiten der Erforschung des Phänomens der Delphin-Mensch-Interaktion aber gibt es noch viel zu tun. Meine Wunschliste, die ich im Folgenden ausbreiten möchte, zielt auf Therapie und Hilfe ab, weniger auf Grundlagenforschung, wie sie von Biologen betrieben wird. Dort gibt es eine Reihe von Spezialfragen, die in unserem Kontext schon aus Platzgründen nicht näher behandelt werden können.

Einsatz weiterer »objektiver« Maße

Obwohl die Expertenurteile und die Urteile der Eltern, die ja auch Experten für ihr Kind sind, aufgrund der von uns vorgelegten Zuverlässigkeits- und Validitätswerte Objektivitätsanspruch erheben können, würde ich mir doch wünschen, bei weiteren Studien zusätzliche Maße der Erfassung des Erfolgs heranzuziehen. Zu ihnen gehören videografierte Verhaltensbeobachtungen *vor* der Therapie in standardisierten Situationen, die nach der Therapie und im Follow-up wiederholt werden, weiterhin psychologische

Tests zur Erfassung des kognitiven, emotionalen und sozialen Entwicklungsniveaus der betroffenen Kinder und schließlich medizinische Daten, die für alle untersuchten Kinder vergleichbar sind.

Die psychologischen Tests müssten an Gruppen der verschiedenen Störungsbilder geeicht sein, d.h. wir müssten, wenn irgend möglich, Richtwerte außerhalb der von uns zu untersuchenden Stichprobe nutzen. Manchmal können die Werte der Normal-Population, also der gesunden, nicht beeinträchtigten Altersgruppe, als Richtwerte dienen. In den meisten Fällen ist jedoch die Beeinträchtigung so groß, dass wir Richtwerte der typischen Behinderungsformen selbst benötigen. Da aber unsere Gruppen in Art und Schweregrad der Störung außerordentlich stark variieren, wird dies nicht leicht sein.

Ähnliches gilt für medizinische Maße. Will man beispielsweise die Handmotorik eines zerebralparetischen Kindes messen, so benötigt man allein schon dafür eine differenzierte Methodik. Diese existiert übrigens und wurde von Dr. Rainer Blank am Kinderzentrum München entwickelt und erprobt. Ähnlich sorgfältig müsste man andere medizinische Daten sammeln. Eine Diagnose, wie sie üblicherweise von Ärzten gestellt wird, reicht für Forschungszwecke nicht aus.

Man erkennt, dass diese Forderungen natürlich nicht nur für die Delphintherapie oder delphingestützte Therapie gelten, sondern für alle Therapien, die bei Behinderungen bzw. Entwicklungsstörungen unterschiedlichster Art eingesetzt werden. Von einem solchen wissenschaftlichen Standard sind wir noch entfernt.

Die potenzielle Wirkung des Sonars und die Veränderung der Gehirnströme im EEG

Es gibt bekanntlich Vermutungen bzw. Behauptungen, dass das Sonar des Delphins eine Rolle bei der Tier-Mensch-Interaktion spielen könnte. Einerseits soll der Delphin in der Lage sein, durch das Sonar auch das Körperinnere und damit Defizite der Patienten zu diagnostizieren, andererseits soll das Sonar eine unmittelbare (positive) Wirkung auf den menschlichen Partner ausüben. Diese Vermutungen sind bis jetzt nicht nachgewiesen. Ein Nachweis dürfte wohl auch nicht leicht sein. Es ist vordringlich die Aufgabe von Biologen und Medizinern, solchen Hypothesen nachzugehen und Methoden zu ihrem Nachweis zu entwickeln.

Anders verhält es sich mit dem Einfluss des Delphin-Mensch-Kontaktes auf die Gehirnströme, wie sie durch das Elektroenzephalogramm (EEG) erfasst werden können. Hier liegen schon Versuche vor. Ein wirklicher Nachweis steht aber noch aus. Er müsste unter experimentell kontrollierten Bedingungen erfolgen, d.h. man müsste bestimmte Kontaktformen zwischen Mensch und Delphin systematisch mit Veränderungen der Gehirnströme in Verbindung bringen (korrelieren). Solche Bedingungen lassen sich in Key Largo (*Dolphin Human Therapy*) besser realisieren als in Eilat, obwohl die »natürlichen« Lebensbedingungen des Delphins in Israel eher gegeben sind. Mir scheint es wichtig, dass tatsächlich möglichst bald mit Untersuchungen dieser Art begonnen wird, da es auch dilettantische Bemühungen gibt, die diesen Ansatz unterminieren. Die Untersuchungen müssten von unbeteiligten Forschern vorgenommen werden und nicht von den Therapeuten vor Ort, wenn man ein objektives Ergebnis wünscht. Würde es positiv ausfallen, so hätten wir erstmals naturwissenschaftliche Evidenz für die heilende Wirkung des Delphins.

Wünsche für die Praxis der Delphintherapie

Natürlich habe ich auch Wünsche, die die aktuelle Situation der Delphintherapie betreffen. Zunächst erscheint es mir dringend erforderlich, weitere Therapieplätze zu schaffen, da der Bedarf ungleich höher ist als das Angebot. Dazu hat sich Kirsten Kuhnert schon geäußert. Die Schaffung weiterer Therapieorte in Europa oder im Nahen Osten würde auch die Kosten deutlich senken. Wie ich von Kirsten Kuhnert weiß, gibt es eine Reihe von Bemühungen, hier Abhilfe zu schaffen.

Ein letzter Wunsch betrifft die Finanzierung der Delphintherapie durch die Krankenkassen. Wenn nachgewiesen ist, dass die Delphintherapie hilft – und dieser Nachweis ist schon jetzt besser abgesichert als bei vielen von den Krankenkassen anerkannten Therapien –, dann sollte einer Anerkennung nichts im Wege stehen. Wenn weiterhin die Kosten-Nutzen-Kalkulation zugunsten der Delphintherapie ausfällt, so kann deren Anerkennung sogar zu Kosteneinsparungen führen. Wir werden deshalb erneut und besser abgesichert einen Vorstoß bei den Krankenkassen unternehmen und hoffen, dass es uns gelingt, der Delphintherapie den ihr gebührenden Platz im Gesundheitswesen einzuräumen.

Anhang

Über die Co-Autoren

Frauke **Beeck**, Dipl.-Psych., Ludwig-Maximilians-Universität München

Dr. Lorenzo **von Fersen**, Biologe und Verhaltensforscher am Nürnberger Tiergarten, spezialisiert auf wasserlebende Säugetiere

Dr. Manuel Garcia **Hartmann**, leitender Tierarzt des Zoo Duisburg, Experte für Wale und Delphine, Präsident der Europäischen Vereinigung für Meeressäuger

Dr. Nicole **Kohn**, Dipl.-Psych., Ludwig-Maximilians-Universität München

Prof. Dr. Rolf **Oerter**, emeritierter Professor für empirische Pädagogik und pädagogische Psychologie der Ludwig-Maximilians-Universität München, Pionier im Bereich der Forschung zur Delphintherapie, federführend bei der ersten unabhängigen wissenschaftlichen Studie zur Delphin-Therapie

Zita **Stenczel**, Dipl.-Psych. und Sprachtherapeutin, Ludwig-Maximilians-Universität München

dolphin aid

Alle Fragen beantwortet Ihnen *dolphin aid*.

dolphin aid e.V.
www.dolphin-aid.de
Angermunder Str. 9
40489 Düsseldorf
Telefon: 0203 – 74 62 80
Fax: 0203 – 74 81 063

dolphin aid America Inc.
www.dolphinaid.org
100 North Biscayne Boulevard
Suite 500
Miami, Florida 33132
USA
Tel.: +1-305-714-4780
Fax: +1-305-373-7321

dolphin aid, Australia
www.dolphinaid-oz.org
PO Box 1340
Noosaville DC
4566 QLD, Australien
Tel.: +61-7-5471-1373
Fax: +61-7-5471-1340

Therapiezentren

Dolphin Human Therapy, Key Largo, Florida
www.dolphinhumantherapy.com
13615 South Highway # 523
Miami, Florida 33176 – 7252 USA
Tel.: +1-305-378-8670
Fax: +1-305-233-6383

Delphintherapie unter der Leitung des Psychologen und Verhaltensforschers Dr. David E. Nathanson, der seit über 20 Jahren mit kranken und behinderten Kindern arbeitet.

Dr. Nathanson ist der eigentliche Begründer der Delphintherapie, der auch schwerstkranken Kindern, die klassisch kaum therapierbar sind und von anderen Zentren abgelehnt wurden, zum Start in ein schöneres Leben verhilft. Hier wird Säuglingen, Kindern und jungen Erwachsenen selbst bei schwersten Beeinträchtigungen eine neue Lebensqualität vermittelt. Keine Mindestanforderungen.

Dolphin Reef, Eilat, Israel
www.dolphinreef.co.il
Southern Beach
POB 104 Eilat
88100 Israel
Tel: +20-972-8-637-1846
Fax: +20-972-8-637-5921

Delphintherapie unter der Leitung von Maya Zilber. Seit nunmehr gut sieben Jahren besteht *Dolphin Reef* in Eilat. Die Delphine leben im offenen Meer, nur durch ein Netz tagsüber begrenzt in einer großzügigen Anlage.

Das Programm wird von fachkundigen Mitarbeitern einschließlich psychologischer Betreuung durchgeführt. Aufgrund der dort gemachten Erfahrungen bevorzugt man die Arbeit mit Kindern mit Downsyndrom, Autismus oder geistigen Behinderungen. Die Kinder müssen mindestens sieben Jahre alt sein.

Mundomar S.L. – Branko Weitzmann, Spanien
www.mundomar.es
Sierra Helada-Rincon de Loix
E – 03500 Benidorm (Alicante)
Espana
Tel.: +34-96 58 59 101
Fax: +34-96 68 68 889

Branko Weitzmann ist Physiotherapeut und hat in den USA Psychologie studiert. Seit drei Jahren arbeitet er als Delphintrainer im Tierpark Mundomar, der sich in Benidorm an der spanischen Costa Blanca befindet.

Mundomar ist ein Tierpark für exotische Tiere. Der Park beherbergt auch ein Delphinarium mit 15 Delphinen.

Bei dieser delphin-unterstützten Interaktion handelt es sich um ein rein karitatives Projekt, das heißt, die Therapien können durch die hervorragende Unterstützung und das Sozialsponsoring des Parks für die Patienten kostenfrei angeboten werden. Es fallen lediglich Reisekosten wie Anreise, Unterkunft, Verpflegung etc. an.

Island Dolphin Care, Key Largo, Florida
www.islanddolphincare.org
31 Corrine Place
Key Largo, Florida 33037
Tel.: +1-305-451-5884
Fax: +1-305-453-5399

Erholungsprogramm mit Delphin-Interaktion unter der Leitung von Deena Hoagland (masters degree in clinical social work). Nach erfolgreicher Mitarbeit der Kinder im »Klassenzimmer« und auf der »Plattform« am Delphinbecken werden die Kinder mit einem Bad mit den Delphinen belohnt. Deena Hoagland hat sich auf autistische, verhaltensgestörte, misshandelte und missbrauchte Kinder spezialisiert. Die Kinder müssen mindestens drei Jahre alt und anfallsfrei sein und sie müssen in der Lage sein, selbstständig ihren Kopf zu kontrollieren.

Dolphin Research Center, Florida
www.dolphins.org
3000-41st St Ocean
Marathon, Florida 33050, USA
Tel.: 001-305-289 6150

Ausgangspunkt der Delphintherapie. Hier startete Dr. Nathanson die ersten konstanten Delphintherapien. Heute Forschungsstation und der breiten Öffentlichkeit zugänglich. Altersruhesitz für Delphine. Therapieprogramm in Planung. Das Zentrum befindet sich auf Grassy Key.

Forschungsprojekt Delphintherapie Nürnberg
E-Mail: lvfersen@odn.de
Tiergarten Nürnberg
D-90480 Nürnberg
Am Tiergarten 30
Tel.: +49-(0)911-5454834
Fax: +49-(0)911-5454802

An der Universität Würzburg existiert im Bereich Geistigbehindertenpädagogik ein Forschungsschwerpunkt, in dessen Rahmen neue alternative Förder- und Therapiekonzepte im Behindertenbereich evaluiert werden. Elternberichte und wissenschaftliche Studien gaben Anlass, als Therapieform die Delphintherapie zu untersuchen. Die gesellschafts- und gesundheitspolitische Bedeutung dieses Forschungsprojekts ist in erster Linie darin zu sehen, dass Eltern in die Lage versetzt werden, ein Therapieangebot in seiner Bedeutung für die Behandlung und Förderung ihres Kindes besser einzuschätzen. Aufgrund der am Ende des Projekts vorliegenden Evaluationsergebnisse können sie eher beurteilen, ob sie sich mit ihrem Kind dieser Therapie unterziehen und die erforderlichen Kosten aufbringen möchten.

Anlaufstellen für Eltern kranker Kinder
Alternative Behandlungen

Biofeedback-Therapie nach Brucker; BBFM
Biofeedback-Methode ist ein genereller Begriff wie zum Beispiel die Bezeichnung »Chirurgie«. Es gibt verschiedene Arten des Biofeedbacks für unterschiedliche Anwendungen.

Die Biofeedback-Therapie nach Brucker (Bernard S. Brucker, Ph. D., University of Miami School of Medicine), kurz BBFM, ist eine in den USA entwickelte, schmerzlose Methode, um ausgefallene motorische Funktionen so weit wie möglich wiederzuerlangen. Sie kann besonders bei Schlaganfall, Schädel-Hirn-Trauma, Querschnittslähmung und spastischen Lähmungen wie zum Beispiel Zerebralparese eingesetzt werden.

Generelle Informationen erhalten Sie auf der Homepage
www.brucker-biofeedback.com
www.rehamanagement.com
Sana-Klinikum-Remscheid GmbH
Hans-Potyka-Str. 28
D-42897 Remscheid
Tel.: +49-(0)2191-135400
b.ibach@brucker-biofeedback.com

Orthopädische Klinik – München Harlaching
Harlachinger Str. 51
D-81547 München
Tel.: +49-(0)89-62110
p.bernius@brucker-biofeedback.com

Biofeedback Österreich
Peter Hecht
Fischauer Gasse 1/12
A-2700 Wiener Neustadt
Tel.: +42-(0)676-6289447
p.hecht@brucker-biofeedback.com

Schwimmschule für Kinder und Babys
Zur Vor- und Nachbehandlung im Zusammenhang mit der Delphintherapie besteht eine Kooperation mit dem Bundesverband der Aquatherapie.
Informationen hierüber erhalten Sie bei:

Schwimmen mit Behinderten
SWIMMI
Sabine Daus
Ahrstr. 22
D-50859 Köln
Tel./Fax: +49-(0)2234-71965
Tel.: +49-(0)221-4304747

Hyperbare Sauerstoffbehandlung
Informationen über:
Center for Hyperbaric Oxygen Therapy
Richard A. Neubauer, M. D.
4001 Ocean Drive Suite 105
Lauderdale by the sea, Florida 33308
USA

St. Brivales Center For Child Development
Dixton Road, Monmouth, Gwent NP5 3PR
Wales
Great Britain
Institut für Kinderentwicklung; die Therapie ist angelehnt an Doman und Delacato und wurde von betroffenen Eltern vor mehr als zwanzig Jahren gegründet.

Dr. med. Heiner Biedermann
Kampstr. 36
D-44137 Dortmund

Chirotherapie, manuelle Medizin, Entwicklungsfortschritte v.a. bei CP-Kindern.

Dr. Cheryl L. Butz
Marschallstr. 11
D-80802 München
Fachärztin für Kinderzahnheilkunde, Behandlung wenn nötig in Narkose, eigene Anästhesieabteilung.

Prof. Brucker
University of Miami
School of Medicines
Department of Orthopaedics Rehabilitation
Jackson Memorial Hospital
PO Box 01690
Miami, Florida 33101, USA
Biofeedback Laboratory, Begründer von BBFM.

Glen Doman
The Institutes for the Achievement of Human Potential FR97
8801 Stenton Avenue
WINDMOOR
PA 19038 Philadelphia USA

Diagnosen, die bereits erfolgreich behandelt wurden

Achondroplasie
Agenesie des corpus callosum
Angelman-Syndrom
Anoxie
Aphasie
Appalisches Syndrom
Apraxie
Arthritis
Arthrogryposis
Asperger-Syndrom
Asthma
Ataxie
Auditive Verarbeitungsstörung
Aufmerksamkeits-Defizit-Syndrom
Autismus

Bakterielle Meningitis
Blindheit

Cerebrale Atrophie
Cerebrale Diplegie
Cerebrale Hyperplasie
Cerebrale Parese
Chromosomenring
Coffin-sirrus-Syndrom
Cornelia de Lange-Syndrom
Corpus Callosum Aplasie
Costello-Syndrom
Cri du chat
Cystische Fibrose
Cytomegalie

Dandy-Walkers-Syndrom
Degenerative Muskelerkrankung
Depression
Di George-Syndrom
Down Syndrom
Drash-Syndrom
Dubowitz-Syndrom
Duchennes Muskuläre Dystrophie
Dysarthrie
Dysphasie
Dyspraxie
Dystonie

Elektiver Mutismus
Encephalitis
Encephalopathie
Entwicklungsverzögerung
Epilepsie
Ewing Sarkom

Fragiles X-Syndrom
Friedrichsche Ataxie

Gehirntumor
Glasknochen-Krankheit

Hämangiom
Hemiplegie
Herzfehler
Holoprosencephalie
Hörproblem
Hurler-Syndrom
Hydrocephalus
Hypotonie
Hypoxämie (Beinahe-Ertrinken)
Hypoxie

Impfschaden

Joubert-Syndrom
Juvenile Encephalitis

Kabuki-Syndrom
Krebs

Landau-Kleffner-Syndrom
Leigh-Syndrom
Lennox-Syndrom
Leukämie
Leukodystrophie
Lissencephalie
Lou-Gehrigs-Syndrom
Louis-Bar-Syndrom
Lupus

Manische Depression
Marshall-Smith-Syndrom
Meningitis
Mentale Retardierung
Microcephalie
Mitochondriale Myopathie
Moebius-Syndrom
Monosomie 11
Morbus Canavan (od. metachromatische Leukodystrophie)
Morbus Hodgkin
Mosaik-Trisomie 13
Multiple Sklerose
Multiple Systemstörungen
Muskuläre Atrophie
Muskuläre Dystrophie
Myalgische Encephalitis
Myatonische Dystrophie

Neurofibromatose

Neuromotorische Funktionsstörungen
Neuronaler Migrations Defekt
Noonan-Syndrom
Optische Atrophie
Organisches Hirnsyndrom

Periventrikuläre Leukomalazie
Pierre-Robin-Syndrom
Poliomyelitis
Prader-Willi-Syndrom
Proteus-Syndrom

Rett-Syndrom
Reye-Syndrom
Rubinstein-Taybi-Syndrom

Satos-Syndrom
Sauerstoffmangel-Syndrom
Schädel-Hirn-Trauma
Schlaganfall
Schütteltrauma
Sensorische Integrationsstörung
Sklerodermie
Smith-Lemli-Opitz-Syndrom
Smith-Magenis-Syndrom
Spastische Diplegie
Spastische Paralyse
Spastische Quadriplegie
Spina bifida
Spinale Muskelatrophie
Sprachstörung
Sprachverzögerung

Taktile Abwehr
Tetraparese
Tourette-Syndrom
Triplegie
Trisomie 5
Trisomie 6
Trisomie 8
Trisomie 9
Trisomie 13
Trisomie 15
Trisomie 18
Trisomie 22
Tuberöse Sklerose

Ventrikuläre Hypertrophie
Verhaltensstörung

Wachkoma
Wolff-Syndrom
Worster-Drought-Syndrom

yaqu pacha

Täglich sterben hunderte von Delphinen und Walen.

Wir können etwas unternehmen um diese katastrophale Entwicklung aufzuhalten.

Es gilt zu handeln und zwar jetzt!

Unterstützen auch Sie YAQU PACHA e.V. mit einer Spende, um Delphinen und Verwandten in Südamerika zu helfen!

YAQU PACHA e.V. ist eine gemeinnützige Gesellschaft und wurde 1992 mit dem Ziel gegründet, die wasserlebenden Säugetiere Südamerikas zu schützen und deren Lebensräume zu erhalten. Die Gesellschaft unterstützt unter anderem Schutz- und Umweltpädagogikprojekte in Ecuador, Brasilien, Uruguay, Chile und Argentinien.

Jede Spende – ob groß oder klein – bringt uns ein Stück näher an unser Ziel: der Erhalt der aquatischen Säugetiere Südamerikas.

Spendenkonto:
SPARKASSE NÜRNBERG
BLZ 760 501 01
Konto 1 141 638

An dieser Stelle schon heute ein herzliches Dankeschön für Ihre Mithilfe!

Ihr Dr. Lorenzo von Fersen

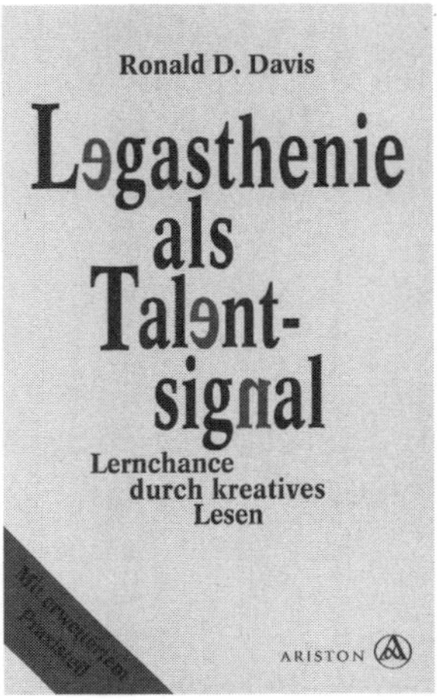

Ronald D. Davis

Legasthenie als Talentsignal

Lernchance durch kreatives Lesen

Festeinband, 371 Seiten
ISBN 3-7205-1884-1

»Ronald Davis hat ein Orientierungs- und Symboltraining entwickelt, das Kindern und Jugendlichen die Fähigkeit vermittelt, die Kontrolle über ihre Desorientierung zu gewinnen... Davis macht Legasthenikern mit seinem Buch Mut.«

Psychologie heute

»Die Genialität der Davis-Methode liegt in ihrer Einfachheit. Mit Kreativität und bildlicher Darstellung führt sie uns zum ursprünglichen Lernen und Begreifen durch Erleben. Jedem, der Verwirrung beim Erlernen abstakter Begriffe erlebt hat, kann diese Methode helfen. Die Davis-Methode ist daher nicht nur für Legastheniker ein Gewinn.«

Prof. Samy Molcho

ARISTON

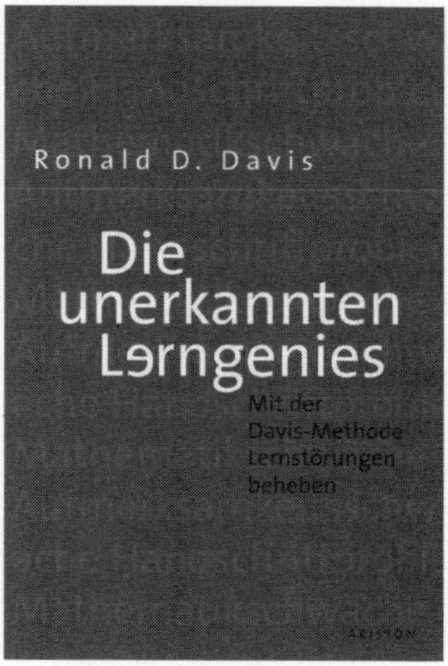

Ronald D. Davis

Die unerkannten Lerngenies

Pappband, 336 Seiten
ISBN 3-7205-2508-2

Kinder werden nicht mit Lernschwächen geboren. Im Gegenteil: Die meisten Kinder mit sogenannten »Lernstörungen« wie Aufmerksamkeitsschwäche, Mathematik- oder Handschriftproblemen haben die Gabe, hauptsächlich in Bildern zu denken. Unterrichtet man sie auf herkömmliche Weise, kommen die Lerninhalte nur unverständlich bei ihnen an. Die Folge: Sie schalten ab und können sich nicht mehr konzentrieren. Mit seinem Bestseller Legasthenie als Talentsignal weckte Ronald Davis vor einigen Jahren das Bewusstsein einer breiten Öffentlichkeit für das Thema Legasthenie. Nun zeigt der Lernexperte Hintergründe für die häufigsten Lernstörungen auf und bietet Übungen, die Abhilfe schaffen. Entdecken Sie das unglaubliche Potenzial, das in Ihren Kindern und Schülern schlummert. Mithilfe der Übungen in diesem Buch können frustrierte Schulkinder Sie als Lerngenies überraschen!

ARISTON